Handbook for the Assessment of Driving Capacity

医療従事者のための自動車運転評価の手引き

Maria T. Schultheis　John DeLuca　Douglas L. Chute　編著

三村　將　監訳

佐々木努　加藤貴志　山田恭平　訳

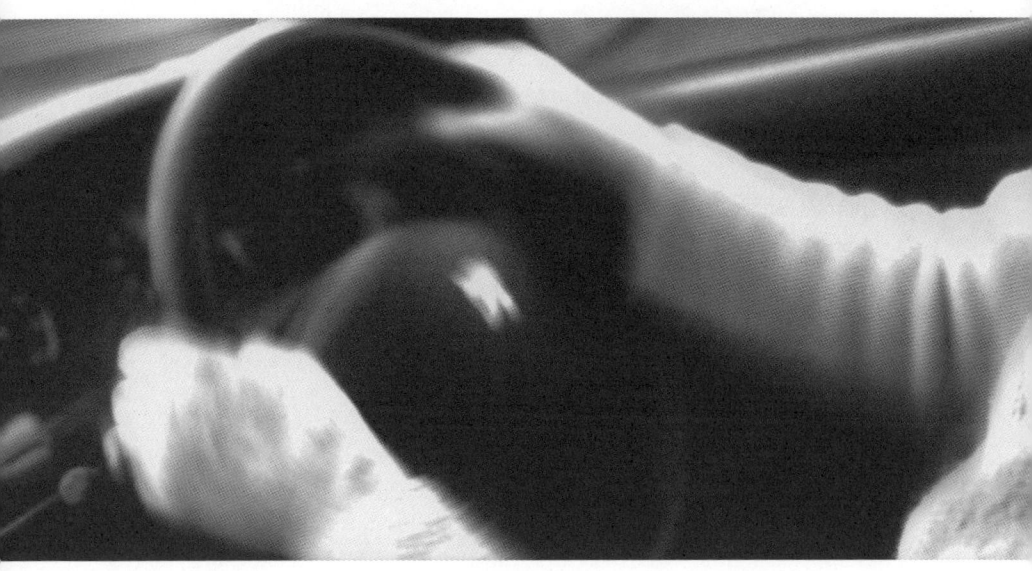

株式会社 新興医学出版社

Handbook for the Assessment of Driving Capacity

Edited by
Maria T. Schultheis, John DeLuca, and Douglas L. Chute

Agnes Agnelli DMA Rehability, London, Ontario, Canada
Richard Nead Kessler Institutes for Rehabilitation, West Orange, NJ
Rosamond Gianutsos Cognitive Rehabilitation Services, Sunnyside, NY
Philip Schatz Saint Joseph's University, Philadelphia, PA
Frank G. Hillary Pennsylvania State University, University Park, PA
C. Alan Hopewell Clinical Neuropsychologist, Dallas, TX
Gillian K. Fox Clinical Neuropsychologist, Hong Kong SAR, China
Emily, Roseman Drexel University, Philadelphia, PA
Maria T. Schultheis Drexel University, Philadelphia, PA
Cassandra Fleksher Kessler Medical Rehabilitation & Research Corporation, West Orange, NJ
Jessica H. Kalmar Yale School of Medicine, New Haven, CT
John DeLuca Kessler Medical Rehabilitation & Research Corporation, West Orange, NJ
Thomas Galski Clinical Neuropsychologist, Colonia, NJ
Loran Vocaturo Kessler Institutes for Rehabilitation Driver Rehabilitation Program, West Orange, NJ
Thomas M. Galski The Cardiology Group, Medford, NJ
Mary Anne McDonald Henry H. Kessler Foundation, West Orange, NJ

Copyright © 2009 Elsevier Inc. All rights reserved

Japanese translation rights arranged with ELSEVIER INC of 200 Wheeler Road, 6th Floor, Burlington, MA 01803, USA through Japan UNI Agency, Inc., Tokyo.

Japanese translation copyright 2010 by Shinko Igaku Shuppansha. All right reserved.

訳者一覧

❖ 監訳
三村　將
慶應義塾大学 医学部 精神神経科学教室

❖ 訳
佐々木　努
信州大学 医学部 保健学科 作業療法学講座

加藤　貴志
井野辺病院 リハビリテーション部
大分県立看護科学大学 看護学研究科 健康科学専攻

山田　恭平
北海道千歳リハビリテーション学院 作業療法学科
札幌医科大学大学院 保健医療学研究科 理学療法学・作業療法学専攻

監訳にあたって

本書はMaria T. Schultheis博士，John DeLuca博士，Douglas L. Chute博士の編著によるHandbook for the Assessment of Driving Capacityの日本語訳（邦訳「自動車運転評価の手引き」）である。生活において自動車運転の必要性が高い米国では，もともと何らかの障害や問題を持つドライバー（リスクドライバー）への関心も高かったが，本書でも述べられているように，自動車運転をめぐる医学的側面についての知見はこの10数年で飛躍的に増大している。これらの知見としては，自動車運転にかかわる認知機能，リスクドライバーの運転相談，運転の可否を判定する評価法，運転中断時の本人や家族への対応，運転を継続する場合のリハビリテーション技法の開発といった視点の研究成果が挙げられる。

本書の著者らは米国の臨床研究機関で自動車運転の問題のオピニオンリーダーとして，第一線で活躍している人たちである。一読すればすぐわかるように，本書はリスクドライバーへの対応に関する臨床的，実践的な問題について，あらゆる側面が網羅されている。また，その記述は明快であり，エビデンスに基づく推奨，注意点とともに，現時点での限界についても述べられている。

近年，日本においても，自動車運転に関する臨床的な問題への注目が高まっている。超高齢社会の進展とともに増加する認知症ドライバーへの対応として，2009年から高齢者講習時の講習予備検査（認知機能検査）が義務づけられた。その他，てんかんや睡眠障害，精神・神経疾患，内科疾患，薬物の影響など，臨床的諸問題への対応が問われている。われわれはこれらの問題を学際的に話し合う場として，「運転と認知機能研究会」を開催している。今回，この研究会でも中核的な役割を果たしている3人により，本書の翻訳がなされたことは監訳者にとっても大変に嬉しいことである。佐々木努，加藤貴志，山田恭平の諸氏は自動車運転の評価を特に専門とする臨床家であり，本書の内容を非常に的確に，かつ平易に訳出している。

自動車運転評価の問題は単純ではない。その究極の目的は，対象者が安全

に，そして一方で快適に移動できることであるにしても，運転の継続か中断かを簡単にイエスノーで判断することは難しい．本書でも繰り返し述べられているように，ゴールドスタンダードとされる実車による評価にしても，長い研究の歴史を持つ神経心理学的評価にしても，特に自動車運転の基準となるカットオフポイントや指針のコンセンサスがあるわけではない．個々の事例を前にして，臨床家はケースバイケースで考えていくしかない．そのような折に，本書にちりばめられたさまざまな示唆が役に立つことを願ってやまない．

2011年5月16日
慶應義塾大学医学部精神神経科
三村　將

序　文

　現代社会において，自立した生活を営む上で自動車運転技能が重要な要因であることは議論の余地がない．実際，自動車の普及によって，運転技能は日常生活上の活動や社会生活の営み方等，人が自律した生活を行う上で必要な行為の大半に影響を与える要因となっている．また，人生全般を通して自動車運転の必要性は変わらないため，運転技能を維持し続けることも変わらず重要である．

　脳損傷者においてもこれらの事情は当てはまる．彼らは，運転を続けたいという思いを持ち続けているにも関わらず，後遺症により運転に何らかの制限を持ち，また，人によっては運転を中断せざるを得ないような障害を抱えている．このような脳損傷者を担当する主治医にとって，彼らが運転可能かどうかを判定することは非常に難しい．運転可否判定を行うに当たっては，運転を再開した場合に予想される危険性（対象者本人と周囲の者の両者に対して）と，運転を中断した場合に生じる QOL への影響の両者のバランスを考慮して判断する必要がある．また，運転可否判定においては，判定を行う医師と評価を受ける対象者の両者が，安全運転が可能な場合に運転を再開できるという共通認識を持つことが重要である．

本書の成り立ち

　本書の内容は運転技能評価を受けた患者や同僚の医師，そして学生や著者の友人等，非常に多くの仲間との12年間に及ぶ活動に基づいている．運転技能評価という科学的には非常に複雑で，臨床場面においては困難な課題に対する長年の研究と議論，そして失敗の基に成り立っている．著者は臨床経験がまだ浅い時に，頭部外傷を中心とする中等度から重度の脳損傷患者に対する地域リハビリテーションプログラムに参加する機会を得た．この初期の臨床経験の中で，運転中断による失職や社会参加への制限，また，運転中断そのものによって生じる心理面への影響を患者との関わりの中で経験し，運転

技能を維持することの重要性を痛感した。当時，著者が非常に驚いたことは，運転可否判定において統一された基準が確立されていなかったことであった。当時の驚きが契機となって，著者はまずはじめに医師がどのように運転技能評価を行い，運転可否判定を行っているかという点に関心を持った。それ以来，運転技能評価における最新の臨床知見を取り入れることに努力を続けている。研究と臨床の両輪によって，これまでの運転技能評価の長所と短所について検討し，そして運転可否判定を正確に行うための新しい手法の確立にむけた試みを続けている。

また，人間の運転行動に関する知見を集めるため，医療分野における関連文献をまとめると同時に，自動車運転について触れた他の関連分野の文献にも注目した。他分野のレビューを通して，運転行動の研究に取り組む専門家の多くが，この共通の課題（運転技能評価の難しさ）について言及していることに驚かされた。同時に自動車運転リハビリテーションに関する臨床研究の知見がまとめられていなかったことにも驚かざるを得なかった。自動車運転という，非常に複雑な行為を理解することが著者の長年の研究目標であるが，研究を進める中で，リハビリテーション分野における先行研究の大半が，運転可否判定を行う医師にとって実用的ではないことに気が付いた。このような事情から，自動車運転リハビリテーションに関する文献をまとめ，臨床家にとって実用的なハンドブックの作成を思い至った。本書では，運転技能評価と自動車運転リハビリテーションに関するこれまでの臨床研究の知見をまとめている。

本書の利用法

本書は様々な分野の読者に読まれることを想定している。読者層の一つとして，ほぼ単独か，まったくの単独にて脳損傷者の運転技能評価を実践している医師を想定している。この中には開業医や地方の勤務医等，運転技能評価を実施可能な専門家との連携が困難な医師が含まれている。このような医師に対し，本書は運転技能評価に共通してみられる要素を概説し，自動車運転リハビリテーション領域の主要な対象である神経疾患患者の運転に関する文献をまとめ，その知見を提供する。

また本書は，臨床にて運転技能評価を行っている専門職にも役立つ内容となっている。彼らに対しては先行研究の知見をまとめて紹介し，問題となり

やすい具体的な神経疾患に関するデータを提供するクイックリファレンスとなるよう意図している。加えて本書では，自動車運転リハビリテーションにおいて，自動車運転に関わる他分野の研究を進めることとその知見を統合することの重要性について特に取り上げた。運転技能評価に携わる臨床家にとって，本書の内容は臨床的な視点を超えて，自動車運転についての概念を深めるのに役立ち，より効果的な新しいリハビリテーションアプローチを発展させる助けとなるだろう。最後に本書は初めて自動車運転リハビリテーションに取り組む臨床家や学生にとっても役立つ書となるよう心がけた。本書は自動車運転リハビリテーション分野におけるこれまでの先行研究の知見と，未だ多く残されている今後の課題について，理解しやすく，読みやすく記すよう心がけた。

自動車運転リハビリテーションの確立に向けて

　自動車運転は身体機能や感覚・認知機能，感情等あらゆる情報を統合して行われる活動であるため，人が行う活動の中でももっとも難しい活動の一つである。運転技能自体の複雑さに加え，自動車運転は時に予測が困難なほど絶えず変化し続ける環境の中で行われることもその複雑性を高めている。このため，自動車運転リハビリテーションのすべてを本書一冊に収めることは困難である。本書は多種多様な専門家によって進められている壮大で意欲的な事業に続く一歩に過ぎない。

　全体的には，本書は，運転技能評価に関する臨床概念の一端を提供するクイックリソースまたはクイックリファレンスとして用いられることを意図している。本書は自動車運転リハビリテーションに必要な知見のすべてを網羅しているわけではないが，我々が臨床で得た知見をまとめ，現状の問題点と今後の課題を明確にするための最初の一歩となっている。

　自動車運転リハビリテーションに関する文献を通して現状を知ることによって初めて向かうべき方向性を明らかにすることが出来るというのが著者の意見である。本書は，様々な関連学問領域からの知見を取り入れ，さらにそれらの知見を相互に統合した臨床的運転技能評価を行うことを推奨する立場を取っている。しかしこれは，運転可否判定に有効な根拠に基づいた評価法を確立するという大きな目的に向けた一歩に過ぎない。

謝　辞

　本書の発刊には執筆活動に多大な応援と励ましを与えてくれた2人の支援者，Al と Samantha の存在によるところが大きい．また，これまでの私の人生の中で根気強く自動車運転リハビリテーションに関する話題につきあってくれた多くの友人・学生，同僚にも感謝したい．そして，私にとって幸運であった偉大な指導者である Dr. Douglas Chute との出会いとその素晴らしいご指導に，さらには友人でもある Dr. Joseph Ricker にも感謝の意を捧げたい．

目次

監訳にあたって　v
序文　vii

第Ⅰ部
臨床場面における運転技能評価　1

第1章　路上運転評価と実車前評価　3
　背景　3
　Ⅰ：包括的自動車運転評価　5
　Ⅱ：運転可否判定　11
　Ⅲ：患者への説明　12

第2章　運転再開に向けたアプローチと運転支援装置　19
　Ⅰ：運転再開に向けた教育とプログラム　20
　Ⅱ：自動車運転技能向上プログラム　21
　Ⅲ：運転支援装置　27
　Ⅳ：バン車両の利用　35
　結語　35

第3章　運転相談と介入方法　37
　Ⅰ：法的問題　39
　Ⅱ：医学的状態からみた運転可否　40
　Ⅲ：非個別的アプローチ：一般的な情報源　42
　Ⅳ：個別的アプローチ：自動車運転相談　43
　Ⅴ：実際の相談場面にて何を考慮すべきか？　44
　Ⅵ：運転支援相談の進め方　45

Ⅶ：評価：運転シミュレーター　46
　Ⅷ：評価：その他に考慮すべき点について　52
　Ⅸ：路上評価結果の運用と家族説明　54
　Ⅹ：介入　56
　結語　58

第Ⅱ部
運転研究のトピックス　63

第4章　自動車事故の人的要因　65
　Ⅰ：自動車運転評価の重要性　65
　Ⅱ：人的要因とMVCs　66
　Ⅲ：脳損傷ドライバーの報告に関する州の要件　71
　結語　73

第5章　自動車運転と頭部外傷　79
　Ⅰ：自動車運転に関わる問題　81
　Ⅱ：医学モデルと"運転技能"モデルは必要であるが，十分ではない　82
　Ⅲ：神経心理学的モデル　84
　Ⅳ：頭部外傷後の運転再開　87
　Ⅴ：運転適性判断　89
　Ⅵ：向精神薬の治療的側面　100
　結語　102

第6章　自動車運転と認知症　111
　はじめに　111
　Ⅰ：概観　112
　Ⅱ：評価　114
　結語　131

第7章　自動車運転と脳卒中　139
　Ⅰ：脳卒中と運転　139

Ⅱ：脳卒中後の運転：視野と視覚的注意　　141
　　Ⅲ：脳卒中後の運転：認知と知覚技能　　143
　　Ⅳ：運転行動の定義：路上評価とシミュレーション評価　　147
　　Ⅴ：運転と脳卒中：他の影響要因　　149

第 8 章　自動車運転とその他の神経精神疾患　　157
　　Ⅰ：注意欠陥多動性障害　　157
　　Ⅱ：多発性硬化症　　164
　　Ⅲ：てんかん　　166
　　Ⅳ：精神障害　　172
　　結語　　178

第 9 章　自動車運転と疾患と薬物療法　　187
　　Ⅰ：医学的状況　　188
　　Ⅱ：薬物療法　　198
　　まとめと結語　　208

第 10 章　自動車運転と関連法規　　225
　　Ⅰ：医学的状況の定義：運転関連法規の側面から　　226
　　Ⅱ：運転能力評価　　228
　　Ⅲ：免許交付機関からの通知　　231
　　Ⅳ：免許交付機関の業務　　234
　　まとめ　　236

第 11 章　まとめと今後の方向性　　243
　　Ⅰ：これまでの教訓　　243
　　Ⅱ：今後の課題　　248
　　結語　　255

APPENDIX A　州ごとの適格要件　　261

APPENDIX B　資料　　269

索引　　273

第Ⅰ部

臨床場面における運転技能評価

　自動車運転リハビリテーションは有疾患者の運転技能を評価し，運転再開に向けたアプローチを行うことに特化したリハビリテーション分野の一つと定義できる。すなわち，自動車運転リハビリテーションを行う専門家には，現状の運転技能と再開可能性を評価し，対象者が自立して安全運転が可能となった時期に運転再開を勧めることが出来る能力が求められる。

　アメリカで自動車運転リハビリテーションが行われ始めた明確な時期は明らかではないが，1950年から60年代にかけて自動車運転リハビリテーションの専門家を要するリハビリテーション病院が増加した。自動車運転リハビリテーションの専門家に対するニーズが高まるにつれて，1977年に障害者に対する教習指導や運転支援装置作製の分野に従事している専門家への支援を主要な目的として，障害者自動車運転教育協会（Association of Driver Educators for the Disabled：ADED）が設立された。ADEDは障害者の運転再開に対する支援を行っている専門家を支援し，車両改造や運転支援装置の必要性について啓蒙活動を行う初の団体となった。中でも，自動車運転リハビリテーション分野におけるADEDの最大の功績は，自動車運転リハビリテーションの専門家たちにとって初となる資格認定プログラムを設立したことにある。

　認定プログラムの設立以来，自動車運転リハビリテーションは拡がりを見せているが未だ取り組むべき課題も多い。事実，ADEDやその他の団体が直面している課題の一つに，政府による取り決めや法制度の未整備が挙げられる。この法制度の未整備が，多様な自動車運転リハビリテーションサービスの乱立を招いている。また，米国運輸省道路交通安全局（National Highway Traffic Safety Administration：NHTSA）により，自動車運転リハビリテーションプログラムの標準化の必要性が提唱されており，標準化に向けた取り組みも始まっている（NHTSA 2001）。通常，これらの団体では障害者自動車教習に関する情報やガイドライン，専門職向けの標準的なプログラムの普及活動や障害者の運転再開の重要性に関する社会への啓蒙活動に取り組んでいる。

歴史が浅いにも関わらず，自動車運転リハビリテーションの分野は成長を続け，ADEDのような団体がクリニカルガイドラインの作成に向けた支援を行っており，リハビリテーション医学の中でも困難なこの分野への取り組みを進めている。第1章では，運転技能と運転再開に関する評価，実車前評価と路上運転評価を含んだ包括的な運転評価の概要を提示する。運転技能評価は自動車運転リハビリテーションの中でも最初に行われ，運転再開に向けたアプローチや車両改造等，その後の訓練方針の基盤となる（第2章）。

　本章では2種類の自動車運転リハビリテーションプログラム（Driver Rehabilitation Programs：DRP）について紹介するが，これは現在行われている多様なDRPの内容すべてを含んでいるわけではない点をご了承頂きたい。第1，2章ではさらに評価方法や既往歴，視覚機能，身体機能，認知機能，運転歴が自動車運転に及ぼす影響をどう解釈するかについて，典型的なゴールドスタンダード（gold standard）を紹介する。

　また，本書の執筆者は，自動車運転リハビリテーションに関わる様々な分野の専門家から構成されており，一見，様々な経歴の持ち主ではあるように見受けられるが，自動車運転リハビリテーションに関わる広範かつ多種多様な職業グループのほんの一部からの参加に過ぎない。自動車運転リハビリテーション分野には様々な領域の専門家が関わるが，現状では，圧倒的に作業療法士の専門領域となってきている。しかし，実際には自動車運転リハビリテーションに関わる職種は作業療法士だけに限るものではなく，運転評価は医師や心理士等，多くの医療職によって行われることもある。加えて，運転可否判定を行うに当たっては，リハビリテーションに関わる専門職種（理学療法士，神経心理学者等）からの情報が必要となる。

　第Ⅰ部では，自動車運転リハビリテーションとして行われる3つのアプローチ，(1) 運転技能評価，(2) 運転再開に向けたアプローチ，(3) 車両改造について触れる。これらの章では自動車運転リハビリテーションに関連する専門用語や各アプローチの目的とゴールを読者に紹介することを目的としている。

第1章

路上運転評価と実車前評価

(Agnes Agnelli)

　身体や認知機能に障害を負った対象者に対する運転評価は様々な側面において困難な課題といえる。通常，医師は対象者の医学的状態について該当する地区の自動車運転免許承認機関に報告することが法的に義務づけられている。運転可否判定を行う過程で，医師は対象者の特定の症状が，運転技能に影響を及ぼしているかどうかを判断しなくてはならない状況におかれることがよくある。しかし，現状では，病院やクリニックで正確な運転可否判定を行える評価法や技術が確立していない。その結果，多くの医師は身体や認知機能に障害を負った対象者の運転可否判定にあたっての運転評価の処方を出す場合がある。

　運転評価の内容に関しては，細かい違いはみられるが，大きくは路上運転評価（実車運転評価等）と実車前運転評価（知覚検査，認知検査など）の両者が重要な要因であるとの認識がある程度確立されている。本章では，身体または認知機能に障害を負った対象者に対し客観的に体系だった運転可否判定方法を示すことを目的とした。臨床で一般的に行われている運転評価を提示し，自動車運転リハビリテーションにおいて非常に重要な要素である路上運転評価と実車前運転評価について述べる。

背景

　Galskiら（1990）は医療機関で行われる評価結果（知覚検査，神経心理学的検査）は安全運転に必要な運転技術や能力評価と関連しないことを報告している。彼らは実車前運転評価（医療機関にて行われる評価）は運転可否判定に用いるのではなく，むしろ実車運転評価に危険が予想される対象者選別のためのスクリーニングとして用いるべきだと指摘している。彼らが1998年にまとめたレビューの中で，Foxらは路上運転評価には助手席にブレーキを備えた教習車を用いるよう推奨している。彼らは，路上運転評価の妥当性を高め

るために，評価手順と採点手段の基準化の必要性を提唱している．また，適切な運転技能に関する客観的な分類を明らかにすることで，運転評価時の運転技能を客観的に採点することが可能となることにも注意を喚起している．彼らはまた，訓練コースにおける運転技能評価にも言及している．訓練コースにおける評価では，直進走行やコーンを用いた走行練習，ブレーキ操作等，基本的な操作技能の確認が可能である．しかし，他車両の動きに対する予測と対応についての評価は行えないため，評価における生態学的妥当性が欠如している．このため，対象者の運転技能が最低限の基準に達しているかどうかを判定するには適しているが，複雑な運転環境における運転技能は評価できない点について注意を喚起している．

Katz ら（1990）は，包括的自動車運転評価を受けた脳損傷群では，対照群と同様に運転再開が可能であったと報告している．彼らの包括的自動車運転評価には次の項目が含まれる．

- 医学的評価（病歴，身体機能，視覚機能，てんかんの有無，易疲労性，交通標識の認識，感情障害の有無）
- 運転技能評価の専門家による評価：視覚検査，反応時間検査，運転シミュレーターと路上運転評価が含まれる．
- 神経心理学者による心理学的検査：神経心理学的検査と併用して心理状態の検査が行われる．

これまで紹介してきた文献をまとめる中で，自動車運転評価には，医療機関にて行われる評価と路上運転評価の両者が重要であることが明らかになった．このように，臨床場面にて様々な疾患の対象者に対し自動車運転評価を行う上で，包括的自動車運転評価が最適な方法であることは驚くことではない．包括的自動車運転評価の重要な要因として以下の項目が挙げられる．(1) 関連情報の収集，(2) 医療機関にて行われる評価あるいは実車前評価，(3) 実車運転評価あるいは路上運転評価である．アメリカでは，運転再開可能となる法的基準は州によって異なり，統一された基準がない現状にある．それにも関わらず，障害者自動車運転教育協会（Association of Driver Educators for the Disabled：ADED）のような団体のいくつかは自動車運転評価を行うセラピストに対し，包括的自動車運転評価を推奨し，ガイドラインを公表している．本章の残りの部分ではこの複雑な運転技能評価の様々な要因につい

て触れる。

I 包括的自動車運転評価

1. 関連情報の収集

運転技能評価者は，通常，評価時に得ている対象者の情報は少なく，評価時間も限られている。このため，評価開始までに対象者に関する医学的情報を収集しておくことは，評価を最大限に活用するために重要である。加えて，運転技能評価には料金の支払いが発生する。評価前に必要な情報を収集しておくことは，評価費用を軽減するためにも重要である。経済的に実施可能な自動車運転評価を行うためには，評価の効率性と自動車運転評価とその対象者に精通した評価者，そして，評価者が適正価格で即座にアクセスが可能な情報源を持つことが必要である。

自動車運転評価に臨むセラピストにとって，有効な様々な情報源がある。評価開始前に考慮しておくべき重要な要因について**表1.1**にまとめた。評価者がこれらの要因について事前に知っておくことで，医療機関にて行われる実車前運転評価や路上運転評価の際に問題となりうる要因に注意を向けることができる。

表1.1 評価開始前に考慮すべき要因

要因	考慮すべき点
視覚機能	対象者に対し，眼科医より，現在の視覚機能に関する診断書の作成を依頼する。診断書より州法上の基準に照らして，運転可能な視覚機能に達していることを明確にする。
診断名	自動車運転評価を受ける基となった原因疾患について，かかりつけ医との連絡を行うことに関して同意を得ておく（かかりつけ医への連絡の必要性については，原因疾患に関する評価者の知識と経験による）。**付録A参照**。
既往歴	運転に影響を及ぼす可能性のある既往歴についての質問紙票を送付する（この時に尋ねる疾患は自動車運転評価の原因疾患以外のこともある）。糖尿病による感覚異常を合併した脳血管障害例では，脳血管障害が原因疾患である。しかし糖尿病による感覚異常も運転に悪影響を及ぼしうる。**付録B参照**。
運転歴	免許交付機関へ法的問題に関する確認の連絡を行う。路上運転評価に向けて仮免許の取得を行う。仮免許取得までに時間がかかることがよくある。仮免許取得に必要な手続きは州によって異なる。

2. 医療機関における実車前評価

医療機関の評価により，自動車運転評価者は，実車運転あるいは路上運転評価を進める上で必要な情報を得ることができる。また，実車運転評価で着目すべき身体的，認知的な潜在的問題領域の推測が可能になる。しかしながら，実際に安全運転を実施できるかを決定できる場合はほとんどない。

これまで，実車運転評価の前に対象者の安全運転能力を決定的に評価できる評価法や検査バッテリーの開発はほとんど行われていない。極端な例では，明らかに基本的な運転技能が低下し，実車運転評価を行うまでもない場合がある。脳卒中後遺症や半側空間無視を呈している対象者が好例である。しかし，このようなケースにおいては，医療機関における評価により完全なる実車運転評価の予測が可能となる。もし，医療機関におけるこのような症状に対する評価が不十分な場合，実車運転評価は成功しないであろう。

表1.2に示すように，医療機関で行うべき評価項目には以下の項目が含まれる。まずはじめに知るべき内容は，自動車運転評価を行う可能性のある患者の医学的診断である。評価者は，最低限，見過ごしてはいけないすべての領

表1.2 医療機関／実車前評価における評価項目

評価項目	考慮すべき点
病歴	・現病歴と既往歴 ・服薬 ・運転歴（運転年数，事故歴，運転環境，車両タイプ）
身体機能	・上肢，下肢の関節可動域 ・筋緊張 ・筋力と体力 ・協調性とバランス ・感覚 ・移動能力 ・視覚（視力，周辺視野，奥行き知覚）
認知機能	・記憶 ・注意（選択性，分配性，持続性） ・情報処理速度 ・問題解決能力と二重課題 ・判断 ・視覚認知 ・指示理解と適切な反応 ・行為（衝動性，覚醒度低下など）
運転に関連する知識	・道路標識の認識 ・交通ルール

域のスクリーニングを行うべきである．実際には，評価すべき具体的項目の範囲や数は評価者の裁量に委ねられている．費用対効果を鑑みた上で，可能な限り有効な情報を得るためには，医療機関では1.5時間程度の評価時間は確保すべきであろう．多くの場合は，この程度の時間で有益な情報を得ることができる．認知的問題が目立たない場合は，時間的には長すぎるかもしれない．しかしながら，潜在的な認知的問題について精査する時間をさらに設けることができると考えると，より有効な評価となるであろう．

3. 実車運転／路上運転評価

包括的自動車運転評価は医療機関／実車前評価と実車運転／路上運転評価で構成される．後者の評価をいつ行うのか，例えば，医療機関に入院中に行うのかあるいは別の日に行うのか，その時期の決定には様々な要因が関与する．多くの場合，実車運転評価はセラピスト―患者間の時間の都合がつきやすい入院中に行われる．しかしながら，この戦略には長所と短所がある．

《長所》
- 評価者は医療機関評価の結果を手元におくことができ，路上運転評価の際の有効な情報をいつでも参照できる（路上運転評価を行う際に改めて，情報を再収集してまとめる必要がない）．
- 患者自身が評価結果をリアルタイムに把握できる．
- 患者が複数の評価機関を訪れる必要がない．
- 日程調整が容易である．

《短所》
- 時に医療機関での評価結果は，路上運転評価結果と矛盾することがある．
- 路上運転評価を行った後，再度医療機関での精査が必要になることがある．
- 患者の疲労―疲労回復を評価しきれない．

著者は，医療機関で行う事前運転評価と路上運転評価は同日に行うべきであると考えている．そうすることで，事前運転評価結果から路上運転評価は不要であると誤って判断してしまう事例を未然に防ぐことができるからである．仮に，精査が必要であることが判明したとしても，その場合は，路上運転評価を先延ばしにすることで対応が可能である．しかしながら，やはり，事前運転評価と路上運転評価を2回以上に分けて行うことを標準的手順とすべ

きではない．また，対象者の疲労が運転に及ぼす影響を評価することが重要である．疲労が与える影響によっては，評価者からの助言内容が変わる場合があるからである．

　自身の運転技能に対する自己認識が低下した対象者では，実車運転評価によって，自身の運転レベルが再開に必要な操作レベルに達していないという事実を実際に体験させることができる．さらに，医療機関での評価と路上運転評価を連続して行うことが，対象者に対し教育的に働き，運転技能の自己認識を高める効果がある場合もある．加えて，評価結果を迅速に提示することで，家族負担を軽減し運転中断を説得する作業から家族を解放できる場合もある．

　実車運転評価推奨ガイドラインでは，実車運転技能評価には，作業療法士と認定自動車教習指導員の2名の評価者と助手席ブレーキ制御車両の使用が勧められている．通常，実車運転評価の開始前に作業療法士が予想される問題点について，教習指導員に対して説明を行う．実写運転評価の所要時間は1時間ほどであり，通常は日中に行われる．

　一般的に路上運転評価は交通量の少ない，運転が容易な住宅街周辺から開始する．住宅街周辺での運転に問題がみられなければ，より難易度の高いコースでの評価へと進む（下記参照）．実車運転評価では，「右左折」や「停車：停車標識の遵守，信号遵守，交通量の多い車道への進入，交差点への進入」，「目的地まで到達する能力」「様々な環境での運転技能（住宅街，商業地域，高速道路等）」に対する運転技能が評価可能となるよう，必要最小限の運転状況が含まれるべきである．実車運転評価にはまた，次の項目も含まれる．

- 運転車両についてのオリエンテーション
  操作法の具体的な提示（ギア，シフト，リア・サイドミラー，ヘッドライト，ワイパー等の操作方法の説明）
- 評価手順の概要説明
  対象者の緊張が解けた状態で評価に臨めるよう努める．これから行う評価にて，公道で運転評価を行うことを再確認し，通常通りに運転を行うよう伝える．一般的な説明手順について以下に記す．

今から30分間，あなたに運転をしてもらいます．運転内容については，私のほうから具体的に指示を出します．その際，余裕を持って指示に従

えるように配慮して指示を出します。いつもと同じように運転し，常に安全第一を考えてください。私から，「ひっかけ問題」や危険を冒すような指示を出すことはありません。評価中に見せてもらう運転技能（ポイント）として，「運転内容」「交通法規の遵守」「交通の流れに乗れるか」が挙げられます。評価車両の助手席にはブレーキがついており，安全上必要な場合には私がブレーキを踏むこともあります。最初の30分間は進行方向に関して指示を出します。この間，運転技能上の問題を指摘したり，助言を行うことはありません。30分の運転後に私から気付いた問題点を指摘し，改善に向けた助言を行います。その後，センターへの帰路につき10～15分間運転をしてもらいます。センター到着後に全体的なまとめを行い，何点か助言した後に終了となります。質問は無いですか？

● 複雑な運転状況での運転における指示
1. 4車線区間での車線変更（安全なタイミングで車線を変更してください）
2. 交差点での右折（次の信号で右折してください）
3. 左折して脇道へ進入する（次の脇道の方へ左折してください）。
4. 交差点での左折（次の信号を左折してください）
5. 指示を与えずに交通標識を遵守できるかどうか確認する（"進入禁止"の標識のある区間や一方通行のT字路に進入しようとした場合，「交通標識に従って運転を続けてください」との指示を出す）。
6. 運転中に話しかけてみて，干渉刺激（この場合は会話）が集中力に及ぼす影響について評価する。
7. 指示が出ているにも関わらず右左折の機会がなく，直進を続けている場合に「次の信号で左折してみましょう」との指示を出す。
8. 対象者が運転コース周辺を熟知している場合には，教習指導員からの具体的な指示を出さずに，センターまでの帰路を自由に運転してもらう。

● 運転技能の記録法
　運転技能チェックリストを用いて実車運転技能の評価を行う。チェックリストの記載は義務付けられたものではなく，標準化された書式もないが，評価者の多くが独自のチェックリストを用いている（付録C参照）。理想的には，運転技能評価は，実際の運転場面にて第2評価者によって行われることが望ましいが，多くの場合1名の評価者によって行われるため，評価終了後即座にチ

ェックリストへの記入を済まさなければならない。チェックリストは評価に有効ではあるが，運転技能の客観的評価と数値化を補助するものに過ぎない点に注意すべきである。実車運転技能評価により運転再開後に生じうる具体的な問題点を明確にすることが可能である。

実車運転評価を行う過程で，おそらくセラピストは医療機関で行った事前評価の結果がどの程度実車運転評価に影響を与えるかを知ることができる。これまでに行った医療機関での評価結果が，具体的にどの運転技能に影響を及ぼすかについての経験的データは示されていないが，いくつかの医療機関での評価結果が低下している場合には実車運転技能にも低下を認める場合がある。**表1.3**にその例を示す。

教習指導員や作業療法士にとって，患者の運転技能上の問題が現疾患の影響によるものか，病前からの運転の癖によるものなのかを判別することが重要となる。例として，運転経験の浅い頭部外傷患者において，運転経験の浅い健常者の運転技能より高いとみなすべきではないことが挙げられる。運転技能評価の専門家である評価者や教習指導員の両者は，対象者の問題が病前

表1.3 医療機関／実車前評価と実車運転技能の関連

障害	運転への影響
注意・集中	・容易な注意転導性 ・同時複数操作の困難 ・危険予測の認識困難 ・車線内適正位置の保持困難
情報処理速度	・刺激に対する反応の遅延 ・運転操作の遅延 ・状況全体を考慮した運転の困難 ・的確な判断の遅延 ・停止の遅延
判断	・危険行為 ・問題解決能力の低下 ・状況認識ならびにその解決方略の欠如
内省	・運転ミスに対する認識低下 ・走行，停車位置に対する判断力の低下 ・取るべき走行方法の不採用 ・無責任（他車両への責任転嫁）
衝動性	・意思決定の欠如 ・衝動的判断（問題解決無き判断） ・状況全体の観察不足

からの癖によるものか，疾患の影響であるのかを見極めるのに重要な役割を果たす。経験の浅いドライバーは，車線変更や左折，注意集中が求められる場面等，いくつかの運転場面において躊躇することがあるかもしれない。これは認知機能の低下や運転全般への過負荷が原因ではなく，経験の浅さから生じるものである。このような対象者に対する運転可否判定は，免許交付機関の基準に準じて行われるべきであり，それ以上の厳しい基準での評価は避けるべきである。脳損傷を負った高齢ドライバーにおいても同様に，運転技能上の問題が認知機能低下に起因しているのではなく，運転習慣や癖によって生じていることがありうる。我々が行う運転技能評価では，運転者の癖や運転習慣によって生じる運転技能上の問題には対応していないため，何らかの疾患によって運転技能の低下が予想される者以外は，評価対象とするべきではない。そのような対象者には，運転技能評価よりも，自身の運転上の癖に対する指導が行われるべきである。対象者の運転習慣や癖により生じる問題を考慮した評価を行うことで，運転技能や運転再開の可能性についてより多くの情報を得ることができる。

II 運転可否判定

　医療機関での評価と路上運転評価終了時に，明確な運転可否判定を行えることは少ない。多くの対象者において明確な運転可否判定が行えず，再評価による正確な判定が必要となることが多い。
　当初から指摘してきたとおり，運転可否判定におけるもっとも難しい問題の一つは「病前からの運転の癖」と「機能障害（視覚情報処理速度の低下等）により生じている問題」を鑑別することである。表1.4に例を提示する。
　もし，運転技能上の問題点が主に"病前からの癖の問題"の項目に当てはまり，"機能障害に由来する問題"の項目に当てはまらなければ，病前からの癖や運転経験の浅さが原因である可能性が考えられる。運転技能評価では，生じている問題の原因も明らかにすべきである。もし"機能障害に由来する問題"の項目に当てはまる運転行動が多い場合には，認知面・知覚面の問題を疑い，さらなる評価が必要となるだろう。また，実車教習中に，指導員からの助言を活かせなかったり，自身の障害への認識が乏しい対象者では，運転再開に向けたアプローチの効果が見込めるかどうか検討すべきである。

表1.4 運転習慣と機能障害による運転特性の違い

習慣	障害
停止線の不遵守	不適切な交差点への進入
不適切車間距離での停止	車間距離を守れない
黙視の欠如	ブレーキ操作の遅延
ミラー確認の欠如	無理な車線変更
無確認での交差点進入	交通の流れや歩行者への無関心
交通標識の誤認識	交通標識の無視
黄信号の不遵守	停止信号，停止標識への無関心
法廷速度の不遵守	道路状況に合わせた右左折不能
不適切な右左折（一貫性あり）	道路状況に合わせた反応不能

　運転可否判定の精度を上げる要因として，セラピストの路上評価の実施経験も挙げられる．この点に関しても経験上の根拠はないが，運転可否判定を行う上で，評価者の経験は無視できない要因であろう．このように認知機能障害者において生じやすいと思われる，いくつかの典型的な運転技能上の問題点（紹介元病院から情報提供がなかったとしても）が知られている．以下にその例を挙げる．

- 青信号で走行を躊躇，または停車する
- 車線内，または他車両との間での適正位置保持が困難
- 制限速度遵守が困難
- 衝動的な危険運転
- 危険を伴う左折（衝動性や判断力低下によって生じた可能性のある）
- 他車両への注意を欠いた危険を伴う車線変更
- 道に迷う
- 交通標識の理解が不十分
- 他車両への注意を欠いた運転
- 判断力の低下

III 患者への説明

　すべての評価終了後に，運転関連情報，医療機関での評価，実車前評価，そして実車運転評価と路上運転評価の結果を総合的に判断した上で，対象者

に対して現在の運転技能について説明が行われる。通常，患者説明は以下の4つに分類できる。

1. 運転再開可：
評価上，運転技能は良好で運転再開に特に問題を認めない。

2. 要訓練：
評価上，運転技能全般において何点か問題が生じている。総合的に運転技能が低下しており，交通法規の遵守にも問題がみられる。今後の教育プログラムや運転技能に対する自己認識を高める取り組みが運転技能改善に有効である。また，問題が身体障害に起因する場合には改造車両による練習が必要となる。運転再開可能となる教習回数の目安は無いため，教習回数は患者の問題の性質と学習能力による。教習を円滑に行うに当たって，全体的な教習回数を余分に予定しておき，実際に教習回数より少ない回数で終了するスケジュールが有効と思われる。特に対象者以外の第3者が教習料を負担する場合にはこの手法が有効である。再評価の時期を考える上で，評価者と対象者の間に良好なコミュニケーションが築けているかどうかが重要な要因となる。対象者によっては免許交付機関に運転免許の再申請を行う前に教習所での再評価が必要な例もある。再評価にはさらに評価料の支払いが必要となるので，対象者の負担軽減のために初回評価で指摘された問題点が改善され次第，再評価を終了することが望ましい。

3. リハビリテーション後に再教習：
安全運転を行うための基本的な操作技能は保たれているものの，未だ運転再開に向けたアプローチを受けるまでに達していない対象者がこれに当たる。

4. 運転不可：
運転技能上，運転再開可能なレベルに達しておらず，今後の技能取得の可能性も期待できない。

特に進行性疾患（初期の認知症や多発性硬化症等）の対象者によっては，評価上，運転技能に問題がみられない場合がある。しかし，病状の進行度は予測困難である。このような場合，紹介元の医療機関と対象者に対し，症状の進行がみられた場合には再評価が必要となることを十分に説明すべきである。こうした処置を講じることで，対象者の症状が進行し運転技能が低下した場合に，初期評価の時点で運転可能と判定した評価者の責任を軽減することが可能である。

❖ 参考文献 ❖

1) Fox, G., Bowden, S. C. & Smith, D. M.（1998）：On-road assessment of driving competence after brain impairment；Review of current practice and recommendations for standardized examination. Arch. Phys. Med. Rehabil., 79（10）, 1288-1296.
2) Galski, T., Ehle, H. T. & Bruno, R. L.（1990）：An assessment of measures to predict the outcome of driving evaluations in patients with cerebral damage. Am. J. Occup. Ther., 44（8）, 709-713. ISSN：0272-9490.
3) Katz, R. T., Golden, R. S., Butter, J., Tepper, D., Rothke, S., Holmes, J. & Sahgal, V.（1990）：Driving safety after brain damage；Follow-up of twenty-two patients with matched control. Arch. Phys. Med. Rehabil., 71（2）, 133-137. ISSN：0003-9993.

付録A：運転技能評価のための問診票

1. 運転技能評価を受ける原因となった病気のことについてご記載ください。
2. その他に現在治療中の病気があればご記載ください。
3. 現在,服薬中の薬があればお教えください（記入欄が足りなければ他の用紙にご記入ください）。

	薬剤名	用量	服薬頻度	いつ頃から飲み始めたか
（例）	Naproxen	375mg	1日2回	2ヵ月前から

4. 現在,作業療法や理学療法等のリハビリテーションを受けていますか？
   □ はい　　□ いいえ
   （「はい」とお答えの方は実施中のリハビリの種類と医療機関名をご記載ください）
5. 今現在,運転をしておられますか？
   □ はい：車種についてご記入ください。
   □ いいえ：運転を止めたのはいつ頃ですか？
   　　　　　またそれは何故ですか？
6. 自分自身で運転に対する不安や心配な点をお持ちですか？
   ある場合は具体的にその内容をご記入ください。
7. 運転免許証をお持ちですか？　　□ はい　　□ いいえ
   免許番号／　　　　　　有効期限／
   お持ちでない場合はその理由をお書きください。
8. 今現在,杖・車椅子・電動シルバーカー等の福祉機器を使われていますか？
   使われている場合は具体的な機器名をご記入ください。
9. 最近3ヵ月以内の眼科医による診断書をご提示ください。

付録B：紹介状送付に関する依頼書

　　　　　　　　　　　　　　　先生　御侍史

　先生が担当されている＿＿＿＿＿＿氏が運転技能評価目的にて当院の作業療法科に紹介されております。つきましては、下記の用紙にご記入いただき、本患者様が運転技能評価を行うに当たり問題がないことを、医学的見地からご証明いただければ幸いです。また、ご記載いただいた情報は運転技能評価を円滑に行うに当たり、必要な情報でもあります。大変恐れ入りますが、当該患者様の運転技能評価開始の時までにご返信いただければ幸いです。

氏名：　　　　　　　　　　　　　生年月日：

運転技能評価受診の原因となった疾患名：

予後：対象者の状態は今後，
　　　□ 改善　　　□ 悪化　　　□ 現状維持

　その他，運転技能評価に関連すると思われる状態，服薬状況，アレルギーの有無，感情面の問題などがありましたら，ご記載ください。
（　　　　　　　　　　　　　　　　　　　　　　　　　　　　　　　）

先生のご意見として，本患者様は運転技能評価を実施可能と思われますか？
　　　□ はい　　　□ いいえ

「いいえ」の場合，その理由と，実施可能となる時期について見込みをご記載ください。
（　　　　　　　　　　　　　　　　　　　　　　　　　　　　　　　）

その他必要な情報がありましたらご記載ください。
（　　　　　　　　　　　　　　　　　　　　　　　　　　　　　　　）

記載医師名：　　　　　　　　　　病院所在地

署名　　　　　　　　　　　　　　日付

　ご記入ありがとうございました。当該患者様に関する資料などございましたら，同封いただければ幸いです。お送りいただいた資料のコピーは運転技能評価終了後に，先生にお返しいたします。

付録C　BEHIND-THE WHEEL ASSESSMENT（実車運転技能評価用紙）

付録C：実車運転技能評価用紙

日付：　　　　　　評価コース：　　　　　　路面の状態/天候：

開始時間：　　　　終了時間：　　　　　　車両改造・運転支援装置：

判定：　(S) 十分　　　(M) 境界　　　(U) 不十分

運転技能	S	M	U	コメント
適切なミラーの使用 必要に応じた死角の確認 交差点での左右確認				

コミュニケーション	S	M	U	コメント
方向指示器の使用 適切なクラクションの使用 交通標識の遵守				

速度調整	S	M	U	コメント
運転状況に合わせた速度調整 運転環境に合わせた速度調整 （建物やカーブにあわせて） 明らかな低速運転でないか 明らかな高速運転でないか 交差点での直進・右左折時の速度調整				

車線内適性位置保持	S	M	U	コメント
交通の流れの中で適切な車間距離をとる 必要に応じて他車両と適切な車間距離をとる 方向転換前・または方向転換中に適切な車線に位置する 他車両の死角に位置せずに走行できる				

自車両の位置	S	M	U	コメント
交通の流れにのることができる 蛇行運転の有無 急激な進入や大回りとならずにカーブを行える				

戦略的行動	S	M	U	コメント
緊急事態に適切に対応できる				

	S	M	U	コメント
交通環境の変化に適切に対応できる （都市部での走行や高速道路，悪天候への対応）				
運転態度	**S**	**M**	**U**	**コメント**
フィードバックへの対応 運転中に怒りを抑えられないことがある 衝動的な運転の有無 自身の運転の癖に対する自己認識があるか （建設的な批判を行えるか） 危険運転はみられないか				

患者名：

運転免許：

評価者：

第2章
運転再開に向けた
アプローチと運転支援装置

（Richard Nead）

　自動車運転は認知機能や感覚・身体機能等の統合が求められる複雑な活動である。絶えず変化する運転環境の中では，無数の障害物や危険が存在するため，熟練ドライバーであっても情報を処理し切れない場合があっても不思議ではなく，障害のあるドライバーの場合はなおさらである。障害のあるドライバーでは障害の種類や重症度によって，自動車運転による恩恵を受けられなくなる者も存在する。

　障害のあるドライバーに対する運転可否判定には，通常，自動車運転リハビリテーションプログラム（Driver Rehabilitation Program：DRP）と自動車運転リハビリテーション専門士（Driver Rehabilitation Specialist：DRS）がその任に当たる。これらのサービスを円滑に進めることによって，運転再開に必要な運転技能の向上が図られる。運転再開までの過程は非常に困難ではあるが，適切な運転技能評価と訓練を受けることで，運転再開に必要な多くの課題を乗り越えることができるだろう。幸いなことに，自動車運転リハビリテーション分野の発展と車両自体の進歩によって，ほんの数年前までなら運転再開の可能性がほとんどなかったであろう対象者の多くが，運転再開の可能性を持てるようになってきている。運転技能評価と再開に向けた訓練は，認定自動車運転リハビリテーション専門士（Certified Driver Rehabilitation Specialist：CDRS）のような専門家が行う包括的自動車運転リハビリテーションプログラムによって受けることができる。自動車運転リハビリテーション専門士とは，自動車運転リハビリテーションに関する知識を有し，認定試験に合格した者を指す。彼らには，常に最新の知見を取り入れるよう努力し，認定資格の維持に努めることが求められている。障害者個々に必要な運転技能評価を円滑に行うために，自動車運転リハビリテーション専門士には，対象者が取得すべき技術と課題を選択し，かつ，それらを対象者に合わせて単純にわかりやすい内容に組み替えることの出来る能力が求められる。このよ

うに自動車運転リハビリテーション専門士は，訓練課題を通して得られる助言や反復練習によって，障害者が中級から上級の運転技能獲得に向かう過程を通して，運転再開に必要な確固たる基礎を築いていく．

本章では障害のあるドライバーの運転再開に向けたアプローチの一端として，安全運転教育と訓練プログラムに関する現状をまとめて紹介する．

I 運転再開に向けた教育とプログラム

多くの対象者においては，運転再開に向けた教育と訓練プログラムは，参考資料や問診，事前評価等の実車運転以外の評価で問題がみられない場合に実施される．プログラムは，実車運転評価あるいは路上運転評価を終え，評価者によるカンファレンスと評価結果の対象者への説明が完了した後に適用される．実車運転評価により必要と判断されれば安全運転教育の受講が勧められる．運転再開に向けた訓練プログラムを開始する前に，事前の評価より明らかにされたいくつかの問題点について明確にしておかなければならない．このことは効果的な訓練プログラムの作成に有効となる．このような事前に評価が必要な問題点の例として運転経験が挙げられる．運転経験が豊富なドライバーでは，安全運転教育が必要と思われる運転技能上の課題を明らかにする必要があるだろう．逆に初心者ドライバーや経験の浅い対象者では，学習すべき未獲得の運転課題や反復練習による改善が必要な技能を明確にすべきであろう．このような情報は自動車運転の専門家が訓練プログラムを計画する上で取得すべき技術の選択や運転環境の設定，そして積極的に取り組むべき運転技能を明らかにする上で有効である．大半の例において，車種の選択，運転支援装置の選択や車両改造は，実車運転技能評価の間に終了していると思われる．訓練プログラムを受ける中で，これらの改造の適否を確認し必要であれば一部，もしくはすべての改造を一からやり直すこともありうる．また通常目的達成に必要な規定のセッション数が設けられる．全セッション終了までの期間は様々であり，対象者に身体的・精神的耐久性が低下している場合はその程度により左右される．訓練プログラムの進行速度も対象者個々の要因と下記に挙げるようないくつかの要素により左右される．

●対象者の運転経験が豊富か浅い，もしくは初心者ドライバーであるか．

- 自己の障害が運転技能に及ぼす影響にどのように対処しているか。また，その程度はどの程度か。
- 日常生活において障害にどのように適応しているか，どのように代償しているか。
- 運転場面において機能の低下にどのように適応し，代償しているか。
- いかに素早く，効率的に新しい情報や技術に対応することができるか。

　これまでに多くの例から，自動車運転に関わる専門家が上記の情報を把握し，対象者に合った訓練プログラムを選択するかどうかによって，運転技能の向上やプログラムの成功に影響を及ぼすことが明らかになっている。最終的には，訓練プログラムや安全運転教育を受けたとしても，継続的な運転技能評価の実施が重要となる。このような運転行動や技能に対する総合的評価は，運転技能向上にもっとも効果的な方法を知る上で有効である。本章で取り扱おうとしている安全運転教育と運転技能向上プログラムの双方とも，運転再開を果たすために欠くことのできない重要なものである。

II 自動車運転技能向上プログラム

　自動車運転技能向上プログラム（Driver Remediation and Improved Performance Program：DRIPP）は自動車運転リハビリテーション専門士を対象に，「基本的な操作技能の教示法」や「障害を代償するための技術」，「より効果的な訓練計画の策定」について支援するものである。自動車運転リハビリテーションの内容については連邦法には定められていないにも関わらず，いくつかの団体（ADED等）は安全運転教育や運転支援プログラムの全体的な底上げのため，プログラムの作成と標準化を進めている。DRIPPはこのような取り組みの一例であり，推奨する訓練内容を明確に定めている。

　訓練開始前に入念な準備を整えることは，訓練を成功に導くための重要な要因である。また，一日のセッション毎にゴールを設定し，その日のゴールを達成することで運転再開に向けて前進していることを対象者に認識させることも，運転技能向上に効果的である。対象者のプログラムの進捗状況によっては，セッション毎のゴールを見直し，再認識を行う可能性もありうる。

　自動車運転リハビリテーション専門士にとって，すべての対象者が安全運

転可能なレベルの運転技能を獲得することが訓練ゴールとなる。この中には，対象者の運転技能に関わらず，基本的操作技能と安全運転に必要な技術指導も含まれている。すでに指摘したように，対象者の運転経験により訓練内容と目的が異なってくる。一例を提示すると，運転経験の浅い対象者に対する技能教習の場合，基礎的な操作技能について説明を行った後，基本となる学習要綱（学習のコツ）の説明について進むだろう。一方，熟練ドライバーに対しては，基本的な操作技能についてはすでに習熟しているため，確認作業で足りるだろう（課題の習熟度に応じて訓練を進めていく）。訓練を次の段階に進めるためには，運転に対する自信の構築，または再構築と同様に訓練課題の取得に必要な回数のセッションを繰り返し行うことが重要となる。そして，対象者が課題を身に付けたとき，訓練は次の段階に進められる。一旦獲得した運転技能はどのような交通場面においても確実に発揮されなければならない。訓練で行われる様々な運転環境の中で対象者は，これまでに獲得した運転技能を発揮しなければならない状況に直面することになるだろう。

【基本的操作技能】

1. 発進準備

　運転技能訓練の中でも，最初に行われるのは発進前の準備である。まずはじめに乗車動作を観察し効果的な移乗動作を行えているかを評価する。移乗動作が困難な場合は，運転支援機器を導入しての移乗訓練の実施と反復動作訓練によって改善がみられる場合がある。通常，移乗動作困難の原因は対象者の身体機能障害による制限であることから，代償手段の指導によっても動作が改善することがある。移乗動作を終え座席についた後に，安全運転を行いやすい姿勢をとらなければならない。まずはじめに座席の調整を評価し，次にシートベルトの着脱，ミラーの調整がそれに続く。発進前準備が困難な場合，発進後の運転に支障をきたしたり，運転そのものが困難となるだろう。

　発進前準備の次に評価が行われるのは，発進とギアチェンジである。この手順については何度か評価を行う必要がある。一旦，対象者が発進操作に慣れてしまえば評価に時間がかからなくなるだろう。十分な運転歴を持つ対象者の評価時にも，評価車両の操作に不慣れであることを念頭に置くことが重要である。評価車両の説明に際しては，操作方法を明確か簡潔な用語を用いることが求められる。この時，助手席にブレーキが装着してあることを説明

し，必要に応じて指導者がブレーキを踏む場合があることを説明しておく。このように初期の段階から，操作機器の説明と全体的な見通しを明示することによって訓練の安全性を高めることが可能である。

2. 発進

　走行をはじめるに当たって最初に指導を行うのはブレーキ操作，アクセル操作，直進走行，右左折である。そして基本的な確認として車両前方，上方，下方の視野について確認すべきである。視覚障害者では安全な環境下である練習コースで自身の「見え方（視野）」について認識することが重要であり視野制限が生じている範囲を評価することが重要である。また，早い段階からバックミラーとサイドミラーの使い方について評価を行うことも重要となる。例えば熟練ドライバーの場合，ミラーによる確認を習慣的に行えているかどうかの確認が必要となる。初心者ドライバーの場合，この時期に減速時や停車時にミラーの確認が行えているかどうかを確認する必要がある。

　基本的安全運転に対する訓練もまた運転技能訓練の重要なポイントであろう。一例を挙げると安全運転に必須の「探索／走査」「確認」「予測」「判断」「遂行」機能（SIPDE：search/scan, identify, predict, decide, execute functions）についての指導を安全な練習コースで行うことがこれに含まれる。危険性の少ない練習コースにて「SIPDE」に対する教習を実施し"コメンテータリードライブ"の手法を用いることで，対象者各自のSIPDE技能の評価を行うことが可能である。コメンテータリードライブとは，実際の運転中に注視している情報（見ている物）について，対象者自身の内省を聞き取る手法である。コメンテータリードライブの手法は運転中に対象者がどのように注意力を用いているかについて知るうえで，非常に有効な手法である。

　訓練カリキュラムの作成と活用も有効である。カリキュラムの作成に当たっては，運転再開に至るまでに評価すべき項目について全体像を把握することが必要となる。対象者の運転技能は運転経験の多寡ではなく，カリキュラムにて必要な運転技能を示せるかどうかによって判断すべきである。新人ドライバーに対するカリキュラム内容の例を**表2.1**に示す。これらの多くは項目どうし重複するものもあり，講習中にさらに詳細に練習を行うこともある。訓練の進行度はセッション中の課題の習熟度によって判断していく。

　課題に対する評価や訓練と同時に訓練を実施する運転コースについても考慮する必要がある。具体的な目標を設定して訓練を行うとき，目標達成に向

表2.1 カリキュラム例

項目	内容
移乗動作	・車椅子の積み込みと固定 ・他の福祉用具の積み込み
発進準備	・基本操作と応用操作 ・座席位置の調整，シートベルトの装着，ミラーの調整 ・運転支援装置の適用と車両改造 ・運転席からの死角の確認
エンジン	・エンジンスタートと停止
車両操作	・発進までの一連の操作 ・発進，停車，ハンドル操作 ・発進，駐車，方向転換の手順
ハンドル操作（方向転換）	・適切な車両位置の確保 ・操作手順 ・適軌道での方向転換
限定された環境内での運転または，危険性の少ない環境内での運転技能	・適正位置の保持，方向転換，速度調整 ・立体視 ・視覚走査 ・駐車と後進
交通量の少ない環境での運転	・前方車両との車間距離保持，"2秒ルール" ・視覚機能，情報探索，時間・速度・距離の見積もり ・直進走行，車線内適性位置保持 ・車線内右寄り走行の保持／交差点識別 ・交通法規の遵守／信号遵守
都市部での走行	・多車線区間での走行
交通量の多い車道での運転	・追い越し運転 ・情報探索 ・速度調整，ブレーキ操作，加速，減速 ・縦列駐車，並列駐車 ・右寄り走行，歩行者に注意した運転
高速走行	・高速道路への乗り降り ・追い越し ・速度コントロール／高速走行 ・車間距離／視覚機能 ・通行料の支払い
天候に応じた運転	・2秒ルールの遵守 ・視覚機能／日差しの強い環境での運転 ・スリップ時の立ち直り／回避動作 ・速度調整／ギアの選択
テスト場面での運転技能	・3点ターン

試験時の運転技能	・後進 ・並列駐車 ・停止線の遵守
基本的メンテナンス	・給油（ガス，石油，石炭） ・タイヤ ・ワイパー，ライト

けて有効案コースを選ぶべきであり，選択されたコース内で目標達成に向けた運転技能の向上が図れることが重要である．通常，安全性の高い運転コースから訓練を開始し，徐々に難易度が高くなるように訓練コースを段階付けていく．コース難易度が高まるにつれて，運転コース内に「非訓練ルート（Outs）」と呼ばれる難易度の低いエリアを含むことも重要となってくる．対象者がコースの難易度に対応しきれず，意気消沈した場合や当日の運転状況が訓練実施に適さなかった場合，このような「非訓練ルート（Outs）」の設置が有効となる．運転コースに含むことが望ましい交通状況とコース設定の段階付けについて**表 2.2** に記す．

3. 教習における重要な視点

訓練が進むにつれて対象者は通常，次の両者のどちらかに分かれてくる．運転再開が可能となりそうな者と，そうでない者である．両者の訓練の進め方もそれぞれ異なってくる．

運転再開が見込まれる者に対しては，道路交通法に沿った運転再開に向けた準備を並行して行っていく必要がある．法的準備には，免許取得，免許試験の受験，視覚機能検査，医学的な運転可否基準についての確認が含まれる．そして米国陸運局の定めた運転再開に必要な要綱を満たし次第，運転支援装置の導入と車両改造に関する最終的な助言が行われる．対象者個々の車両に応じて，勧められる車両改造の項目は最低1項目から30項目以上に及ぶこともある．運転支援装置を扱う福祉用具業者や第3者支払い機関は改造を行うために，改造費の見積もりや運転技能評価を行った評価者からの情報提供や処方箋の送付を依頼する．

運転再開が困難と予想される対象者に対して最初に考慮すべきは，実車運転訓練に代えて運転技能低下の原因となる機能障害へのアプローチを行うことである．いくつかの例を下記に記す．

- 眼科受診／視覚機能訓練
- 認知リハビリテーションプログラム
- 筋力増強，耐久性向上に向けた理学療法
- 座位保持と体幹安定性の向上に向けてシーティングクリニックの受診
- 視知覚訓練，機能再獲得に向けた作業療法

　もし，機能障害に対する介入により運転再開がより現実的なものになると判断された場合，その対象者に合わせたリハビリテーション目標を設定し，適切な介入を講じることが有効である．実際，多くの対象者が実車運転評価の前に機能障害に対するアプローチを受けるよう奨められている．もしあらゆる手段を講じても運転再開が困難な場合，家族を交えたカンファレンスを行う必要がある．カンファレンスに先立ち，事前に他の代替交通手段の資料を揃える等の準備を行うことで，会議の重苦しい空気を和らげ，参加者のストレスを緩和するのに役立つだろう．代替移動手段として，公共輸送機関，補助交通機関（小型バスの相乗り等），赤十字や教会のボランティアグループによる支援などについて情報を提供する．これらの手段は理想的な形ではないにしろ，運転免許喪失に伴う負担の軽減に役立つ．

表2.2 実車運転訓練に含まれる運転環境一覧

【運転練習場または駐車場】
基本的な操作技能の理解
教習用車両への慣れ
体幹安定性・耐久性，視覚機能，関節可動域，協調性，分配性注意と空間認知能力

【住宅街】
交通量の少ない車道にて基本的な操作技能の確認
不整地，強風下・曇天時での運転難易度の上昇
車線内右寄り位置の保持，信号のない交差点，信号のある交差点，横断歩道，一時停止標識と停止線の遵守
SIPDE に対するドリル訓練，Smith System
初回路上評価時には，技術と自信の獲得のため，多めに時間をとることが望ましい
視野欠損や半側空間無視，耐久性や体幹安定性の低下がみられる対象者では，そうでない者の教習よりも難易度が高いことに注意
交通量増加に伴う必要な情報処理能力の増加
交通量の少ないコースを一周するよう指示
前方の運転状況，全体像をつかめる視点を保持
適正車線の走行（車線内適性位置保持）
前方車両との車間距離保持（2秒ルールの遵守），時間・速度・距離の見積もり
5秒間のミラー確認，肩越しの後方確認，追い越し技能

【都市部・繁華街での運転】
混雑区間での走行，駐車，歩行者への注意，等
交通標識，信号，道路標識，一方通行，横断歩道，停止線
駐車違反車両や配送車両，横断歩道以外での横断者，緊急車両，道路上で乗降を行っている車両への対応

【高速道路】
高速道路への合流，合流時のミラーによる後方確認，肩越しの後方確認
追い越し，速度調整，減速
高速走行中のミラーによる後方確認，2秒間ルールの遵守，高速走行中の自車両位置の予測
車線内適性位置保持
多車両区間における適切な車線走行
高速道路での運転は慣れによって，比較的容易に技能を修得できることに注意

【夜間・悪天候時の走行】
夜間運転や悪天候下での走行は，可能であれば訓練プログラム内で実地訓練を行うことが望ましい
実地訓練の実施が困難な場合は，2秒間ルールの遵守，ハイビームの使用，ライトの点灯・消灯のタイミングについて教示
対向車のライトがまぶしい場合は視線をライトより下に置き，車線内右側走行を心がける

【その他】
有料道路での通行料の支払い，窓を全開にした状態での運転，地下駐車場での駐車，車両の整備と緊急時の対応等，教習コース内で可能な限り多くの技能練習を実施することが望ましい

III 運転支援装置

　今日では，運転席側に加えて助手席側への取り付けや，ローテク機器（機能代償器具），ハイテク機器（パワーアシスト）を問わず，障害者の運転を補助する運転支援装置は利用しやすくなってきている。いくつかの先進的な運転支援装置によって，障害者の自動車運転はこれまでにないほど行いやすくなっている。以下に，運転支援装置についてその機能と適応について触れる。

1. 手動操作：アクセルとブレーキ

　下肢によるブレーキ・アクセス操作が困難な対象者では，手動操作システムが適応となる。対象者が運転に対する自信と運転技能を維持する上で手動操作システムの評価と訓練が重要となる。手動操作システムを備えた車両を購入する際には，（対象者個々に合わせた）オーダーメイド製機器，オートマチック・シフトチェンジ車両，パワーステアリング，パワーブレーキ車両等

III. 運転支援装置

の適応を検討し，最適な支援装置の導入が図られるよう考慮すべきである。一般的なミッション車向けの手動操作システムも販売されている。ミッション車向けの手動操作システムは高額ではあるが，他に代替手段がない場合にはマニュアルミッション車を選択すれば有効な支援装置となりうる。

運転支援装置には操作上の異なる特徴を持つ数種類の装置が販売されている。すべてのローテク，または機械的な運転支援装置はブレーキをかけるためにはブレーキレバーを前方に倒す操作が求められる。アクセル操作については機器によって何種類かの操作方法がある。

a. 前方へ倒す／手前へ引くタイプの手動操作
- 加速時にはレバーを手前へ引く
- 握力が低下している利用者向けに「握り補助器具」を装備している
- ブレーキ・アクセルの同時制御機構は装備されていない
- 初心者には最適な支援装置である

b. 前方へレバーを倒す／右方向へ引くタイプの手動操作
- アクセル・ブレーキの同時操作を避けるためにアクセルレバーは最大減速位かニュートラルの位置に戻しておく必要がある
- コントロール開始にはレバーをニュートラルポジションにセットする
- 手前に引くタイプのレバー操作と比較して，疲労が少ない
- レバー把持用補助具の使用が可能
- 最初のうちはこのタイプのシステムは操作が難しいかもしれない
- 一般的にもっとも使用者の多い手動操作システムである

c. 前方へ倒す／回旋操作型ユニット
- 回旋型アクセルグリップによりアクセル操作を行う
- 通常，グリップ回旋操作に対するパワーアシスト機構を備えている
- 機械的操作システム（機器取り付け型システム）より高額である
- 機械的操作システムと比較して頻回に整備を要する
- アクセルとブレーキの同時制御を行える種類もある

d. 前方へレバーを倒す／レバー引き下げ型ユニット
- 加速に際してレバーを手前に引く，もしくはスロットマシンのようにレバーを下方へ押し下げて固定する
- 操作者によってはアクセル・ブレーキの同時制御が可能な操作者もいる

e. 床面垂直設置型押し／引きユニット
- 何種類かのバンタイプの車両に用いられているシステムを基に作製されており，脊髄損傷者に使用者が多い
- 標準的な手動操作システムとパワーアシストシステムの中間のタイプに位置づけられる。関節可動域制限により手動操作が困難な者，パワーアシストシステムによる補助が強すぎると感じる者が対象となる
- レバーを手前に引くことで加速される
- 握力が低下している対象者にはレバー固定用の装具が用いられる

f. パワーアシストコントロールユニット
- 電力や油圧，気圧，またはこれらの組み合わせによる自動二次力源を用いて操作補助を行う
- 関節可動域制限のある対象者が利用する際に，制限のある関節の代償が可能
- 自動関節可動域制限のある者，筋力・握力低下のある者，耐久性低下のみられる者が対象となる
- 加速はレバーを前後方向へ操作して行うか，左から右または右から左へのレバー操作によって行われる
- 4番から6番までのレバー操作（シフトチェンジ）により，最大加速からブレーキ操作までが行われる。電動車椅子に用いられているようなジョイスティックタイプのレバーでも対応可能である
- 握力が低下している対象者には数種類のレバー固定用装具が使用可能である

　基本的に，アクセルブレーキ操作に対する支援装置は，上肢の左右いずれの操作にも対応できるような設置が可能である。時に，わずかな残存機能のある下肢の操作を要する支援装置を適応することがあるが，そのような事例は稀である。多くの場合，クラクション，ライト，方向指示器等の計器類を手動操作システムに組み込むことは可能である。

2. 手動型以外のアクセル・ブレーキシステム

　これまで述べてきたように，手動操作型アクセル・ブレーキシステムは主に両上肢による操作が必要となる。しかし，上肢型より種類は少ないが下肢による操作が可能なアクセル・ブレーキシステムも販売されている。

a. 左側アクセル
   - 右下肢の機能障害を有しているが左下肢は健常である操作者が対象となる
   - オーダーメイド製のアクセルペダルがブレーキの左側に設置されている
   - 常時設置型と着脱可能な型とがある
   - 加速ペダルを誤って踏み込まないようにペダルブロックが設置されている
   - 操作の習熟にはかなりの訓練を要し，通常手動操作系より複雑である
   - 右片麻痺や右下肢切断者が適応となる場合が多い
   - 糖尿病による切断の場合は，ニューロパチーや他の糖尿病の付随症状について把握しておく必要がある
b. アクセル／ブレーキペダルの制限，もしくは延長
   - 操作者が低身長の場合や，エアバッグと体幹の距離が近すぎる対象者に適応となる
   - 1〜4段階の長さのオーダーメイド製のペダルをボルトにて固定する
   - 一度設置すると取り外しは困難である
   - ペダル下の床面に棒状の伸張器具を設置し，オーダーメイドペダルへの取り付けや伸縮により長さ調整が可能である
   - 健常人ドライバーも運転可能なように伸張器具は着脱や折り畳みが可能である

3. ハンドル固定用支援装置と改造

ハンドル操作が困難な操作者のために，様々なハンドル操作用運転支援装置や車両改造が利用可能である。

1. ハンドル伸張装置とハンドル周径計の縮小
   - ほとんどのバンタイプ車両に適応可能であるが，セダンタイプ車両には設置困難である
   - 車椅子利用者では座席での良肢位をとりやすくなる
   - 伸張装置の調整によってハンドル位置の伸張，短縮，または右側，左側への移動が可能である
   - ハンドルの傾斜角も平行〜垂直，右傾斜〜左傾斜へと調整可能である
   - 関節可動域制限のある対象者では，ハンドル直径の縮小やハンドル抵抗の軽減により可動域制限の代償が図れる

2. ハンドル操舵力の軽減
    - 工場生産時にはハンドル操舵力は100％になるように調整されている
    - ハンドル操舵力を20％以下とし，操舵力をほとんど，あるいはまったく効かない設定とする
    - ハンドル操舵力の軽減はステアリングコラムの調整，ステアリングやパワーステアリングボックスの改良により可能である
    - 近年開発されたデジタルシステムインターフェイスをコンピューター制御マシンのシステムコンピューターやセンサーに導入することでも調整可能である
    - ハンドル直径の縮小はハンドル抵抗を増すため，改善が必要な場合もある
    - ハンドル抵抗を軽減する場合には，ハンドルの操作性を代償できるような補助システムやバックアップシステムが必要となる
    - これらのハンドル補助システムは，ハンドルシステムや車両自体に欠陥がある場合に設置される
    - バン・セダン両タイプともに電動または電動油圧式ステアリングの使用が可能である

3. フット操作型ハンドル
    - 上肢によるハンドル操作が困難な場合にはフット操作型ハンドルが適応となる
    - ハンドル抵抗の軽減とバックアップシステムとの併用が行われる
    - このタイプの改造の多くがフロア設置型のディスクハンドルと，右足用のオーダーメイドアクセル・ブレーキシステムを採用している
    - 通常上肢で操作する計器類の設置位置も変更する必要がある

4. ハンドル操作補助具
    ハンドル操作補助具によって，操作者は危険回避運動を含むハンドル操作を片手にて行うことが可能となる。ハンドル操作補助具の適応は，主に手動操作を行う者や片麻痺患者や一側上肢切断者が適応となる。

a. 普通型回旋ノブ
    - 対象者は機能的把持が保たれている者である

- 自動関節可動域に制限がある対象者ではハンドル直径を縮小しハンドル抵抗の軽減を図る必要がある

b. 2本ピンタイプ
- 脊髄損傷者に対象が多く，手関節の運動性とテノダーシス効果（腱による手関節背屈）が保たれていることが適応条件となる
- 2本のピンの間に手掌と手背を挟み込んで固定する
- 操作には手関節背屈が必要である

c. 3本ピンタイプ
- ノブ表面より円柱状のピンが3本設置されており，うち2本で手関節を固定し残り1本は手掌面にあたるように設置する（把握する）
- 機能的な握力を望めない，もしくは握力がまったく無い患者が対象となる
- 四肢麻痺患者，または握力が非常に低下した者が対象となる

d. 手掌把持タイプ
- 握力の低下している者が対象となる
- 操作にはある程度の握力と前腕回内が必要

e. オーダーメイドスプリントと装具
- 既製品による操作が困難な場合，オーダーメイド製品の操作が適応となる
- 着脱動作が自立して行えるよう考慮する必要がある
- 主に取り扱う職種はリハビリテーションセラピスト，義肢装具士，運転支援装置の専門家である

4. ハンドル，方向指示器など車内機器補助装置

　通常位置に設置されているハンドルや方向指示器等へのリーチが困難な対象者に対しては，リーチが可能な範囲内へ操作系の設置位置変更，またはリモートコントロールシステムの導入が行われる。これらの操作の中でも車両運転中に同時操作を求められるものとしては，ライト点灯，クラクション，方向指示器，ワイパー，ウオッシャー，クルーズコントロール（一定の速度での走行を保つ自動車の付加機能）が含まれる。一方，運転中の同時操作が不要なものとしては，エンジン始動，ギア操作，エアコン，ヘッドランプの点灯，ラジオの操作，エンジンブレーキ，窓の開閉，ドアロック，ミラーの調整が挙げられる。運転に関連する操作以外でリモートコントロールが必要

なものとしては，車椅子の固定，ハンドル・ブレーキ操作に対するバックアップシステム，パワーヘッドレストなどが含まれる。計器類や対象者個々に合わせて設置したオーダーメイド器具等はローテク器具にあたる。一方，ハイテク支援装置は通常，電気製品でありコンソール型のスイッチ，様々な形，長さの棒状スイッチ，ボタンスイッチ等のスイッチ類が含まれる。スキャン機能や聴覚補助，音声制御システムも導入可能である。

5. その他の運転支援装置

　これまで述べてきた運転支援装置の他にも，障害者の運転に役立つ様々な機器が利用可能である。非常に単純な器具のようなものから，パワーアシストユニットのように非常に複雑な装置までその種類も多岐にわたる。単純な器具であろうと，精巧な電子機器であろうと，運転支援機器の目的は利用者が自立して自動車運転を行い，社会参加を果たすために役立つという一点に集約される。
　この項では数種類の運転支援機器とその技術について簡潔にまとめていく。運転支援機器や車両改造の適応について検討する際には，自動車運転リハビリテーション専門家に連絡を取るべきである。彼らは適切な助言を行い，専門の業者を紹介することもあるだろう。

a. 移動支援機器
　● 移乗動作自立のためのトランスファーボード
　● トランスファーストラップとオーバーヘッドグラブバーの利用
b. 把持機能低下に対する支援機器
　● 鍵に取手部分を取り付け，キーバーの利用によりキー操作が容易となる
　● 一般的なニーズに加えた対象者個々に合わせた改造も必要である
　● 高額なハイテク機器の使用は可能な限り避ける
c. 方向指示器・ギアシステムの調整
　● オーダーメイド製のワイパーなどの二次装置を非麻痺側に設置する
　● 操作者のリーチ可能な範囲内にオーダーメイド器具ユニットを設置する
　● 改造費が高額にならないよう，まずはローテク機器の適応を検討する
d. サイドブレーキ
　● LUE適応のため，サイドブレーキの延長を図る
　● オーダーメイド器具やサイドブレーキ延長による対応が困難な場合には

パワーサイドブレーキ（動力駆動型サイドブレーキ）の導入を図る
- ハイテクタイプのアクセルブレーキシステムでは，安全上の理由や設置スペース確保のため，サイドブレーキを取り外す場合もある

e. 車椅子の積み下ろし支援機器（車椅子積載支援機器）
- セダンタイプの車両では屋根上への積載となるが，手動での積み込みは不可能なため，折りたたみ式車椅子を使用する必要がある
- トランクやハッチへ積載する場合は，電動，手動，専用の台車を使用する
- 積載の度に，車両から支援機器を取り外す必要があるものがある
- 対象者は，積載後，自力で運転席へ移動，移乗できる機能が必要である
- 支援機器設置や車両改造にかかる費用を削減することができる

表2.3 バン車両改造の留意点

項目	留意点
車両乗降機器	・スライド式・またはスィング式自動ドアの適応 ・自動あるいは半自動リフトやスロープ ・対象者個々の能力に合わせたリモコン操作，マグネット型コントローラー，全天候対応型のトグルスイッチ ・乗降スペースや回転盤のあるリフト ・乗降口が車両前方を向いている，もしくは，回転盤リフトがある ・車両に対して直交に後方進入できるリフト ・すべてのバン車両，または別モデルの車両に適応可能か否か ・回転盤は折りたたみ式か車両に容易に収納できる ・乗降スペースの広さ
スペースの改造	・ドアの開閉スペース，運転席への導線 ・足元のスペース ・荷物積載スペース，他の乗降者のスペース ・特注車，車両の特別モデルが利用可能な場合がある ・側方，後方から運転席へ入行できる改造 ・運転席座面高さを電動調整可能な昇降席 ・車両天井の高さを調整可能な場合，車両床高の調整は不要 ・入り口の高さを高くすることで移動・移乗が容易となる
車椅子の固定	・手動の4点ベルト，4点吊り下げ型ベルト ・ワイヤーなどで固定。車椅子4～5ヵ所（アタッチメントを別途取り付ける必要がある）と床1～2ヵ所を結び固定する ・車椅子を固定完了した状態でパワーシートへ移る（電動，手動が可能）

Ⅳ バン車両の利用

　多くの場合，一般車両は障害者の運転には適さない。一般車両で運転を行う場合は通常，フルサイズのバンタイプ車両かミニバンが選択肢となる。この場合いくつかの評価すべき点と，何点かの運転支援装置の利用について検討すべきである。
　車両選択に当たっては，対象者が使用している移動補助具の大きさが重要な要因となる。床から利用者の頭位まで車内機器の取り外しや視線の確保も，適切な車両と改造の選択に考慮すべき点である。これらの詳細に当たっては，対象者が自力で運転可能かどうか，車椅子は手動であるかどうか，パワーシートへの移乗を行うかどうか等の要因に大きく左右される。バンタイプの車両での運転再開を検討している対象者に対して，包括的自動車運転評価を行い，適切な車両の選択や改造を行うことが重要である。バンタイプ車両の改造に当たって特に考慮すべき点を**表2.3**に示した。

結語

　本章では障害者の自動車運転を補助するいくつかの運転支援装置について簡潔にその概要を述べた。すでにその専門分野において，運転支援装置について種類とその適応について記した専門書が刊行されている。包括的運転技能評価や訓練プログラムを実施しているDRSとCDRSが運転支援機器の技術部分についてはもっとも専門知識を有している。また，運転支援装置の取り扱い業者や取り付け業者へ相談することでも，この専門特化した分野に関して貴重な情報を得ることが出来るだろう。運転支援機器の取扱い業者は機器の製造や設置の経験から，DRSやCDRSが持ち得ないような実践的な有益情報を有しているだろう。このような理由から，対象者個々の多様なニーズに応えるためには，DRSやCDRS，運転支援機器の取扱い業者とチームアプローチを行うことが必要不可欠である。

第3章

運転相談と介入方法

(Rosamond Gianutsos)

　運転相談は運転再開が危ぶまれる対象者に対する評価とカウンセリングを通して，運転再開が可能であれば，いつ・どこで・どこから・どのように運転を再開するかについて，支援を行うものである。多くの州では自動車運転には国の発行した運転免許証の取得が必要としている。しかし，免許を取得していたとしても，運転を行うかどうかの最終判断は運転者自身が行う。ドライバーがエンジンキーを挿入しエンジンをかけることは，"私は安全運転が可能である"と判断したと暗に示したことになる。運転相談の目的は安全運転が危ぶまれるドライバー（リスクドライバー）の安全を確保することにある。それがたとえ対象者が最終的には運転中断になろうともである。さらに言えば，対象者の運転継続が困難と判断した場合，家族や地域に対して必要な対処法を伝えることが目的となる。運転相談では，対象者の運転行動の変化に向けて働きかけるのみではなく，対象者自身がそのことを受け入れられるよう働きかけることも重要である。その場合，利用可能な代替サービスは数多くあるが，単一のサービスによって対象者のニーズに応えられることはない。このような際には，米国陸運局が提示するサービスとは独立してはいるが，道路交通法に基づいているある種の段階的サービスが有効であろう(Janke & Eberhard 1998, De Readt & Ponjaert Kristoffersen 2001)。

　この10年の間に自動車運転に関する注目は飛躍的に高まってきており，自動車運転リハビリテーションと運転可否を判定する評価法への注目も同様に高まっている。本章では臨床場面，ヒューマンサービスの側面，両者の視点から，リスクドライバーとその家族（健常ドライバーに行われる場合もある）に対する運転相談について注目すべき点を紹介する。本章では，①運転再開を望む脳損傷者への対応について，②自動車運転リハビリテーションに従事している，または今後関わる予定の医療職に対する教育について，③2種類のコンピュータードライビングアドバイスプロトコル（Driving Advisement System（DAS）と Elementary Driving Simulator（EDS））を用いた研究とその

臨床応用について，そして④通常，我々の社会ではほとんどの人がそうであるように，この問題に悩みを抱える当事者の家族に対して適切な助言を提供することについて，我々の経験に基づいて述べる．この4つ目の項目に取り組む中で，自動車運転について細心の注意を払いつつ対象者に応じて工夫しながら，現実的な説明を行うことが重要であるとの認識を強めている．認知機能が低下し，運転が困難な者とそうでない者をどのように判別するか，そして誰が支援を行うのか，通常対象者は以下の3群に分類される：(1) 発達障害により通常の運転教育課程では対応できない者，(2) 運転を希望する脳損傷者，(3) 認知機能が低下しつつある高齢ドライバー．熟練の自動車運転リハビリテーションの専門家たちは通常，発達障害のグループが自動車運転に対しもっとも熱心であり，より評価と訓練の必要性が高いことを報告している．本章では，過去においてすでに自動車運転を行っていた者，上述の分類では「脳損傷者」と「高齢者」に対する運転相談，カウンセリング，そして運転適性評価を中心に述べる．脳血管障害や頭部外傷などの脳損傷者では，発症後，突然運転中断を余儀なくされ，多くは医学的管理下におかれている．運転再開希望はあるものの，脳損傷により身体機能障害や感覚障害，加えて認知機能障害を抱えている場合もある．回復が続く限り症状も改善を認めるか，最低限維持される．脳損傷では，そのレベルが標準的な域に達していないとしても，チームアプローチによるリハビリテーションを行うことで運転再開の可能性は高まる．

　もう一方の群である高齢ドライバーでは，加齢とともに徐々に進行していく認知機能低下が問題となる．高齢者のグループでは運転頻度や運転形態を変えながらも運転を継続している例もいるだろう．非常に興味深いことに，熟練ドライバーにおいては脳損傷者群，高齢者群ともに自身の運転技能に自信を持っており，安全運転を行えると信じている．健常ドライバーにおいてでさえ，自動車による移動は完全に安全な移動方法であるとは言えない．しかし，運転を継続していることが生活の自立を意味し，自信にもつながっている．高齢ドライバーは"これまで，私は何十年も運転しているんだから…"と，まるで運転継続年数がすべてであり，身体的・精神的喪失に関係がないかのように言うだろう．多くの高齢者では自分から運転範囲を狭め，慣れたコースのみを運転することもあるだろう．しかし，自ら運転に関する相談を受けに来ることはほとんどない．高齢者グループでは，家族を中心とした他者からの指摘によって，問題が明らかになることが多い．このような家族で

は，家庭の不調和が生じたり，家族で問題を抱え込んでしまうといったことが生じうる。また，家庭内不調和を避けるために，たとえ危険性を認識していたとしても，高齢ドライバー当事者との同乗を避けるようになったり，運転継続を放任してしまうこともあるだろう。高齢ドライバーの家族は，支援を必要としており，多くの場合かかりつけ医や，もし可能であれば老年精神科医や神経内科医，眼科医などの自動車運転リハビリテーションに関わる専門家に助言を求めるだろう。高齢ドライバーの問題に対する一つの方法として，運転相談を運転中断に向けた介入と位置付け，運転相談を出発点として家族や当事者に対し，運転継続が不可能となったときのための準備を進めるよう促すことが挙げられる。

本章では，自動車運転リハビリテーションに関わる専門家にとって重要な問題である当事者やご家族からの運転相談について取り上げる。

I 法的問題

自動車運転相談で最初に行うのは当事者と支援者に対し，法律上の義務について説明を行うことである。Pidikiti & Novack（1991）の調査によると医療従事者は自動車運転に関する法律について，対象者に知らせる場合と知らせない場合とがあると言う。自動車運転に関連する法律は非常に特徴的であるので，医師は，自動車運転に関する法律と政策に関する資料を収集するよう最大限の努力を払うべきである。この情報源の一つとして，米国医師会が2003年にまとめた資料，"医師のための高齢ドライバーに対する評価とカウンセリングについて"が米国医師会ホームページより利用可能である（http://www.ama-assn.org/amapub/category/10791.htmel）。このガイドラインは無料で閲覧可能で，電子フォーマットと紙媒体，両方の利用が可能である。このガイドラインは高齢ドライバーに関する文献についての包括的レビューと，アメリカ合衆国50州それぞれの関連法規と政策についてのまとめが掲載されている。このような情報源からの情報は，州法に関して簡潔にまとめられパンフレットとして発刊されているので，この問題に携わるすべての関係者が正しい情報を得ることを保障する有効な方法となる。

州法に関する情報に加えて，対象者が運転再開のために医療機関にて行うべき義務や見通しを知るための助けとなるよう，法律の具体的な運用に関す

る情報も提供されるべきである。繰り返しになるが，医療従事者からの報告書の提出義務に関する規定は州によって異なる。また，行政管轄区によっては医療従事者からの報告書の提出義務を課す区もあれば，報告書の提出が患者のプライバシー侵害に当たるとして，訴訟を起こされた場合の免責事項が未確立であることから，報告書の提出義務を課さない区もある。Antrim & Engum（1989）が指摘しているように，自動車運転に関する法規でもっとも欠けている部分は，法的に何も講じていない事項がある点である。リハビリテーション施設の役割が，身体機能の回復と社会復帰である場合，リハビリテーションに関わる者は，たとえ，患者自身からの訴えが無かったとしても，ほとんどの患者が運転再開を試みるということを知っておかなければならない。加えて，対象者への説明は文書化して渡す必要がある。

　前述したようなパンフレットは，自動車運転に関する問題についての啓蒙を目的としているが，広義の健康問題の一環として捉えることができる。脳卒中後遺症患者における自動車運転についての研究では，48％が運転に関する助言を受けておらず，具体的な評価においては87％の患者が受けていないことが明らかになっている（Fisk et al. 1997）。リハビリテーション関連職種は相当数の患者が運転を再開し，また再開を考えていることについて驚きを感じることがよくある。実車運転技能評価が行われるかなり初期の段階から，自動車運転に関する問題が注目されてきたのにはいくつかの当然の理由がある。運転再開の問題を早くから議論することで，対象者に車両の売却や改造，保険費用節約のために自動車保険契約を凍結する等の計画を立てる機会を与えることができる。そして，対象者に運転再開についての問題はリハビリテーションで取り扱う問題の一環であるという気づきを与えることになる。このような介入は，最終的には，運転再開に向けて組織化された介入を必要としている対象者とサービスの提供者，双方にとって有益である。

II 医学的状態からみた運転可否

　医学的にみて対象者が運転可能な状態かどうかを判断する上で医師や視能訓練士には相当の法律上の重圧がのしかかっている。様々な症状にあわせたガイドライン（例えば，自動車運転リハビリテーション専門士協会（Driver Rehabilitation Specialist Association）が発刊しているもの）がいくつか発刊さ

れているが，対象者が必要な情報を常に提供してくれるとは限らない（Pidikiti & Novack 1991）。一般的に医師は，運転関連情報についての情報を得るために質問紙票を用いる。質問紙票から得られる情報によって，各州で定められた運転免許証交付に必要な最低限の医学的診断基準に達しているかどうかが明らかになる。視覚機能を例に挙げると，通常，矯正視力と視野に関する基準が設けられている。より広い視点で医療従事者の責任を捉えると，相談者の運転技能に影響を及ぼしうる医学的状態，特にその中でも普段の生活の中でのエピソードや，直接的な観察ではみえてこない症状までを明確にすることが含まれるだろう。視覚機能における両眼視の欠如を例に挙げてみよう。両眼視の欠損は普通自動車免許証交付の欠格事項ではないが，距離感の低下による判断の遅れなどに影響を及ぼすことが予想される。下記に挙げる症例では両眼視の欠損が自動車事故に影響していたと思われる。先行研究より，高齢ドライバーによくみられる緑内障や白内障を罹患している場合，年齢統制された対照群と比較して，2倍以上の衝突事故発生率となることが報告されている（Owsley et al. 1998, Owsley et al. 1999, Wood & Mallon 2001）。疾患の状態と運転技能との関連をまとめるために，包括的な自動車運転相談が行われる必要がある。

　症例は，過去の10年間に3度の人身事故を起こした一例である。そのうち，最後の事故を含む，2回の事故によって頭部外傷を受傷した。最後の事故の時には信号に気づかず急停車したことで，後方車両からの追突事故が生じた。定期受診の際，眼科検診によって，それまで気づかれなかった進行性の緑内障が発見された。片目の視野はほとんど失われており，もう片方の目も緑内障の徴候を示していたが，運転免許証保持に必要な視力と視野は保たれていた。この診断結果を受けて，心理士や神経内科医，眼科医等，彼女に関わるすべての医療職種が早急に運転を中断するよう働きかけ，運転技能の再評価と頭部外傷に起因する認知面の問題に対するアプローチを受けるよう勧めた。しかしながら，彼女が眼科医にて緑内障の診察を受けた際に，運転可能かどうかについて尋ねたところ，眼科医より運転継続に前向きな返答を得た。この眼科医の助言は，法律上運転再開に必要な視覚機能についてのみ考慮されたものであった。彼女は運転を再開した。

　この事例は眼科医以外の医師や医療職種においても当てはまるかもしれない。自動車運転相談に訪れた患者の多くには，自動車運転に関する専門知識のない医師が担当することになる。そのような医師が意見を求められたとし

ても，自分達の意見の限界を患者に対して説明するべきであろう。上述の例であげた眼科医は，自動車運転の問題を眼疾患のガイドラインに沿った狭い範囲で解釈したことに加え，運転技能に影響を及ぼし得る認知機能の問題を考慮しなかった。運転再開を切望していたこの患者は，運転再開に向けて最小限必要な法的条件に関する眼科医の助言を聞いているだけに過ぎなかったのである。

III 非個別的アプローチ：一般的な情報源

　自動車運転相談では，脳卒中や頭部外傷の既往のない高齢ドライバーに対して適切な情報を伝えることもアプローチに含まれる。優れた啓蒙資料が関連団体より発刊されている。米国自動車協会交通安全財団（American Automobile Association Foundation for Traffic Safety）による"Drivers 55+：Test Your Own Performance"（Malfetti & Winter 1992）は下記よりダウンロードが可能である（www.aaafoundation.org/pdf/driver55.pdf）。他にも，米国退職者協会（American Association of Retired Persons）の"Older Driver Skill Assessment and Resource Guide（Creating Mobility Choice）"が挙げられる（American Association of Retired Persons 1992）。これらの団体やそれ以外の団体はオンライン上で利用可能な優れたツールを開発している。最初に勧めたいサイトはwww.drivers.comである。"55 Alive（www.aaro.org/55alive/faq.html）"のF＆Qコーナーが掲載されている。それから，www.cogrehab.com/tools/drivertools.php3 も有益である。加えて高齢ドライバーの問題は，時折否定的な側面が強調されることがあるにも関らず，主要メディアによっても取り上げられている。多くの高齢ドライバーにとって，上述のサービスは最適な運転環境を整えるために有効である。

　長年に渡って，米国退職者協会は情報提供とピアサポートを行う"55 Alive"の運転技能講習の後援を行っている。運転技能講習は，実際にはこの講習を受ける必要はないかもしれないが，自分の運転技能を懸念している高齢ドライバーの高い関心を集めている。この講習を通して，あるいは周辺の情報を通じて，運転継続の適切な判断を個人が行うことが可能な場合がある。

Ⅳ 個別的アプローチ：自動車運転相談

　当然のことではあるが，より具体的で対象者の個別性に注目する必要のある対象者も存在する。米国運輸省道路交通安全局（National Highway Traffic Safety Administration）は高齢ドライバーに多大な関心を寄せている。Staplinら（1999）の調査報告の中で，個別運転相談の必要性を判定するための運転スクリーニングと運転評価プログラムに関する調査について述べられている（参照：www.nhtsa.dot.gov/people/injury/olddrive/safe/index.htm）。また，自動車運転リハビリテーション専門士協会（Association for Driver Rehabilitation Specialists：www.driver-ed.org）もまた，個別的な運転技能評価の必要性を示す徴候についてリストを提示している（例：低速運転，制限速度違反，交通標識の見落とし等）。最後に個別的相談の必要性を決定するための確定診断について検討されている。この点については，他の章で触れる。

　通常，個別運転相談の適応となる対象者は脳損傷により認知面，行動面に危険性が疑われる者である。精神疾患患者における自動車運転リハビリテーションは未確立ではあるが個別的自動車運転リハビリテーションは効果があるように思われる。実例を挙げると，注意障害を呈する成人男性では，年齢統制群と比較して，運転技能が低下していることが知られている（Barkley et al. 1993, Barkley et al. 1996）。

　個別的な自動車運転相談は，次の二つの重要な領域に焦点を当てられるように構成される。一つは，運転技能の自己認識低下をきたしている状態で，例として重度の記憶障害，洞察力の低下，行動面の障害，現実感の喪失などが挙げられる。もう一つは，気づきの障害を持っている状態であり，後者の領域には多様な神経症状に起因する視野欠損，両眼視の欠損を含む視覚機能障害が含まれる。

　自動車運転相談を受ける必要のある対象者の多くが，家族や医療従事者からの勧めを受け，法的に運転相談を受ける必要性に直面したとしても，運転相談を受けたがらないことが多い。運転相談を受けることで，運転継続が困難と指導され，自立した生活を続けることが困難になることに脅威を感じているからである。このため，自動車運転相談を実施する者は，たとえ，それが公共交通料金の割引や他の代替移動手段についての情報であったとしても，何か前向きな情報を提示することが重要である。

V 実際の相談場面にて何を考慮すべきか？

　通常，最初に受ける質問は，"自動車運転保険に入ることができるかどうか"である。この質問に対しては，"保険への加入は期待をさらないでください"と答えるべきである。自動車運転相談は，脳損傷などの医学的診断を受けた者が対象の場合，医療サービスの一環と捉えられる。しかし，個別的自動車運転相談について明確に定められた実施規約は定められていない。自動車運転リハビリテーション専門家が作業療法士や心理士のような有資格の医療職である場合，日常生活場面の観察や神経行動学的検査によって評価が行われるかもしれない。現段階では，自動車運転相談が医療費削減にどのように働くかは明らかにされていない。自動車運転リハビリテーションに関する医療費を考える上での一つの指標として，米国自動車協会（American Automobile Association）では年間3,000～6,000ドルの支出を推計しており（www.ouraaa.com/news/library/drivingcost/），自動車運転相談に関する費用のうち数100ドルが節減の余地があるとされている。他方では，患者本人（自動車運転再開を控えている脳損傷者）と他のドライバーに対し，交通安全に関する意識を高めることから，そのコストのすべてまたは一部分は社会で認められるべき施策へ転換することができるとされている。一つのモデルとして，自動車運転相談を自動車保険料や支払い割合（％）に対し一定の割引が認められることがある運転技能講習の一環として組み込むことが提案されている。

　自動車運転相談はいつ始めるべきか？　最初の第一歩は関わりの初期か相談の開始時，または脳損傷受傷あるいは脳卒中発症早期から行われるべきであろう。これらのステップには，（通常，社会福祉士などによる無料相談として）必要な法律上の手続きを説明したり，運転再開前に専門家による運転技能評価を受けるよう促す"ビブリオセラピー"が含まれる。脳損傷者が身体機能的には運転再開が可能となり，自家用車までの移動が自立した時期に，運転再開の希望や意志を確認することが重要である。脳損傷者が運転再開を希望する場合，評価項目は無数に挙がり，もし運転再開が困難と思われる場合でも評価を行うことが重要となる。高齢ドライバーで早期から運転技能評価を行った自験例を提示する。彼は「私は，運転再開の準備がまだできていないことはわかっている。ただ，今の状態で運転再開がどれくらい難しいかを知りたかったのです」と言っていた。運転再開を促す場合でも，運転再開を希望する脳損傷者が車に近づくことを許可することのできる家族（通常は

配偶者）がいる場合には，その同意を得てから対象者に説明を行うことも重要だろう。

　自動車運転相談は誰が担当するのか？　アメリカでは300人近い認定自動車運転リハビリテーション専門士が存在している。そのほとんどが作業療法士であるが，教習指導員や心理士も若干名存在している。彼らは自動車運転リハビリテーション専門士協会による資格認定を受けている。自動車運転リハビリテーション専門士協会は資格についての情報を掲載したwebサイトを運営している。リハビリテーションセンターの多くが自動車運転評価や運転技能相談のために，一名以上のセラピストを配置している。州によっては陸運局に運転技能評価部門を配置している。障害者運転担当部門は，主に身体機能障害者に対するサービスの提供を図っているにも関わらず，運転技能評価や訓練の対象者は対象者自身の近親者からの情報提供により選択されることが多い。

　身体機能障害の評価と運転支援装置の処方において，作業療法士はその専門性を発揮する（Beatson & Gianutsos　2000，Pierce　1996）。脳損傷後の症状を呈した対象者は，通常，運転支援装置を適切に操作可能となるかどうかを判定するために，本章で述べられるような認知・行動面の問題に対する設備や専門性を備えたリハビリテーションセンターへ紹介されることが重要である。

VI 運転支援相談の進め方

　最初に行うことは，運転歴を聴取して対象者がどのような運転を行ってきたかを把握することである。高齢ドライバーの事例がすぐに思い浮かぶように経験は運転状況に大きな影響を及ぼす。対象者自身が自分の運転をどのように捉えているのか，多くのことが明らかになってきている。スウェーデンで行われた研究（Lundqvist & Ronnberg　2001）では，実車運転評価に合格するかどうかは，病前の運転への意識と安全運転に対する意識の高さが関連することが示されている。運転可能となる対象者では，運転場面や運転以外の場面において安全性の問題について予測を行っているだろうか？　対象者は運転を楽しんでいたのか？　どのような車種を運転しており，また何故その車種を選んだのか？　最近の運転距離と運転状況はどうだったのか？　また，

最近重大事故や違反を起こしていないかについての情報を陸運局にて確認することも可能である。もし，最近重大事故を起こしていたなら，認知面や行動面，感覚面の要因が事故に関与していたかどうかを判断するため，詳細な評価を行うことが薦められる。

次に，対象者の現状での運転の必要性と目的について把握を行う。対象者にとって，運転は「欠くことのできないもの」なのかどうか，それとも選択肢の一つなのか？ 運転時間帯や範囲に制限があるのか？ 通勤や対外的な予定（頼まれごと）に応えるために運転が必要となるのか。配偶者が対象者の運転についてどのように考えているのかを把握することも重要である。対象者の懸念の根本は何であろうか？ 対象者がもっとも心配していることは何であろうか？ 対象者に"あなたが運転を再開することについて，周りの人たちはどのように言うと思われますか？"と尋ねてみることで明らかとなるだろう。

対象者が"運転しなければならない"と述べることはよくあるが，この言動に対して変容を促していく必要がある。対象者の言動の根本には運転が必要な地域に住んでいることや運転が必要な職業についている等の明確な理由があるはずである。早い段階で指摘されていたように我々の社会は自動車運転技能が必須となっている。それにも関わらず論理的には，それが現実的でないとしても，自動車運転は常に数ある選択肢の一つであるはずであり，対象者自身が選択するものである。医学的な背景とその予後を把握することが重要であり，特にてんかん，心疾患，睡眠障害の既往歴のある場合や変性疾患などで症状に進行がみられる場合，診察からは症状が明らかにならない場合には注意が必要である。

Ⅶ 評価：運転シミュレーター

運転技能評価は大きく，「路上運転評価（on-road test）」と「実車前運転評価（off-road test）」に大別される。しかし，本章では自動車運転評価として有益な情報を得ることのできるもう一つの実車前運転評価について紹介する。その評価とは Elemental Driving Simulator（EDS）（Gianutsos 1994, Gianutsos & Beattie 1992）と呼ばれる運転シミュレーターであり，小径のハンドルと方向指示器，アクセル・ブレーキペダルを備えたパーソナルコンピ

ューターを用いて行われる（図3.1）。

　EDSの主な実施手順は以下のとおりである。はじめにどの心理検査を行うにせよ，運転技能評価として用いるには検査の標準値に関する情報が欠かせない。驚くことに，運転技能評価として幅広く用いられている心理検査の多くが，その標準値についてまったく，もしくはほとんど明らかになっていない。この10年間に開発された心理検査の多くはこの点について改善されている。標準値が明らかにされるということは，まず適正な正常群が存在しなければならず，この場合は幅広い範囲に渡るドライバーの正常群を表すものである。EDSでは年齢別の標準群は設定されておらず，ドライバー間の運転技能の比較によって標準値を設定している。次に，評価は，異なる時期に行われても，他の評価法や異なった評価者が行っても同様の結果が得られなければならない。評価の信頼性と呼ばれる条件である。さらに，その評価法は運転を安全に柔軟に行えるかどうかと関連していることを示す，妥当性が証明されていなければならない。実例を挙げると，作業療法士Amy Campbellの研究にて我々は，路上運転評価とEDSの間に有意な相関があることを明らかにしている（図3.2）。

　しかしながら，臨床的観点からもっとも重要なことは，対象者に提供した手続きが適切で，かつ対象者の"直面している"問題に対して妥当であったか否かである。その妥当性も対象者の立場から評価されなければならない。自動車運転相談で用いられる評価は，自分自身の能力の把握や，いつ，どこ

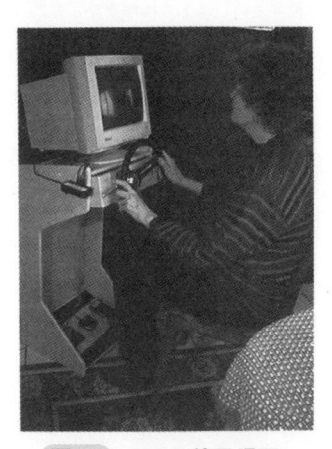

図3.1　EDSの使用場面

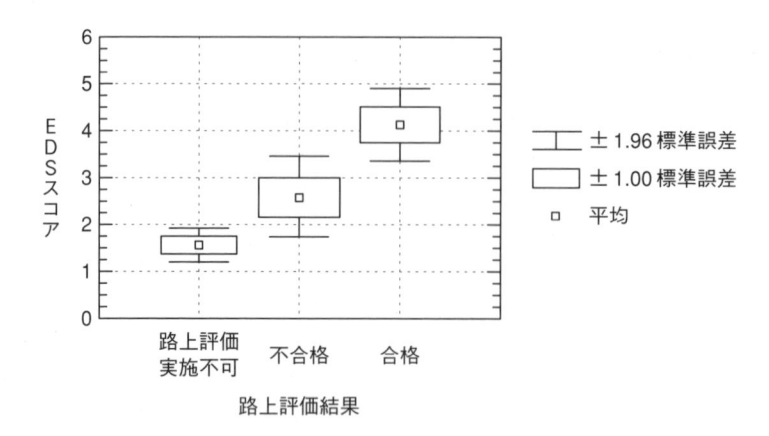

図3.2 包括的運転技能評価実施例におけるEDSと路上運転技能評価の結果
（Amy Campbell作業療法士より掲載許可されたデータ）

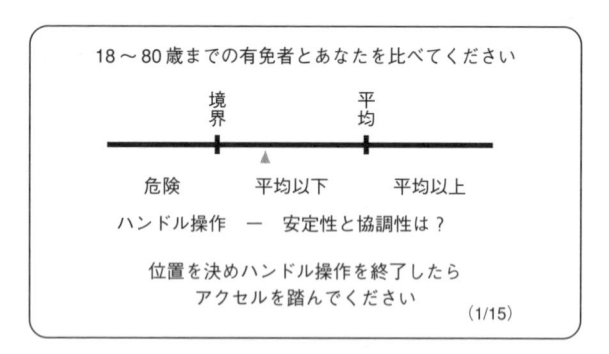

図3.3 EDS自己評価課題の例
対象者はハンドルを操作してマーカーを水平移動させ，
今現在の自分の運転技能に当てはまる位置を選択する．

で，どのように運転を行うかを判断する「メタ認知」の評価が含まれなければならない．運転全体的なプロセスを「判断」の一種としてとらえた場合，対象者個人が，自分が運転することに対する"絶対的決定者"であることから，メタ認知の重要性は明白である．メタ認知を評価方法として，他の有免者と自身の運転技能を比較させる方法が用いられる（図3.3）．

これら様々な項目を評価するために，EDSは運転技能の6つの側面，自己

表3.1 EDSによる評価項目

項目	例	自己評価	EDS評価指標
【ハンドル操作】 安定性と協調性	狭い片側一車線走行 山道 駐車 道路工事による幅員減少車線走行	目と手の協調性；正確にハンドルを操作する能力	3つの課題のハンドル操作のズレ 車線中央からのズレ
【反応速度】 単純反応時間	緊急車両などに対する急な対応	基本的な反応時間；咄嗟の判断ができる	第2課題での反応時間中央値；平均反応時間も指標とする
【視野】 遠方左右への気づき	他車線車両への気づき 歩行者，自転車の車道進入への気づき 交差点	一貫して画面左右へ均等に配慮ができる	第2課題、第3課題での左右方向への反応の違い
【適応性】 瞬時に，容易に対応	他車両の予期せぬ動きへの対応 レンタカーの使用 道路工事による走行車線の変更 緊急車両のサイレンに注意を向ける 事故発生への対応 天候の変化	複雑な状況の処理；緊急時，新規環境での臨機応変な対応ができる	第3課題での反応時間中央値；平均反応時間も指標とする
【セルフコントロール】 判断を要する反応	他車両の追い越し 高速道路への進入 右左折，車線変更禁止区域での走行 他車両の運転に惑わされない 黄色信号での交差点進入	衝動を抑え，行動を抑止する能力；雪道で急ブレーキや急ハンドルを抑止できる	第3課題での誤反応（％）
【一貫性】 一貫した運転	急加速，急減速を行わない 過度な車線変更は行わない 迷惑運転をしない 運転方法に感情を表さない	自分の運転が他のドライバーに及ぼす影響を考えることができる 一貫した水準で運転ができる	すべての課題における基準値との比較；反応時間の標準偏差も指標となる

評価課題6項目を含んでいる（表3.1）。自己評価課題では，運転技能に関する自己認識が測定され，健常ドライバーの標準値と比較される（対象者が

表3.2　運転技能自己評価表の例

【"どのように"項目】	
指示器	車線変更をする際の意思表示と後方確認
シートベルト	シートベルト装着
【"いつ"項目】	
雨や霧	普通の頻度で運転
雪やみぞれ	普通の頻度で運転
夜間	普通の頻度で運転
高速道路	普通の頻度で運転
交通量の多い道路	普通の頻度で運転
不慣れな道路	普通の頻度で運転
長時間走行	普通の頻度で運転

"平均"を選択した場合は100点，"境界"を選択した場合には70点と採点される）。対象者が"反応時間が平均よりわずかに早い"と自己評価した反面，実際の運転技能結果が2標準偏差の範囲を超える範囲（約2.5％の範囲）にあった場合には，評価者は反応時間の遅さに加え，対象者の判断能力にも疑問を持つ必要がある。

　過去に，運転技能自己評価表（表3.2），ドライバーの主観的報告（難しい状況の中でどのような運転を行うかを評価する）とEDS得点について検討した報告がある（Gianutsos & Delibero 1999）。対象者は全例神経系に異常なく運転を行っていたドライバーであった。対象群は20代の学生や30代の成人ドライバーであり，もう一群はコミュニティーセンター在住で平均年齢76歳の高齢ドライバーであった。EDSの標準値とこれら2群の成績を図3.4に示した。若年成人ドライバーの成績は標準値との一致がみられるが，高齢ドライバーの成績はほぼ2標準偏差の範囲を超えており，臨床的に運転不可能となる指標に近い成績を示していた。このことから，EDSの成績は加齢による認知機能低下と関連している可能性が示唆された。中でも興味深いのは，自己評価と主観的認識の項目である。高齢者群の自己評価はEDSの標準値と比較して僅かだが統計学的に有意に高値を示していた。対照的に主観的認識では，EDSの成績と同様に若年成人ドライバーと比較して統計学的に有意に低値を示していた。自己評価はEDSの成績と関連を認めなかったが，主観的認識とEDS成績には非常に高い相関がみられた（$r = 0.69$）。高齢ドライバー群では運転に自信があると答えているものの，具体的にどのような運転を行うかは，その場の状況に応じて慎重に判断を行っていた。例えば，高齢ドライバーの

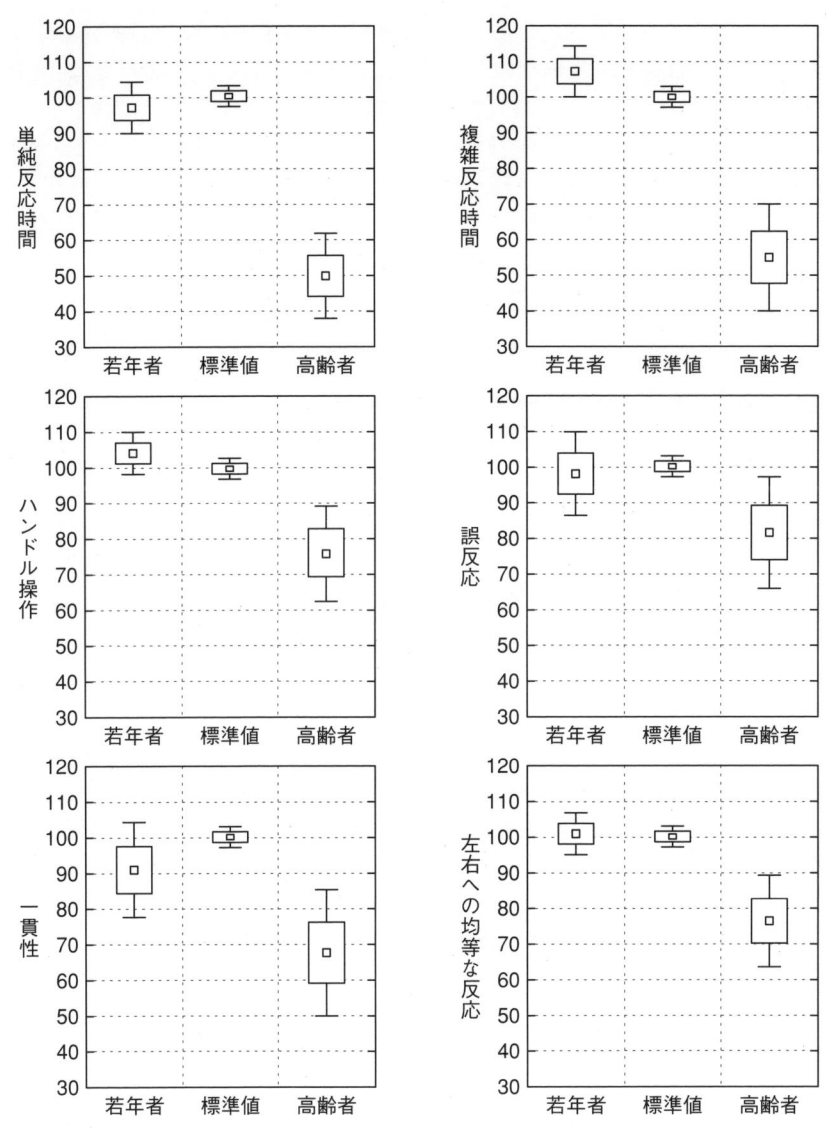

図3.4 若年ドライバー(20名，平均26歳)，EDS標準値(103名，18〜80歳，平均37歳)，地域在住高齢ドライバー(19名，平均76歳)における各項目のEDSスコアの比較

箱ひげは95％信頼区間を示す。すべての項目において，高齢ドライバーは低値を示している。標準値に基づくと，高齢ドライバーは2標準偏差以下の値を取り，臨床的カットオフ値を下回っている。

一人は以下のように述べている．「私は運転にはかなりの自信がありますが，以前のようには運転を行わないようにしています」．健常高齢者群では，EDSの成績に示されているように自己の運転に制限を設けていたようである．

まとめとして，EDS は運転技能の以下の領域について評価を行うことが可能である：ハンドル操作，単純または複雑な場面での反応時間，一貫性，セルフコントロール，左右空間に対する反応の差（神経損傷では，左右どちらかの空間に特異的症状が生じる場合があるため，重要である）．また，自己認識の評価に用いられることも明らかである．

Ⅷ 評価：その他に考慮すべき点について

　一般的に自動車運転は，熟練ドライバーにおいては，意識的なコントロールを伴わず，非常によく学習された一連の操作技能の統合によって行われる．人が自動車運転を行うとき，そのほとんどは無意識で行われるが，必要となれば瞬時に注意を集中することが出来る．このように，自動車運転評価は，意思決定を成業する能力と同様に背景にある操作技能の質とその的確性を評価すべきである．運転技能として最初に思い浮かぶのは，反応時間であるが，運転技能評価では単純な反応時間の背景にまで評価の視点を向ける必要がある．自動車運転は，非常によく学習された操作技能を基盤に行われるために，運転技能評価も十分な練習のもとに行われるべきである．

　先ほど述べたように，自動車運転技能は過剰学習された能力の集合とも捉えることができるため，訓練に向け，評価内容にそれらの技能が十分含まれるよう考慮する必要がある．一方で，病院や施設では，自動車運転に類似した課題をどれだけ多く実施しようとしても，根本的には実車運転とは異なっており，対象者にとってはその訓練課題に対する慣れが必要である．課した訓練内容に慣れるまでに対象者がどの程度時間を要したのかが重要なのではなく，彼らがどの運転技能段階にあるのかを知ることに着目する必要がある．対象者によっては，訓練をどれだけ継続するかを対象者自身がある程度決定できるようにすることで，評価が公平であるとの印象を高めることができるかもしれない．対象者が教習を受けている期間，医師は彼らに対して助言や指示を提示し，すべての教習内容が求められる運転技能のために構成されていることを示さなくてはならない．また，基準に基づいたフィードバックを

受けることで，対象者は自身の運転技能が他のドライバーと異なる点について知る機会を持てる。このフィードバックにより対象者のモチベーションが高まり，対象者の運転技能が他者より劣っていた場合には，フィードバックをもとに自身の運転技能を見つめる機会となるだろう。医師は，評価結果に関する負の情報を伝える役割を担うのではなく，指揮官あるいは調整役の役割を担うのである。

路上評価を"ゴールドスタンダード"と捉えている医師・研究者・患者にとって残念なことは，ほとんどの路上評価は，心理測定としての評価基準値や信頼性・妥当性が完全に不足している点である。ほとんどの路上評価は，"減点方式"のもとで行われているのが現状である。これは，対象者の運転技能が検査者に不安を与える場合に評価結果が低くなることを意味している。しかし，多くのセラピストが路上評価で重きを置いていることは，運転が実は対象者の実生活の一部を現しているという点である。一方で，対象者は目に見える評価結果そのものに重きをおく傾向にある。

これまで言及してきたように，研究上の最重要課題は"ゴールドスタンダード"と呼ぶに値するような心理測定的側面を持った路上評価を確立することである。路上評価が行われる状況はその都度異なるため，精神心理測定法の確立は挑戦的な取り組みである。これまでのところ，もっとも体系化された路上評価はニュージーランドにおける上級者向けの路上評価である（Forbes et al. 1975）。この路上評価では，評価を行う度に詳細な報告書が作成される。また，評価者は2週間のトレーニングを受けてから評価に臨まなくてはならない。しかしながら，この路上評価は，被評価者の大半が"運転可能"と判定されていることから運転可否の鑑別力に関して疑問が投げかけられている。近年になって，Washington University Road Test（Hunt et al. 1997）や performance based test（Odenheimer et al. 1994）など，心理測定的妥当性が証明された路上評価が報告されてきている。実際に運転再開が可能かどうか判定を行う実車運転評価"A new TRIP Test"もオランダのフローニンゲン大学から報告されている（Hunt et al. 1997, Tant 2002）。新しく開発される評価法は，すべて実用的で異なった環境に適用可能であり，信頼性と妥当性が示されなければならない。

近年の臨床において様々な制限があるにも関わらず，包括的評価の中で路上評価は重要な構成要素となっている。しかし今では大半の自動車運転リハビリテーションの専門家は，路上評価単独では評価として不十分であること

に気がついている。しかしながら，自動車運転リハビリテーション専門士協会はすべての評価の中で，路上評価は必要不可欠なものであることを明示している。今までのところ，実質的にこの考えに若干の改善を加えた，次のような考え方が広く指示を得ているように思われる。個別的な評価により危険性があると判定された対象者は，何らかの路上評価を受けずして運転を再開すべきではない。安全な状態で運転再開を行うためには路上評価が行われるべきである。対象者のうち，病院や施設での実車前評価の成績が低かった者や行動面や態度において問題がみられた者は，安全性を考慮して路上評価を見合わされることもある。路上評価では操作技能に焦点が置かれがちであるため，行動面や態度の問題があり一般的な感覚では運転再開不可能と思われる対象者であっても，評価を問題なく終えてしまうこともありうる。

　すべての評価の中で路上評価は最終段階であるため，路上評価の判定が"最終のお告げ"となることが多々ある。路上評価だけでは比較的問題を検出しにくいため，路上評価の判定が最終的な判定となることは不幸なことであるかもしれない。加えて，多くの場合，路上評価は医学的トレーニングや経験がほとんど無いか皆無の教習指導員によって行われる点にも注意が必要である。また，路上評価によって良い結果が得られたとしてもその結果から病院や施設での実車前評価の結果を覆すものではないという点については議論が分かれるところである。病院や施設での実車前評価において懸念される問題が生じた場合には，路上評価終了後に医師が患者や関係者とその結果について，話し合いの場を持つべきであろう。

IX 路上評価結果の運用と家族説明

1. 結果が良好であった場合

　評価結果が良好であった場合には結果の運用と説明は難しくはない。基本的には以下のような説明が行われる。"あなたの運転技能を注意深く観察しましたが，他のドライバーと大きく異なる点は何もみられませんでした。このことはあなたが安全運転を行うことを保証するものではありません。ただそうする能力があるということを示しているだけです。また評価結果は，あなたが運転再開後の危険性や運転を行うことに対する自己責任について理解していることも示していました"。

2. 結果が境界域であった場合

大抵の場合，説明には何らかの注意を要し，制限が生じる。境界例に対しては，評価結果が偶然生じたとして，その偶然性が運転再開後の安全性に影響を及ぼす心配がないと対象者の誤解を招いてはならない。決して，評価結果を"たまたま偶然そうなった"として説明してはならない。また，説明に主介護者が加わることは有効であるかもしれない。特に主介護者が対象者に対し運転の制限や他者の同乗の下で運転を行うことや，運転練習を受けることなどの説明結果の遵守を働きかける立場にある場合，説明に加わることは有効である。

境界症例に対する説明では，そのことを明確に伝えることが重要である。対象者の運転技能に変動がみられるようであれば，そのことについても説明を行う。また，事故を起こさないためには，病前と運転様式を変更する必要があることも強調する。さらには，説明時に医師は対象者の運転技能が改善する見込みがあるかどうか判定しなければならない。判定に迷う医師のために，具体的なガイドラインの作成が必要であろう。当然のことではあるが，運転をやめられるのであればやめたほうが良いことを明確に伝えるべきである。運転可能な者が身近にいる場合には，その人に乗せてもらうように促すことも一つの手段である。もし対象者が運転を再開するようであれば，将来同乗者となる可能性のある者に同乗する際の留意点などについてガイドラインにて具体的に明記すべきである（インフォームドコンセントの一種に分類される）。

3. 症状の進行が予想される場合

評価後に対象者の症状が変化，特に悪化する可能性のある場合には基本的には次のような説明が必要となる。"問題は運転をやめるかどうかではなく，いつ止めるかとその後どうするかです"。対象者の症状が進行し運転技能が運転危険群の範疇に分類されるその時までは，運転継続を望み続けることが可能であろう。しかし，運転中断時期についての判断を誤る可能性を考慮すると，同じ誤るにしても中断の判断が遅きに失するよりも早すぎる中断決定のほうが良いことは明白である。対象者が運転を中断することと代替移動手段について検討することが一つの方法となる。加えて，定期的または問題が生じた時の両時点での再評価計画が重要である。可能であれば，同様の疾患で運転中断となった実例を提示し，注意すべき特徴について家族・本人に対し

て説明すべきである。

4. 運転不可と判定された場合

最後に対象者の評価結果が不良であり，現時点で安全運転再開が困難である場合にはそのことを対象者に明確に伝えなければならない。もし，対象者が将来に渡って二度と安全運転を行える見込みがない場合には，そのことを以下のように伝える。"あなたは今後二度と安全に運転を行うことが出来ない可能性があることについて十分に考えてください。具体的な例としては，今後運転できないということを考慮して，住む場所や職業のことをどうするかといった点について考えてください"。対象者によっては，評価結果を改善するための再評価を求める者もいる。評価結果の信頼性が疑われるような，車両の不調やその他の問題がみられた場合には，3～6ヵ月後に再評価を行うことが薦められる。最後に，病院や施設での実車前評価をまとめた報告書を，対象者本人と家族が理解できるように作成し本人に直接説明を行う必要がある。この報告書の性質については評価を受ける前に対象者・家族より同意を得ておく。評価結果が不良であった場合に，この報告書を陸運局に提出する必要があることについて，対象者から同意を得るにはある種の技術を要するだろう。著者の意見として，この規則（報告書の提出）は運転資格喪失への不安から，患者を運転技能評価から遠ざけてしまいかねないため，賛同できない。

X 介入

運転再開に関する判定を受け入れない対象者に対して何ができるだろうか？ まず重要な点として，対象者に現実的に運転再開の可能性があるのか，それとも，運転再開は困難であり，その事実と理由の受け入れを勧めなければならないのかを区別することである。後者の場合，運転再開のために必要な具体的事項について明確にするよう試みる。

1. 運転練習

運転練習が有効であることに疑いの余地はない。運転練習は自動車運転リハビリテーション専門士（driver specialist）あるいは自動車教習所教官により行われる。両者ともに当てはまるが，特に後者によって運転練習が行われる

場合，医師（またはセラピスト）は認知や判断，行動面の問題について自動車教習所教官に説明を行い，これらの点を運転練習に取り入れることが重要である。

2. 運転状況の管理

対象者によっては最適で段階的な運転再開を図るために，運転状況の管理に積極的に関わる必要がある。運転管理の例として一回の運転ごとに普段とは変わったことも含めて，運転記録をつけるよう求めることが挙げられる。また運転再開前に同意を得た特定のコースの実車運転を行うことも挙げられる。月一回の路上評価を受けることや定期的な再評価を受けることは，運転技能の向上を把握する上で役立つ。この再評価には，特定の運転行動の確認に加えて，実生活上の運転場面における運転コースの選択や同じ目的地であってもより安全な運転経路を明らかにすることが含まれる。さらに，夜間帯の運転など普段とは異なる状況下での運転について段階的に評価を行う。

3. 代替移動手段の提示

利用可能な代替移動手段の使用を促すことは重要である。これは自動車運転に代わる予備的手段，もしくは多数の乗り物の操作練習として行われる。多くの場合，チケットの取り方や出発スケジュールの決め方等を含んだ公共交通機関の利用法について指導することが必要である。この場合，公共交通機関まで自分自身で行くことが可能であることが必要不可欠である。いくつかの地域ではPortland Marineの"高齢者のための尊厳ある自立した移動手段の提供サービス"のような自立した移動を保つ先進的なネットワークが形成されている。United Services Automobile Association（USAA）(http://www.usaa.com）では軍の関連地域に電話対応を含んだ保険を提供している。

4. アクティブパッセンジャー法

アクティブパッセンジャー法とは，運転中に第3者が助手席に乗車し，運転状況について言語化する手法である。これは長年教習所で用いられてきたコメンテータリードライブの変法である。アクティブパッセンジャー法では，運転中に同乗者から指示された標識に注意を向けるなどの構造化された課題が用いられるか，もしくは"この道路の制限速度は何kmですか","この状況では優先進行権はどの車両にありますか"等の質問に答えるように求められ

る。対象者によっては，アクティブパッセンジャーからのコメントにより，自己の運転技能に対する啓発や自信を得たり，理解が高まることがあるだろう。

5. コンピュータートレーニング

コンピューターを用いた訓練では，表面上は運転技能を高めることを意図している。コンピューター訓練の一例として，ダイナビジョントレーニングの有効性が報告されている（Klavoru et al. 1995）。しかしコンピューターを用いた訓練が有効であるという保証はなく，運転技能向上へ般化がなされるという保証もない。それにも関わらず，コンピューター訓練では対象者に自己の運転技能への認識と限界についての教育を図っている。また，コンピューター訓練では（運転技能への自己認識と実際の運転技能の間に）潜在的に相互的な効果をもたらす。つまり，運転技能の改善により，逆に自己の運転技能の限界について認識が高まる。そしてこの事故の運転技能への認識向上がメタ認知の基礎となり，運転時に判断を行う際の基盤となる。

結語

本章では，実際の自動車運転相談の運用について述べた。現代社会において自立した生活を営む上で自動車運転は必要不可欠であり，運転資格を失うことは生活上多大な影響を及ぼす。自動車運転はリハビリテーションにおいて積極的に注目されるべきであり，その実施は自動車運転リハビリテーション専門士によって行われるべきである。運輸省の初文の言を借りると，たとえ，自動車以外の公共交通機関の利用であったとしても，安全な移動手段を維持することが重視されるべきである。

❖ 参考文献 ❖

1) American Association of Retired Persons (1992)：Older Driver Skill Assessment and Resource Guide：Creating Mobility Choices. Washington, DC：AARP.
2) Antrim, J. M. & Engum, E. S. (1989)：The driving dilemma and the law：Patients' striving for independence vs. Public safety. Cognit. Rehabil., 7 (2 (March/April)), 16-19.
3) Barkley, R. A., Guivremont, D. C., Anastopoulos, A. D., Dupaul, G. J. & Shelton, T.

L. (1993) : Driving-related risks and outcomes of attention deficit hyperactivity disorder in adolescents and young adults : A 3-to 5-year follow-up survey. Pediatrics, 92 (2), 212-218.
4) Barkley, R. A., Murphy, K. R. & Kwasnik, D. (1996) : Motor vehicle driving competencies and risks in teens and young adults with attention deficit hyperactivity disorder. Pediatrics, 98 (6), 1089-1095.
5) Beatson, C. J. & Gianutsos, R. (2000) : Personal transportation : The vital link to independence. In : M. Grabois, S. J. Garrison, K. A. Hart & L. D. Lehmkuhl (Eds.), Physical medicine and Rehabilitation : The complete approach (pp. 777-802). Malden, MA : Blackwell Science, Inc.
6) De Raedt, R. & Ponjaert-Kristoffersen, I. (2001) : Short cognitive/neuropsychological test battery for first-tier fitness-to-drive assessment of older adults. Clin. Neuropsychol., 15 (3), 329-336.
7) Fisk, G. D., Owsley, C. & Pulley, L. V. (1997) : Driving after stroke : Driving exposure, advice, and evaluations. Arch. Phys. Med. Rehabil., 78, 1338-1345.
8) Forbes, T. W., Nolan, R. O., Schmidt, F. L. & Vanosdall, F. E. (1975). Driver performance measurement based on dynamic driver behavior patterns in rural, urban, suburban and freeway traffic. Accid. Anal. Prev., 7, 257-280.
9) Gianutsos, R. & Beattie, A. (1992) : Elemental driving simulator. In : Anonymous (Ed.), Proceedings of the Johns Hopkins National Search for Computing Applications to Assist Persons with Disabilities (pp. 117-120). Los Alamitos, CA : IEEE Computer Society Press.
10) Gianusos, R. (1994) : Driving advisement with the Elemental Driving Simulator (EDS) : When less suffices. Behav. Res. Meth. Instrum. Comput., 26 (2), 183-186.
11) Gianutsos, R. & Delibero, V. (1999) : Reported driving, self-appraisal and simulator performance in younger and older drivers. In : Anonymous, Transportation Research Board.
12) Hunt, L. A., Murphy, C. F., Carr, D., Duchek, J. M., Buckles, V. & Morris, J. C. (1997) : Reliability of the Washington University Road Test : A performance-based assessment for drivers with dementia of the Alzheimer type. Arch. Neurol., 54 (June), 707-712.
13) Janke, M. K. & Eberhard, J. (1998) : Assessing medically impaired older drivers

in alicensing agency setting. Accid. Anal. Prev., 30 (3), 347-361.
14) Klavora, P., Gaskovski, P., Martin, K., Forsyth, R. D., Heslegrave, R. J., Young, M. & Quinn, R. P. (1995)：The effects of Dynavision rehabilitation on behind-the-wheel driving and selected psychomotor abilities of persons after stroke. Am. J. Occup. Ther., 49 (6), 534-542.
15) Lundqvist, A. & Ronnberg, J. (2001)：Driving problems and adaptive driving behavior after brain injury：A qualitative assessment. Neuropsychol. Rehabil., 11 (2), 171-185.
16) Malfetti, J. L. & Winter, D. J. (1991)：Concerned about and Older Driver? A Guide for Families and Friends. Washington, DC：AAA Foundation for Traffic Safety.
17) Malfetti, J. L. & Winter, D. J. (1992)：Drivers 55 Plus Test Your Own Performance：A Self-Rating Form of Questions, Facts and Suggestions for Safe Driving. Washington, DC：AAA Foundation for Traffic Safety.
18) Odenheimer, G. L., Beaudet, M., Jette, A. M., Albert, M. S., Grande, L. & Minaker, K. L. (1994)：Performance-based driving evaluations of the elderly driver：Safety, reliability, and validity. J. Gerontol. Med. Sci., 49 (4), M153-M159.
19) Owsley, C., McGwin, G. & Ball, K. (1998)：Vision impairment, eye disease, and injurious motor vehicle crashes in the elderly. Ophthalmic Epidemiol., 5, 101-113.
20) Owsley, C., Stalvey, B., Well, J. & Sloane, M. E. (1999)：Older drivers and cataract：Driving habits and crash risk. J. Gerontol. Biol. Med. Sci., 54, M203-211.
21) Pidikiti, R. D. & Novack, T. A. (1991)：The disabled driver：An unmet challenge. Arch. Phys. Med. Rehabil., 72 (2), 109-111.
22) Pierce, S. (1996)：A roadmap for driver rehabilitation. Occupational Therapy Practice, (Oct), 30-38.
23) Staplin, L., Lococo, K. H., Stewart, J. & Decina, L. E. (1999)：Safe mobility for older people notebook. National Highway Traffic Safety Administration. DOT HS 808 853.
24) Tant, M. L. M. (2002)：Visual performance in homonymous hemianopia：Assessment, training and driving (http://www.ub.rug.nl/eldoc/dis/ppsw/m.l.m.tant/).
25) Wood, J. M. & Mallon, K. (2001)：Comparison of driving performance of young and okder drivers (with and without visual impairment) measured during in-traf-

fic conditions. Optom. Vis. Sci., 78（5），343-349.

第II部

運転研究のトピックス

　第II部では，患者を対象とした自動車運転に関わる研究の概要を示し，この領域における主要トピックスを取り上げる。自動車運転評価の一環として通常提供されているサービスについて言及した第I部とは離れ，ここでは，これまで報告され，今もなお様々な検討が継続している科学的研究やトピックスに焦点を当てる。

　第II部を進めるに当たり，まず，第4章では自動車事故を引き起こす要因について議論する。特に，自動車事故の人的要因と事故原因の関連について触れた記述的，疫学的データを提示する。これらのデータを示すことで，後述する章の背景として頂きたい。

　第4章の後には，自動車運転研究に関連した診断的内容を網羅した4つの章を設けている。脳損傷後の自動車運転の検討を行った多くの初期の研究は頭部外傷患者を対象としているものであるため，第5章では，これまでの頭部外傷患者に関する自動車運転研究をレビューする。頭部外傷後の運転再開に伴う主要な問題点を医学的，神経心理学的側面から考察し，加えて，薬理学的マネジメントのように頭部外傷後に2次的に付随して生じる問題点についても触れる。第6章では年々報告数が増加している臨床的な自動車運転に関する文献，自動車運転と認知症の関連について触れる。主としてアルツハイマー型認知症と自動車運転について取り上げるが，他の認知症型についても簡単に言及する。特に，認知症患者の評価介入に関する研究をレビューし，また，高齢者を取り巻く社会政策上の問題（免許更新など）について取り上げる。第7章では，リハビリテーションを受けている大半の脳血管障害患者の診断的内容を取り上げた。この章では，脳血管障害患者に関わる問題，例えば左右半球損傷の違い，視知覚機能・視覚認知機能の問題，自動車運転に支障を与えるその他の問題（加齢など）を取り上げた研究領域に焦点を当てる。第8章では，注意欠陥多動性障害患者（ADHD），多発性硬化症患者（MS），てんかん患者の自動車運転を検証した研究を網羅し，重ねて精神疾患と自動車運転

についても触れる．他疾患の患者を対象とした研究とは異なり，これらの患者の運転再開の可能性に関する研究は近年始まっており，多くの知見が集積されてきている．第8章では，そのうち重要な研究を要約し，それらの疾患に特に関連する問題を提示する．

第Ⅱ部後半の3つの章では，すべての対象者に通じる自動車運転に関する臨床的問題について触れる．第9章では，運転再開に直接影響を与える医学的問題と投薬に関連する問題を概観する．第9章の前半では，頭部外傷や脳血管障害といった診断名とは直接的には関連しない，心臓病や睡眠障害など，2次的に運転上の問題に成りうる医学的問題について触れる．続いて，これらの障害を治療するための服薬内容の違いを概説し，自動車運転に影響する副作用について言及する．第10章では，自動車運転に関連する法規を記した．各州の法規制の違いを紹介し，運転再開の評価過程における患者を取り巻く医学的側面，医学的側面以外の側面に適用できる法的手続きについて言及する．

最終章の第11章では，本書が取り上げた内容を総括する．まず，あらゆる疾患を対象にした研究から共通の知見をまとめる．続いて，日々の臨床に適応できるいくつかの推奨事項を提示したい．最後に，自動車運転研究の今後の課題を提議し，何を検証すべきかを述べる．

最後に，本書の目的は疾患を持った患者の自動車運転に関する知見を概観することである．自動車運転に関するすべてを網羅しているわけではない．むしろ，現段階で明らかとなっていることを紹介するという位置づけとして捉えて頂きたい．

第4章

自動車事故の人的要因

(Philip Schatz and Frank G. Hillary)

　本章は自動車事故（MVCs）における人的要因，衝突原因に関する基本的な記述的，疫学的データを提示することを目的としている。前半はMVCsにつながる車両，環境，人的要因を考察し，後半は疾患患者におけるそれらの要因について考察する。このように本章では，脳損傷患者の運転技能評価の指標となる複合的な要因を一般社会で生じるMVCsから抽出し，基本的な情報として提示する。

I 自動車運転評価の重要性

　患者の自動車運転評価は，理想的には，運転を行う可能性がある患者が実際に運転するだけでなく，運転に障害が出ていることが要因となって生じるMVCsの可能性を極力少なくなることを前提として行われるべきである。バイクや自動車による死傷事故は，産業化の進んだ国にとっては悲惨な現実である。アメリカの一般道路や高速道路では年間1億3,200万台のバイクや自動車の交通があり，約500万件のMVCs，約400万件の救急搬送件数が報告されている（CDC 1998）。1998年にはMVCsにより43,000人，確率にして10万人に16人が死亡したとされており（CDC 1998），これは，1990年の44,599人，1995年の41,798人に匹敵する死亡者数である。MVCsは男性の外傷原因でもっとも頻度が高く（生涯罹患率25％），女性においても2番目（生涯罹患率13.8％）に多い外傷原因であり（NHTSA 1998），アメリカ全人口の1％が年に1度はMVCsに巻き込まれていることになる（Blanchard & Hickling 1997）。また，アメリカでは，MVCsが死亡原因の第2位に位置し，頭部外傷の原因においては第1位となっている。実際，年間300〜500万人が頭部外傷を負い（Kraus & McArthur 1996），アメリカ国内の死傷数の多くの割合を占めている。

アメリカ国内においては，自立した生活を送るために自動車やバイクは必要不可欠なものであり，アメリカ在住者の約半数が自動車を所有している（NHTSA 1998）。脳損傷や疾病を負った後に法規制に則って自動車運転を再開することは，自立した社会生活や就業を継続するためには非常に重要である。したがって，脳損傷患者の運転技能を的確に評価する必要がある。

II 人的要因とMVCs

自動車事故の多くは車自体の機械的原因や道路状況とは別の人的な要因に起因している。これは37,081名の死亡者，200万名以上の重傷者が報告されていることからも明らかである（NHTSA 1998）。したがって，ドライバーの運転行動を検証することはアメリカ道路交通の安全強化にとって極めて重要である。これまでに，様々な要因が報告されているが，その中でも①知覚と情報処理，②注意を妨害する刺激，③運転経験，④有免者数について触れられているものが多い。さらに，シートベルト着用や事故原因の検証など，特定の現象を検証することが，事故原因を突き止める上で我々の分析能力を高めてくれる。

1. 自動車事故と知覚・情報処理の関係

本章以外の章では患者を対象とした調査や自動車運転に関わる認知機能について検討した文献に焦点が当てられている。一般的には，健常成人においては，感覚や知覚機能や情報処理能力が安全な自動車運転に不可欠であるとされている。また，ドライバーは運転中の情報の約90％を視覚から得ていると推定されている。探索，追従，図と地の弁別といった機能が車外の物体に注意を向け，適切に反応するために必要とされている（Simms 1985）。また，別の報告によると，運転への注意集中を聴覚によって妨害された場合，事故発生率が上昇する（Kahneman et al. 1973）。近年では，若年ドライバーの軽い事故の多くは，不注意，視覚探索，状況に合わせたスピード，危険認知，急なハンドル操作によって起こっていることが指摘されている（Mcknight & Mcknight 2000）。つまり，注意と知覚は運転中の情報処理を表すモデルに当てはまる2つの重要な特性である。Simms model（1985）では，運転における知覚情報処理的枠組みが強調されており，Zomerenら（1988）は，自動車運

転に求められる6つの項目の中に注意と知覚という項目が含まれることを改めて強調している。事実，90〜95％の事故が注意，知覚，情報処理のミスによって引き起こされていると言われている（Simms 1985）。注意や知覚能力の重要性に関する問題は他章で触れるが，脳損傷患者には必ず関わる重要課題である。

その他の報告を眺めると，特定の環境要因や運転再開の可否を予測する認知要因の関連性に焦点を当てているものがある。道路形態，交通量，天候といった環境要因はそれぞれが異なる能力をドライバーに求めることになる。これらの環境要因はおそらく探索能力，注意力，集中力，情報処理能力に影響を与えるはずである（Galski et al. 1998）。また，色という単純な車体の特徴も事故に関連するようである。白や黄色といった薄色系の車は衝突されるという形でMVCsに巻き込まれることが多い。すなわち，ドライバー自身に起因しない事故に巻き込まれる傾向がある（Lardelli-Claret et al. 2002）。その他の自動車事故に関わる環境要因として，特に外国へ行った際など，自国とは逆ハンドルでの運転を余儀なくされる場合に，事故を起こす確率が上がると報告されている（Petridou et al. 1997）。

2. 自動車事故と妨害刺激の関係

運転中の運転能力に影響する車内の妨害刺激要因について検討を行っている研究者が存在する。例えば，ドライバーの運転効率を低下させる要因として"ちょっとした妨害刺激"を強調する報告がある（Petridou & Moustaki 2000）。また，ある調査によると，喫煙は事故確率を1.5倍増加させるという事実から，運転中の喫煙は衝突事故のリスクを高める（Brison 1990）と指摘されている。一方で，車内の妨害刺激は致死的な事故の原因としては2％程度しか占めていないとする報告もある（Stevens & Minton 2001）。

車内での妨害刺激として近年注目され，議論を呼んでいるものは，運転中の携帯電話使用である。車内での携帯電話使用は年々増加しており，特に年齢が50歳を超えた場合，携帯電話あるいは会話への注意要求度が高まることで注意力低下が生じる（McKnight & McKnight 1993）。有名な携帯電話使用に関する調査は，携帯電話使用は事故発生確率を4倍にまで跳ね上げ，たとえ"ハンズ・フリー"携帯であっても安全運転を保証するものではないことを示している（Redelmeier & Tibshirani 1997）。これらの知見についてはさらに詳細な調査が継続実施されており（Maclure & Mittleman 1997），近年の調査で

は，携帯電話使用者においては，軽度から中等度のMVCs件数増加が示されている。例えば，携帯電話使用者のMVCs件数は38％も増加する（Laberge-Nadeau 2003）。また，携帯電話使用は，特に反応時間，認知的負荷，ハンドル操作に劇的な影響を与える（Lamble et al. 1999, Consiglio et al. 2003, Hancock et al. 2003）。携帯電話使用によりMVCsが増加することは明らかであるが，問題はこの事故発生率の上昇を引き起こす背景因子を明らかにすることである。しかし，実際のところ，これを明確することは想像以上に困難なことである。日本では携帯電話で相手先を呼び出しているときに事故が起こることが多く，アメリカでは会話中に事故が起こることが多い（NHTSA 1998）。日本の調査結果を支持する研究者の中には，たとえハンズ・フリーの携帯電話を使用したとしても，安全が保障できるとは言い難いと忠告している者がいる（Consiglio et al. 2003）。

　熟練ドライバーや特に注意を要さない運転状況の場合，ドライバーは運転中でも他の活動に注意を注ぐことが常である。例えば，運転中の電話が，食べる，飲む，会話，ラジオを聴くといった注意を配分する必要のある活動とほとんど変わらないと主張する研究者もいるほどである。また，緊急時などの連絡手段としてメリットのある携帯電話を次々と規制するような法規制定には十分な検討が必要であると立法機関に主張する研究者も存在する（Consiglio et al. 2003）。このように，運転中の携帯電話使用に関する問題は複雑であり，最終的には使用を規制する法的書面が必要になると考えられる。

3. 自動車事故と運転経験

　当然ながら，熟練ドライバーは一般的に優良ドライバーであることが多く，MVCsを起こす可能性も低い（Maycock et al. 1991）。熟練ドライバーの運転技能が向上する理由には，ハンドル操作の自動化や予測的な運転の習熟が挙げられる。例えば，Renge（2000）は，熟練ドライバーは初心者に比べ，相手ドライバーの意図を読み取ること，危険察知能力に長けていることを報告している。Crick & McKenna（1991）も経験が危険察知能力を高めると報告している。熟練したドライバーは洗練された運転状況の"心内モデル"を作ることで初心者ドライバーより卓越した運転技能を有するのである。心内モデルがドライバーに安全性の予測に役立つのである（Vogel et al. 2003）。

4. 自動車事故と人口統計学

　事故発生頻度を左右する人口や集団の特性は，MVCsの調査を行う際に考慮すべき重要な人的要因である。一つにはドライバーの年齢である。10代や若いドライバーがもっとも事故を起こす頻度が高く，次いで高齢者が高い（Zhang et al. 1998）。この事故年齢の2極分布は毎年のMVCs調査で明示されている。例えば，高齢者は，比較的短い運転距離，少ない運転頻度，要求度の高い道路環境（夜間走行，渋滞時など）での運転が少ないにも関わらず（Lyman et al. 2001），他の年齢群に比べ，1km当たりの事故割合がもっとも高い（Williams & Carsten 1989）。高齢ドライバーがこのような結果をもたらす背景には，医学的原因，交通規則の軽視，交差点での不適切判断が隠れている（Lyman et al. 2001）。高齢者の移動手段が主として車やバイクであることを勘案するとこれらの要因は非常に重要である（USDOT 1998）。

　若年成人においては，16歳から19歳にかけてMVCsの頻度が飛躍的に低下する。事故インシデントは免許取得後半年の間に減少する（Williams & Carsten 1989, Mayhew et al. 2003）。この短期間にみられる事故頻度の劇的な減少は，運転経験を積むことと習熟が相互に重要な関係にあることを示している。10代のMVCsの原因を調査した研究によると，飲酒していること（Williams et al. 1986），10代の若者が同乗者であること（Chen et al. 2000），の2つが大きな要因である。同様に，Zhangら（1998）は若者ドライバーの事故原因は飲酒運転によるものが多いが，他にも，夜間や週末での事故，単独事故，無理な運転による事故も目立つと報告している。

5. 自動車事故とシートベルト着用

　全国調査によるとシートベルト着用率は70％と上昇しているが（NHTSA 2001），医療関係者は患者の安全をより確保するためのシートベルト着用を強調している。あらゆる事故形態におけるシートベルト着用状況を調査すると，やはり事故による外傷防止には一貫した効果を示している。例えば，1996年にはシートベルト着用により10,414名の命が守られており，1975年から累積計上すると90,425名の命が守られている（NHTSA 1998）。さらには，たとえ脳損傷につながる事故を起こした場合にも，シートベルト着用により重症化を防ぐことが可能である（Hillary et al. 2001, Hillary et al. 2002）。以上のように，シートベルト着用は，MVCsによる死亡や外傷を予防するだけではなく，外傷を負った場合にもその重症化を防ぐという意味を持つ。

実際にドライバーがシートベルトを着用するまでには様々な要因が関与するが，興味深いことに，同乗者がシートベルトを着用することが決定的な要因である。Hongら（1998）は，同乗者が前列に座った場合は，77％のドライバーがシートベルトを着用する一方で，前列の同乗者がシートベルトを着用しない場合は，ドライバーのシートベルト着用率は44％に低下することを報告している。Wilson（1990）は，シートベルトを着用しないドライバーは，シートベルトを着用しているドライバーに比べ，刺激欲求性が高く，衝動的であり，違反も重積している傾向があると述べている。このような要因は，刺激欲求性や衝動性を呈する可能性が高い患者群（例えば，頭部外傷患者）において重要な視点になる。Lernerら（2001）はシートベルト着用には，ドライバーの性別，社会経済的地位，法的強制力（例えば，ドライバーと同乗者への法的強制力）の違いが大きな影響を与えると述べている。彼らの報告では，男性のシートベルト着用率は45％に対して女性は63％であった。**表4.1**は事故者の特性とシートベルト着用率の関連を示している。

6. 自動車事故原因

事故の分析から，運転特性，事故の種類と当事者の外傷の関係性が明らかになってきている。1975年に設けられたアメリカ合衆国データベースであるFatality Accident Reporting System（FARS）は，事故原因を調査する一つのシステムであり，死亡確率の高い事故形態を検索することができる。例えば，小型乗用車は衝突に巻き込まれることは極めて少なく，小型／軽乗用車は2台

表4.1 特性別の事故発生時のシートベルト着用率

年齢	＜25歳	45％
	25～60歳	52％
	＞60歳	68％
性別	男性	45％
	女性	63％
人種	白人	56％
	黒人	34％
	アメリカン	40％
収入	＜2万ドル	33％
	≧2万ドル	55％
座席	運転席	57％
	助手席	43％

の衝突事故で外傷を負うことが多い（Evans & Frick 1993）。この関連性に対する一つの説明は，小型車のドライバーは衝突事故に巻き込まれた場合に，外傷を極力少なくしようと運転を調整しているため，衝突事故に巻き込まれることが少ないというものである。ここで考えなくてはならない問題は，脳損傷患者がこのような無意識的な調整を行うことができるかどうかという点である。これは特に，判断や脱抑制を呈する脳損傷患者においては重要な視点であり，おそらく彼らは自分の運転スタイルを変更・調整することは難しいと考えるべきである。

　その他にも大きな事故につながるような事故と運転行動の関連性について，患者が運転再開する前に考察しなければならない点がある。例えば，実際にも頻繁に見かける事故形態であるが，側面衝突（車の側方からの衝突）や静止物への正面衝突（建物や電燈・電柱といった公共物への衝突）は，脳損傷患者の調査では重度の後遺症を負う場合が多い（Hillary et al. 2002）。また，大都市の交差点では側面衝突が多いという調査結果は，高齢者が交差点で事故を起こすことが多いことを考えると非常に重要な知見である（Keskinen et al. 1998）。このように，ある運転行動を患者に当てはめて考えることは，運転再開前後の情報として有益である。

Ⅲ 脳損傷ドライバーの報告に関する州の要件

　アメリカでは，脳損傷後の運転資格や運転技能評価は法的強制力を受けない。国の法律により規定されていない一方で，医学的診断を受けた後の運転技能評価を義務付ける法規制は州によって定められている。1980年代後半から今日に至るまで，患者個人の意思の尊重や患者の移動手段の必要性などを考慮して，医師が運転継続の最終的な可否判断を行ってきた（Reuben et al. 1988）。1990年の段階では，医師に脳損傷ドライバーの届出をする権限を持たせている州は15州のみであり，そのうち7州のみが州法にて義務付けを行っている（Pidikiti & Novack 1991）。現在でも州によって運転技能評価に対する認識が異なっており，このことが届出義務に関する法規制定の州間でのばらつきにつながっている。中には（例えば，ニュージャージー州），運転に影響を与える程度の認知的，身体的機能の低下を示した個人には，陸運局に届出をすることを義務化している州もある。しかしながら，例えば，ニューヨー

ク州では，脳損傷を負った場合でも，認知的，身体的機能の状態の変化によっては，次回の免許更新日までは運転免許を有効としている（Gianutso 1989）。また，例えば，デラウェア州，ニュージャージー州，ネバダ州ではてんかん患者，カルフォルニア州では認知症患者のように，届出義務を課す疾患を定めている州もある。さらには，多くの州が，運転に影響を与える障害を医療関係者には報告させない（Haselkorn et al. 1998），あるいは医師が患者に運転可否について告げることを認めていない（Malinowski & Petrucelli 1997）。

イギリスでは，3ヵ月以上持続する障害を持ち，運転に不都合が生じる場合は運転免許交付局（Driver and Vehicle Licensing Agency）に報告するよう求めている（Hawley 2001）。アメリカも類似した立場を取っており，米国医師会（American Medical Association）は，医師が患者の運転適性が許容範囲を超えた場合に，陸運局に通達することは"推奨されるべき倫理"であると表明している（AMA 1999）。しかしながら，公式に表明されているものの，臨床現場ではほとんど遵守されていないのが現状である。

医師は，公衆衛生で取り上げられる問題と同程度に自動車運転の安全性を十分に認識している。77％の医師が，潜在的に事故の危険性が疑われる症例に関してカンファレンス資料などで報告しているが，陸運局に報告を行っている医師は14％に留まっている（Drickamer & Marottoli 1993）。届出に関する州法を知らない医師が多く（King et al. 1992），また，知っていたとしても届出方法を知らない医師が多い。例えば，ある調査によると，28％の老年医学専門医が潜在的危険ドライバーに該当する認知症患者の届出方法を知らなかった（Cable et al. 2000）。標準化された届出方法がないために，医師自身の届出業務が通常業務に差し支える，患者の意思にそぐわない状況を生み出している。例えば，届出を行った医師の86％は患者の反対があるにも関わらず，また，73％は家族からの反対を押し切って当局に連絡を取っているようである。

このような標準化の未整備は受けるべきサービスにも影響を及ぼしている。例えば，頭部外傷を負っているにも関わらず，ほとんどのドライバーは罹患後に正式な助言を受けておらず（Hawley 2001），家族や非医療従事者からの情報のみを受けている現状にある。ある調査によると，63％の頭部外傷患者は運転能力に関する評価をまったく受けていない（Fisk et al. 1998）。研究者は，臨床的判断ではなく，標準化された精神心理測定法を用いて運転技能診断を行う重要性を指摘しているが（Lambert & Engum 1992），国が定めた単

一の評価プロトコルで診断を行うことは困難である。本章で示してきたように，基本的注意機能検査，注意集中力評価，神経心理学的検査，運転シミュレーター，実車運転技能評価それぞれの長所と短所について検討した多くの研究がある。

結語

これまで示してきた研究，調査報告から，健常者の自動車運転に影響を及ぼす様々な因子が明らかとなった。また，同じ車両要因やドライバー要因であったとしても，潜在的には脳損傷患者の運転パフォーマンスに異なる影響を与えることが示され，患者の運転可能性を評価する上で必ず考慮しなくてはならない。運転可否判断の評価は，患者の運動機能や認知機能（例えば，注意機能，注意集中力，衝動性，内省）に焦点が当てられる傾向があるが，内的要因（例えば，携帯電話の使用，同乗者の有無），外的環境要因（道路形態，交通量，運転時間帯）を含めた評価を行う必要がある。

❖ 参考文献 ❖

1) AMA. (1999)：American Medical Association：Opinions of Council on Ethical and Judicial Affairs Opinion.
2) Blanchard, E. B. & Hickling, E. J. (1997)：After the Crash：Assessment and Treatment of Motor Vehicle Accident Survivors. Washington, DC：American Psychological Association.
3) Brison, R. J. (1990)：Risk of automobile accidents in cigarette smokers. Can. J. Public Health, 81 (2), 102-106.
4) Cable, G., Reisner, M., Gerges, S. & Thirumavalavan, V. (2000)：Knowledge, attitudes, and practices of geriatricians regarding patients with dementia who are potentially dangerous automobile drivers：A national survey. J. Am. Geriatr. Soc., 48 (1), 14-17.
5) Center for Disease Control (1998)：National Vital Statistics Report (Vol. 48).
6) Chen, L. H., Baker, S. P., Braver, E. R. & Li, G. (2000)：Carrying passengers as a risk factor for crashes fatal to 16- and 17-year-old drivers. JAMA, 283 (12), 1578-1582.
7) Consiglio, W., Driscoll, P., Witte, M. & Berg, W. P. (2003)：Effect of cellular tele-

phone conversations and other potential interference on reaction time in a braking response. Accid. Anal. Prev., 35 (4), 495-500.
8) Crick, J. & McKenna, F. P., (1991) : Hazard perception : Can it be trained? Proceedings of Manchester University Seminar : Behavioural Research in Road Safety II. Manchester England : Manchester University.
9) Drickamer, M. & Marottoli, R. A. (1993) : Physician responsibility in driver assessment. Am. J. Med. Sci., 306 (5), 277-281.
10) Evans, L. & Frick, M. C. (1993) : Mass ratio and relative driver fatality risk in two-vehicle crashes. Accid. Anal. Prev., 25 (2), 213-224.
11) Fisk, G. D., Schneider, J. J. & Novack, T. A. (1998) : Driving following traumatic brain injury : Prevalence, exposure, advice and evaluations. Brain Injury, 12 (8), 683-695.
12) Galski, T., Ehle, H. T. & Willimas, B. (1998) : Estimates of driving abilities and skills in different conditions. Am. J. Occup. Ther., 52 (4), 268-274.
13) Gianutsos, R. (1998) : A word to survivors of brain injury who would resume driving and their families. NYS Head Injury Assos. Newslett., 9 (1).
14) Hancock, P. A., Lesch, M. & Simmons, L. (2003) : The distraction effects of phone use during a crucial driving maneuver. Accid. Anal. Prev., 35 (4), 501-514.
15) Haselkorn, J. K., Mueller, B. A. & Rivara, F. A. (1998) : Characteristics of drivers and driving record after traumatic and nontraumatic brain injury. Arch. Phys. Med. Rehab., 79 (7), 738-842.
16) Hawley, C. A. (2001) : Return to driving after head injury. J. Neurol. Neurosurg. Psychiatry, 70 (6), 761-766.
17) Hillary, F., Moelter, S. T., Schatz, P. & Chute, D. L. (2001) : eatbelts contribute to location of lesion in moderate to severe closed head trauma. Arch. Clin. Neuropsychol., 16 (2), 171-181.
18) Hillary, F. G., Schatz, P., Moelter, S. T., Lowry, J. B., Ricker, J. H. & Chute, D. L. (2002) : Motor vehicle collision factors influence severity and type of TBI. Brain Inj., 16 (8), 729-741.
19) Hong, S., Kim, D., Kritkausky, K. & Rashid, R. (1998) : Effects of imitative behavior on seat belt usage : Three field observational studies. Paper presented at the Proceedings of the 42nd Annual Meeting of the Human Factors and Ergonomics Society.

20) Kahneman, D., Ben-Ishai, R. & Lotan, M. (1973) : Relation of a test of attention to road accidents. J. Appl. Psychol., 58 (1), 113-115.
21) Keskinen, E., Ota, H. & Katila, A. (1998) : Older drivers fail in intersections : Speed discrepancies between older and younger male drivers. Accid. Anal. Prev., 30 (3), 323-330.
22) King, D., Benbow, S. J. & Barrett J. A. (1992) : The law and medical fitness to drive — A study of doctors' knowledge. Postgrad. Med. J., 68 (802), 624-628.
23) Kraus, J. F. & McArthur, D. L. (1996) : Epidemiologic aspects of brain injury. Neurol. Clin., 14 (2), 435-450.
24) Laberge-Nadeau, C., Maag, U., Bellavance, F., Lapierre, S. D., Desjardins, D., Messier, S., et al. (2003) : Wireless telephones and the risk of road crashes. Accid. Anal. Prev., 35 (5), 649-660.
25) Lambert, E. W. & Engum, E. (1992) : Construct validity of the cognitive behavioral driver's inventory : Age, diagnosis and driving ability. J. Cogn. Rehab., 10 (3), 32-45.
26) Lamble, D., Kauranen, T., Laakso, M. & Summala, H. (1999) : Cognitive load and detection thresholds in car following situations : Safety implications for using mobile (cellular) telephones while driving. Axxid. Anal. Prev., 31 (6), 617-623.
27) Lardelli-Claret, P., De Dios Luna-Del-Castillo, J., Juan Jimenez-Moleon, J., Femia-Marzo, P., Moreno-Abril, O. & Bueno-Cavanillas, A. (2002) : Does vehicle color influence the risk of being passively involved in a collision? Epidemiology, 13 (6), 721-724.
28) Lerner, E. B., Jehle, D. V., Billittier, A. J. IV., Moscati, R. M. Connery, C. M. & Stiller, G. (2001) : The influence of demographic factors on seatbelt use by adults injured in motor vehicle crashed. Accid. Anal. Prev., 33 (5), 659-662.
29) Lyman, J. M., McGwin, G. Jr. & Sims, R. V. (2001) : Factors related to driving difficulty and habits in older drivers. Accid. Anal. Prev., 33 (3), 413-421.
30) Maclure, M. & Mittleman, M. A. (1997) : Cautions about car telephones and collisions. N. Engl. J. Med., 336 (7), 501-502.
31) Malinowski, M. & Petrucelli, E. (1997) : Update of medical review practices and procedure in U. S. and Canadian Driver Licensing Programs. Washington, DC : Federal Highway Administration.
32) Maycock, G., Lockwood, C. R. & Lester, J. (1991) : The accident liability of car dri-

vers. TRL Research Report RR315. Crowthome : Transport Research Lavatory.
33) Mayhew, D. R., Simpson, H. M. & Pak, A. (2003) : Changes in collision rates among novice drivers during the first months of driving. Accid. Aanl. Prev., 35 (5), 683-691.
34) McKnight, A. J. & McKnight, A. S. (1993) : The effect of celluler phone use upon driver attention. Accid. Anal. Prev., 25 (3), 259-265.
35) McKnight, A. J. & McKnight, A. S. (2000) : The behavioral contributors to highway crashed of youthful drivers. Annu. Proc. Assoc. Adv. Automot. Med., 44, 321-333.
36) NHTSA (1998) : National Center for Statistics and Analysis : Traffic Safety Facts 1998, DOT HS 808 983. Washington, DC : US Department of Transportation.
37) NHTSA (2001) : National Highway Traffic Safety Association : Status of Occupant Protection in America : U. S. Department of Transportation.
38) Petridou, E. & Moustaki, M. (2000) : Human factors in the causation of road traffic crashes. Eur. J. Epidemiol., 16 (9), 819-826.
39) Petridou, E., Askitopoulou, H., Vourvahakis, D., Skalkidis, Y. & Trichopoulos, D. (1997) : Epidemiology of road traffic accidents during pleasure traveling : The evidence from the island of Crete. Accid. Anal. & Prev., 29 (5), 687-693.
40) Pidikiti, R. D. & Novack, T. A. (1991) : The disabled driver : An unmet challenge. Arch. Phys. Med. Rehabil., 72 (2), 109-111.
41) Redelmeier, D. A. & Tibshirani, R. J. (1997) : Association between cellular-telephone calls and motor vehicle collisions. N. Engl. J. Med., 336 (7), 453-458.
42) Renge, K. (2000) : Effect of experience on drivers' decoding process of roadway interpersonal communications. Ergonomics, 43 (1), 27-39.
43) Reuben, D. B., Silliman, R. A. & Traines, M. (1988) : The aging driver. Medicine, policy, and ethics. J. Am. Geriatr. Soc., 36 (12), 1135-1142.
44) Simms, B. (1985) : The assessment of the disabled for driving : A preliminary report. Int. Rehab. Med., 7 (4), 187-192.
45) Stevens, A. & Minton, R. (2001) : In-vehicle distraction and fatal accidents in England and Wales. Accid. Anal. Prev., 33 (4), 539-545.
46) USDOT (1998) : Highway Statistics Summary, 1995-1998. Washington, DC : Federal Highway Administration.
47) Van Zomeren, A. H., Brouwer, W. H., Rothengatter, J. A. & Snoek, J. W. (1988) :

Fitness to drive a car after recovery from severe head injury. Arch. Phys. Med. Rehab., 69 (2), 90-96.
48) Vogel, K., Kircher, A., Alm, H. & Nilsson, L. (2003) : Traffic sense — which factors influence the skill to predict the development of traffic scenes?   Accid. Anal. Prev., 35 (5), 749-762.
49) Williams, A. F. & Carsten, O. (1989) : Driver age and crash involvement. Am. J. Public. Health, 79 (3), 326-327.
50) Williams, A. F., Lund, A. K. & Preusser, D. F. (1986) : Drinking and driving among high school students. Int. J. Addict., 21 (6), 643-655.
51) Wilson, R. J. (1990) : The relationship between seat belt non-use to personality, lifestyle and driving record. Health Education Research : Theory and Practice, 5 (2), 175-185.
52) Zhang, J., Fraser, S., Lindsay, J., Clarke, K. & Mao, Y. (1998) : Age-specific patterns of factors related to fatal motor vehicle traffic crashes : Focus on young and elderly drivers. Public Health, 112 (5), 289-295.

第5章

自動車運転と頭部外傷

(C. Alan Hopewell)

　頭部外傷は，外傷により2次的に脳が損傷された状態と定義される。アメリカでは，年間約140件の事故が起こり続けており，"沈黙の流行病"（Center for Disease Control 2006）と呼ばれている。低く見積もっても，約50万人が医療行為の対象となり，8万人が様々な後遺症に苦しんでいる。頭部外傷は，45歳よりも若い人々の死亡，後遺症の大きな原因となっており，10万人に25人の割合で，死をもたらしていることになる。2006年の米国疾病管理予防センター（Center for Disease Control and Prevention：CDC）によると，アメリカ人口の2％以上が頭部外傷による後遺症をもって生活している。CDCによる別の報告では，それぞれ100万人が急性期の救急救命室で治療を受け，退院していくが，5万人が死亡している。頭部外傷の年齢のピークは，15～24歳であり，次に高齢者と2極化している。男性の頭部外傷罹患率は，女性の2倍であり，この傾向は若年者と75歳以上の高齢者でより高い—明らかにここには自動車事故が含まれている。深刻な後遺症を負った者は当然ながら将来の自動車運転は難しいと容易に判断されるが，約4分の3の頭部外傷患者の重症度は軽度から中等度に留まるため，後遺症による能力障害が長期に渡り残存することとなる。彼らは，自動車運転事故を起こす潜在性を有していることになる。

　頭部外傷患者でもっとも問題となる点は，障害の身体的徴候がほとんど外見からは判断できない場合がある点である。結果的に，身体障害，認知機能障害，心理・社会的障害などの頭部外傷による後遺症は見逃されてしまう。したがって，自動車運転に関わる問題が，後になって明らかになるか，場合によってはまったく気づかれないことさえある。

　頭部外傷の病態生理は，外傷自体がもたらす脳への物理的な衝撃からその衝撃が脳神経細胞に与える影響まで様々な段階がある。転落と交通事故では，このような1次的，2次的な障害の組み合わせから脳機能障害が引き起こされる（CDC 2006）。衝撃を受けたことで脳が頭蓋骨に衝突し，脳表面が破裂・

打撲した状態となる。これは時に，自動車の急な減速による衝撃や比較的ゆっくりとした衝撃でも起こりうる。これらの損傷により，脳は頭蓋骨という硬い密室の中で浮腫を起こし，2次的に長期間に渡る圧迫状態に陥る。外傷自体による物理的な衝撃が引き起こす1次的な損傷は，"限局的"，"びまん性"のいずれかの障害である。限局的な損傷は，脳挫傷，脳出血，血腫，頭蓋内出血，もしくは，低酸素性虚血性障害が主である。脳挫傷は限局性損傷の中でもっとも多い損傷型であり，衝撃により頭部が動くことで生じる加速度や角加速度によって，頭蓋骨と衝突した脳部位とその部位から離れた部位の損傷が起こる。びまん性損傷の場合，頭蓋骨へ脳が衝突したことで生じる加速度によって，軸索の切断や挫滅が起こる。脳浮腫，低酸素脳症，また，血管損傷もびまん性損傷後にみられる病態である。脳振盪後症候群は，頭部外傷後に陥る症候群であり，頭痛，痙性，めまい，協調性低下，記憶力低下，集中力低下，知覚や系列化の障害，判断やコミュニケーション，疲労や感情の変動などが起こる。

　これらの一連の障害が起こることで，長期にわたって自動車運転に悪影響を与える感覚・知覚能力，認知能力，身体能力の低下状態となる。それにも関わらず，患者は，"安全な運転を再開するためには支援を受けるべきである"，"自身の運転には高い危険性が伴うことを事実として認めなければいけない"，といった必要性を認識させるような，正式な相談や助言，治療を受けていない (Fisk et al. 1998)。頭部外傷後の運転状況をより詳しく検討するため，Fiskら (1998) は運転状況，運転の危険度，運転に関する助言や運転適性評価を受けているかについて83人の患者を対象に調査を行っている。受傷時，対象者の多くは，グラスゴー・コーマ・スケールに基づく意識レベルでは中等度もしくは重度の状況であったが，60％の対象者は現在でも積極的に運転していると報告されている。また，家族，医師もしくは他の医療職から運転について助言を受けていたが，半数以上 (63％) の対象者が，運転適性に関する専門的な評価を受けていなかった。この研究結果から，受傷による感覚・知覚能力，認知能力，身体能力の低下が運転技能に負の影響を及ぼす可能性が読み取れる。著者らは，運転適性評価の普及が追いついていない状況が，危険ドライバーを社会へ排出していることにつながっている現状を痛感しており，自動車事故のリスクを高める可能性をもつ頭部外傷患者が予想より多く社会には存在することを示唆している。

　それにも関わらず，近年の研究では，頭部外傷を負った患者の実に32〜

82％が，運転を再開していることが明らかとなっている（Fisk et al. 1998, Hawley 2001, Coleman et al. 2002, Schultheis et al. 2002, Formisano et al. 2005, Rapport et al. 2006）。この研究結果は，頭部外傷を負い，決して安全とはいえない運転行動をする危険性が高まっていることを示している（Fisk et al. 1998, Hawley 2001, Coleman et al. 2002, Schultheis et al. 2002, Formisano et al. 2005, Pietrapiana et al. 2005）。一方で，運転再開が困難になることで，就職の難しさ（Devaney-Serio & Devns 1994），うつ（Marottoli et al. 1997），社会活動や地域活動への参加制限につながるという現実を考えると，運転を再開する頭部外傷患者の割合が高いことは決して驚くことではない（Dawson & Chipman 1995）。

I 自動車運転に関わる問題

　頭部外傷受傷後に自立度が低下することは珍しくないが，自立度の低下は，本人，家族，そしてリハビリテーション職種に新たな問題をもたらすことになる。近年，リハビリテーションへの注目が集まっていることは確かである。リハビリテーションによって，認知機能が低下した患者の社会生活機能がある一定のレベルまでは改善するからである。しかしながら，自動車運転を行う可能性のある頭部外傷患者のリハビリテーションは，通常行われる身体的な障害に対する介入とはまったく異なる介入となる。運転操作に対して，認知機能の低下した患者の運転技能を改善することは，彼らを歩かせるように支援するのとは大きく異なる。このことは，運転再開を望む頭部外傷患者に限った問題ではなく，認知機能低下を示す対象者すべてに関わる問題であり，リハビリテーション職種の責任は非常に大きい。また，このようなリハビリテーション職種の姿勢はセラピスト―患者関係にも大きく影響する。セラピスト―患者関係は，将来の運転再開に伴うリスクや事故リスクを指摘する上で重要な基盤となる（Pettis 1992）。
　医療やリハビリテーションの発展に伴って，頭部外傷後に一命を取り留め，運転再開の可能性を探る段階にある対象者の数が劇的に増加している。米国障害者法（Americans with Disabilities Act：ADA）の議案可決により，身体機能障害だけでなく認知機能障害を呈する対象者が，これまで以上に自動車運転を含めた地域社会への参加を切望するようになってきている。一般的な精

神適性とは異なり，運転適性に関連する疑問や不安は，実践的，応用的，かつ生活の本質に近い位置に存在している。

同時に，他の先進国がそうであるように，アメリカでも障害を持った個人の運転免許取得や継続は基本的に何らかの制限を設けている。その結果，法的制限をかける場合に2つの競合する強力な利害関係が生じている。一つは，自動車事故や運転技能の低いあるいは事故リスクのある者の運転行動から，国が一般市民を保護する立場にあるために制限をかけるという点である。もう一方の側面は，先進国社会における自動車運転は，社会的自立を実現する手段，生計を立てる手段，また，個人が価値を置いた目標を実現するための重要な手段であるという点である。働き，旅行し，買い物し，創造的な手段を求める自由は，我々が自立するためには必要不可欠である。

II 医学モデルと"運転技能"モデルは必要であるが，十分ではない

障害を負ったドライバーのリハビリテーションの際にもっとも頻繁に使用されるモデルは，"医学"モデルと"運転技能"モデルの2つである。

〔医学モデル〕
- "病的状態"，"病気"，"障害"が存在する；（すなわち，脳損傷）
- そのような状態が，"診断"される
- "処置"あるいは"治療"の適応となり，薬剤や身体的介入の対象となる
- そのような治療が，医療者から直接的に，助言，処方される必要がある
- 治療の結果，"治る"あるいは改善する

〔運転技能モデル〕
- 適切な自動車運転操作が学習され，行動技能として表出される
- 運転に関わる法律や規則を理解することが，危険性を減らす重要な要素となる
- 運転未経験もしくは運転経験が少ない場合，教育的な環境で学習できる技能が欠落している
- 公安省に属する教育者，指導者，専門家が"運転技能"の指導や評価をする
- その技能が，練習によって維持され，強化される

頭部外傷患者の運転再開を目標として介入する際，2つのモデルは必要であるが，どちらか一方のモデル，あるいは両方のモデルを用いたとしても，今具体的に取り組むべき課題を決定するには十分とは言えない。医療とリハビリテーションの問題を説明する医学モデルでは，第1に医学的問題，リハビリテーションの課題に取り組むため，実用的行為としての自動車運転の特性や，対象患者の心理的要因を考慮し損なう。また，医学モデルでは，リハビリテーション医学とそれを担う医療職を基盤としているため，非医療者である教育者，指導員，場合によってはリハビリテーション専門家さえも除外されてしまうことがある。一方で，運転技能モデルにも不足している点があり，心理的要因，精神医学的側面，遂行機能，情報処理モデルなどについては触れていない。また，重要な医学的な問題を無視していることもある（例えば，てんかんを合併している頭部外傷患者が，運転技能試験に合格できる程度の運転技能を持っているか？）。さらには，運転技能モデルでは，10代のドライバーや高齢ドライバーが特徴的に持っているような，時間経過とともに状態が変化しうる問題を見逃す可能性もある。脳損傷によってその危険性が増す可能性があるにも関わらずである。どちらか一方のモデルだけでは，事故リスクを予測し，そのリスクをマネジメントし，運転することで生じるメリットとデメリットのどちらを優先するのかといった判断は難しいのである。

結局のところ，自動車運転は実用的な行為であり，あらゆる能力が必要になる。したがって，自動車運転能力の低下は，診断や治療されるような医学的問題を意味するのではなく，むしろ，評価や改善されるべきある一つの実用的な行為が著しく障害された状態を意味する。医学的状態は確かに運転能力に影響を与えており，医師はすべての意志決定過程の責任的役割を担うが，自動車運転という複雑な行為の評価や予測は，医学的モデルよりもむしろ心理学的な範囲内に存在している。

同様に，運転技能モデルは，視覚走査，注意，運転に関する網羅的知識（例えば，ギアチェンジする方法），反応時間といった精神運動能力によって運転技能の構造を仮定できる。また，ドライバーが持つ"運転技能"が高いほど優良ドライバーであるといった，妥当ではあるが一部偏った視点を持っている。この世間一般の考えは，交通ルールの知識の量は重要であるという考えも重なり，運転免許試験の基盤となっている。実際には，これらの試験は，筆記試験，実車技能試験あるいは双方に関わらず，実際の運転行動もしくは事故の危険性の予測がほとんどできていない（Wallance & Crancer 1971）。

この領域の研究によると，交通ルールの知識と協調性や反応時間のような精神運動能力は将来の事故率とほとんど関連していない（McFarland et al. 1954）。

自動車運転には，感情コントロール，情報処理，運動反応といったあらゆる要素の相互作用が絡む極めて複雑な行為であるという認識を持つことで，運転行動を予測するためのより洗練されたモデルが必要であると著者は考えている。例えば，知覚情報処理モデル（Mihal & Barrett 1976）に基づいた初期の研究では，情報処理能力の違いにより集団の違いを明確化できることが確かめられている。

Ⅲ 神経心理学的モデル

もし，精神運動能力や交通ルールの知識量が運転の危険性を偶発的にでも予測することにほとんど意味を成さないのであれば，何の要因が重要なのだろうか？ 科学論文のレビューから，5つの主要な個人因子が自動車事故の違いの多くを説明していることが読み取れる（Creenshieds & Platt 1967, Schster 1968, Selzer et al. 1968, Harano et al. 1975, Garretson & Peck 1982, Miller & Schuster 1983, Peck & Kuan 1983, Noyes 1985, Tsuang et al. 1985, Cremona 1986）。Cremona（1986）の報告では，自動車事故の90％は，人的ミスによって引き起こされており，これらの事故の25％以上が，アルコールを含む精神医学的要因と関連している。Selzerら（1968）の死亡事故の調査では，死亡ドライバーの20％は，その事故の直前の6時間の間に何らかの気分の動揺を生じるような出来事を経験していたことが示されている。この知見は，突発性抑制不全，衝動抑制障害，注意力低下，情報処理障害，抑うつ，その他の様々な認知的，感情的な徴候を有する頭部外傷患者の事故リスクについて示唆に富んでいる。

事故リスクに関わる心理学的要因は，文献レビューを参考にその重大さの大きい順に並べると以下のようになる。(1) 過去の運転と事故／違反歴，(2) 性格と運転態度，(3) アルコールの摂取，(4) 精神医学的問題の性質と程度，(5) 盲目のような欠格事項とはならない基礎的な精神運動能力の有無であり，これらすべての要因は，脳損傷によって障害，あるいは悪化していると考えられる。

また，頭部外傷患者の抱える問題を扱う場合，認知機能が脳損傷によって障害されていることを念頭に入れなければならない。認知的要因は，運転にはもっとも決定的な要因となるからである。自動車運転には過剰学習により強固に獲得された基本的精神運動能力が要求される一方で，たとえ運転に慣れた道路状況であっても，その状況へ柔軟に適応し，適切な遂行処理を行う必要がある。

　運転状況によって求められている難易度が個人の認知容量の限界を超えた時，複数の能力が同時に必要になった時，認知的問題が顕著に現れる。この考えを支持する事実として，脳損傷者は，反応時間の遅延を代償するために，ゆっくり運転をすると報告している研究者もいる (Stokx & Gaillard 1986)。同様に，配分性注意の脆弱性の問題は，新しい状況に出くわした時や高齢ドライバーが圧倒されるような交通量の多い時間帯に明らかとなる(Parasuraman & Nestor 1993, Lengenfelder et al. 2002)。

　しかしながら，手続き記憶のような頭部外傷患者で比較的保たれている認知的側面が関与する運転は問題が生じることは少ない (Brouwer et al. 2002)。Galskiら (1993) は，個人が何を操作するか (例，ペダルを踏む，ハンドルをきる) という点と，"どのように操作するのか" という点を分けて考えている。彼の主張は，手続き記憶が保たれているとしても，これらの過剰学習された技能を実行することに問題が生じうることを示唆している。一般的に，このような手続き記憶あるいは反復学習された運転技能は，安全運転を行う際にもっとも基礎的な技能だと考えられている (Michon 1985)。路上運転を行っている時は，一定の割合で運転に要求される能力が変動していると仮定すると (例えば，随時道路状況は変化する，予期せぬ事象が一定の間隔で生じる)，その都度，要求度が高まることで，基本的技能の発揮に負の影響が及ぶ可能性がある。

　近年では，運転のような複雑な課題を網羅的に把握すると思われる複数の機能の情報処理を検討することに関心が集まってきている (Heaton & Pendleton 1981)。まずはじめに彼らは，Trail Making TestやCategory Testといった認知課題が運転のような複雑な行動の結果を予測すると仮説を立てた。この課題の遂行には，意思決定，思考の柔軟性，新規事象の分析や解釈，要約，問題解決，複雑な視覚運動反応といった機能が必要になるからである。彼らは，これらの神経心理学的検査の成績が中等度から重度低下した障害のあるドライバーは，運転資格を持つべきではないと仮定した。

この仮定はその後，ルイジアナ工科大学が独自に行った研究によって支持され始め，Trail Making Test Part B や Digit Symbol や Driver Performance Test といった検査が，脳損傷ドライバーの自動車運転再開をもっとも予測できる検査であると考えられるようになった（Hale 1986-1989）。その他の検査としても，Symbol Digit Modalities Test（Gouvier et al. 1989）や Cognitive Behavioral Driver's Inventory（Engum et al. 1988b）が，危険ドライバーを鑑別する有効な指標であることが報告されている。

　近年の研究では，自動車運転にもっとも必要な能力と考えられている思考の柔軟性，情報処理能力，同時処理能力，戦術・戦略的な意思決定，衝動性制御などの機能を含む遂行機能に関する調査の重要性が強調されている。要するに，認知機能の多くの領域が，運転の問題に関与している。文献的に一貫して報告されているのは，注意／集中，処理速度，視覚記憶，視空間機能，遂行機能の5つの認知領域である。

　さらに，精神症状の合併は事故の危険性を増大させることが知られており，頭部外傷患者の場合，受傷以前からすでに何らかの精神症状を持っているか，受傷後に精神症状が出現することに留意する必要がある。頭部外傷患者の精神医学的後遺症に関するレビューでは，例えば，Rao & Lyketsos（2002）は，それぞれの精神症状が以下の頻度で生じると報告している。

症状	確率（％）
うつ状態	6～77
躁状態	3～9
不安	11～70
アパシー	10
精神病	2～20
行動制御困難	11～100

　この表の結果はJacksonら（1992）の報告と一致している。彼らは，性格因子分析の中で，行動制御困難，うつ，アパシー，いくつかの症状が合併した精神病が頭部外傷患者に認められることを明らかにした。そのような因子は，運転評価，リスク評価やリスクマネジメント方法を考案する際，また，リハビリテーションやマネジメントのプログラムを立案する際に，心に留めて置かなければならない。総括すると，適切な神経心理学的モデルは以下の基準を満たしている必要がある。

1. "運転行動"を複雑な機能的，かつダイナミックな行動型式であると仮定する。また，この型式は環境，人，その他あらゆる環境構造とダイナミックに相互作用する。
2. 運転は基本的な感覚運動技能が必要であり，また安全な運転を妨げ，障害する医学的問題すべてが関与する。
3. 運転歴，過去の運転事故・違反歴，性格，運転態度や癖，アルコールや薬物摂取，精神障害の重症度のような事故リスクに関わる心理学的問題すべてが関与する。
4. 情報処理能力，遂行機能，注意機能，同時処理機能，情報処理様式が考慮されている。
5. リスクの同定，リスクの相互関係，リスクマネジメント，環境的戦略が考慮されている。
6. 医学，リハビリテーションだけではなく，教育的指導，訓練，マネジメント法などの非医学領域の側面について考慮されている。

Ⅳ 頭部外傷後の運転再開

　頭部外傷後の運転再開に関する初期の"メタ分析"はHopewell & van Zomeren（1990）で報告されている。彼らの分析した報告の中には，病因の異なる脳損傷患者を対象とした大規模研究の他にも，7つの視点を明らかにしたvan Zomerenら（1987）の実績も含まれている。この調査では，受傷後15年経過した元第二次世界大戦の軍人309名（Erculei　1969）と頭部外傷患者を含む一般市民84名の有免者が対象となっている（Bijkerk et al. 1986）。リハビリテーション病院での2つの研究（Koops at al. 1989, Hopewell & Price 1985）では，運転訓練プログラムを受けることができる段階まで十分に回復した頭部外傷患者の44～48％が実際の自動車運転の再開に成功している。
　近年のメタ分析では，Brouwer & Withaar（1997）の研究を含め，多くのレビューがされており，重度頭部外傷患者の50％以上が運転免許を再取得しているとされている。再取得をしたことが結果的には誤っていた例は，特に，受傷後に長期間健忘状態（1ヵ月以上）にあった患者，重度の知覚機能や判断の障害を有する患者に多くみられていた。著者らは，運転操作能力（目と手の協調性や視覚）に焦点化するだけでなく，遂行機能（意思決定，同時処理，

配分性注意，判断，衝動性制御など）や潜在的な学習能力の評価にまで評価範囲を広げるべきであると警鐘を鳴らしている。

　一般的な神経心理学的検査が運転技能をある程度予測できるという知見と，これらの研究結果から，頭部外傷を対象とした研究者は，ある一定の患者においては，彼らの持つ神経心理学的障害が代償できる可能性があると結論付けている。van Zomerenら（1987）は，この代償は運転の戦略的，技術的な段階における適切な判断の際に明らかとなり，正にこのことは，認知機能に対するマネジメントの好例になると考えている。例えば，多くの頭部外傷患者は，平均して受傷前よりも低速度で運転し，少し早めに目的地へと出発し，悪天候や夜間や高速道路を避ける（戦略的決断）。このような行動変容は結果的に，操作レベルの時間短縮やその他の精神的切迫感の軽減につながり，技術的な要求レベルを下げることが可能となる。

　同様に，Schultheisら（2002）は，包括的自動車運転評価を受けた頭部外傷患者の運転行動は，頭部外傷ではない患者と大差ないことを発見した。その研究では，頭部外傷患者47名と年齢，性別，教育歴，運転経験年数で統制された健常人22名の過去5年間の運転行動を客観的側面，主観的側面それぞれから調査が行われている。結果は，2つのグループ間で，大きな違いはなかった。逸脱した運転行動に関する自己報告と報告書の比較においても，健常人と比較して，頭部外傷患者が事故や違反の数が多いということはなかった。興味深いことに，頭部外傷を負ったドライバーは自分の運転容量の変化や違いを認識して運転する能力をもっており，それを代償するための戦略をもっていた（Schultheis et al. 2002）。しかし，頭部外傷患者の中でも数人（14.9％，7名）は，包括的自動車運転評価を良好な成績で終えたにも関わらず，運転再開には至っていない。一方で，運転を再開した頭部外傷患者の多くが受傷後の運転において何らかの制限を自分に課して行っていることが明らかとなった。同様に，頭部外傷患者は，自分で可能な限り事故リスクが少ない戦略を取るため，逆に健常人より事故報告数が少ないという結果も得られている。

　包括的自動車運転評価プログラムを良好な成績で終えた頭部外傷患者は，事故リスクを最小限に留めるよう自ら戦略を取り，運転社会に自分を再適応させていると著者らは結論付けている。

V 運転適性判断

およそ半数の頭部外傷患者が運転操作だけであれば可能な段階まで回復すると仮定すると，どのようにそのような患者を鑑別すればよいのか，どのような鑑別方法が使用できるのか，また，どのようなリハビリテーションが運転再開を可能にするだろうか？ Hopewell & Price（1985）は，頭部外傷患者の運転再開の可否判断を迫られる場面に日々直面する中で，その過程に存在する問題について3つの段階的な研究を行っている。まずはじめの調査では，Brief Psychiatric Rating Scale（BPRS）に使用されているモデルに基づいた段階付けを行う必要性が明らかとなった（Overall & Klett 1972の第1章）。この段階付けとアメリカ軍人や一般市民を対象としたリハビリテーション介入の中で自動車運転技能を予測した著者らの経験に一部基づき，Driver's Neuropsychological Rating Scale を開発した。

次の段階の研究では，リハビリテーション目的で入院し，グラスゴー・コーマ・スケール（Jennett & Bond 1975）で最終的に"中等度"から"軽度"と判断された56名の頭部外傷患者は，運転再開の可能性を持っていると評価され，そのうちの30名（53％）が実際に運転再開に至った事実を明らかにした。運転再開に至らなかった原因を分析した結果，視覚機能の問題，運転支援機器を操作するための運動機能の問題，地誌的見当識の問題が挙げられた。

最後の段階では，リスク要因の分析が行われた。van Zomerenら（1987, p. 698）が"患者の半数は，受傷後も依然として運転を続けている。実際，彼らは自身や他の歩行者やドライバーに危害を加える危険性はないのだろうか？"という指摘に答える調査を行っている。テキサス州公安局の記録を基に，運転再開を果たし，なお運転を継続している30名の患者の2年間の追跡調査を行った。その結果，この対象者のうち6名（20％）が，少なくとも9回の事故と7回の交通違反を犯していた。1985年に，テキサス州の18〜32歳（患者対象群とほぼ同年齢）のドライバーの8.7％が事故を起こしていることを考えると，頭部外傷患者の20％がこれだけ多くの事故を起こしていることは，頭部外傷患者は高い事故リスクを持っているといえる（Texas Department of Public Safety, 1985, p. 43）。その後の調査でも，頭部外傷患者が高い事故リスクを持っていることが確認されている（Boake et al. 1998）。このことに関して1つの例外が Schultheis ら（2002）で報告されており，厳密な追跡調査の結果，頭部外傷患者が高い事故リスクを持っているという事実は確認できなか

った。しかしながら，彼らの研究対象者のすべてが運転再開前に個別の運転プログラムを受けており，事故リスクが高い患者はそもそも運転プログラムの適応にもなっておらず，対象者から除外されている可能性もある。また，運転プログラムの効果として事故リスクが軽減した可能性もある。

これらの研究レビューから，頭部外傷を負ったドライバーは，"4倍のリスク"が存在していると見積もれるが，"中等度"もしくは"軽度"の段階まで症状が改善した患者の約半数は，最終的には安全な運転再開が期待できるといえるかもしれない。もっとも重要でまずはじめに考慮しなくてはならない点は，評価するのが難しく，患者の自己判断の問題を引き起こす遂行機能の障害であり，大きな事故リスクの基となる。2つ目に考慮すべき点は，運転が中止になることへの心理・社会的ストレスに伴い，これまで経験的に培われた運転技能が，受傷後の運転技能の過大評価や能力障害の否認につながる可能性がある点である。3つ目に考慮すべき点は，受傷の有無とは関係なく高い事故リスクを持つとされる年齢や性別（例えば，若年男性）に該当しているといった個人的側面である。実際，もし，ある事故が本人の運転技能の未熟さによって生じたのであれば，このリスクは，すでに現実的な問題となっている。最後の考慮すべき点は，頭部外傷者患者は反応時間が遅延していることが多く，それに伴うリスクを慎重な運転スタイルで代償しない場合，事故リスクは高まる点である。

以上の研究から得られる最終的な結論は，運転再開が可能となる頭部外傷患者を鑑別することは可能であるということ，また，その鑑別を行うために段階的評価を行うモデルが有効であることであろう。さらには，高い事故リスクを持つドライバーの鑑別を試みることの重要性が強調されている。

1. 事故リスクの予測と共有

対象者の潜在的な運転能力を評価することは，それと同時に事故リスクについても評価していることになる。近年の様々な手続きは，少なくとも妥当なある一定の期間内に限れば，比較的正確に違法行為を予測できるように開発されている（Harris & Rice 1997）。対象に合わせた様々な手続きが存在する（例えば，精神病，精神病質者，性犯罪者など）。これらの手続きの予測精度は，過去から現在に至る正確な客観的情報に基づいている。そのようなモデルは，元来の意図した目的とは異なるが，テロリズムの危険度を測り，対応するために適用されることが増えてきている。また，危険度予測を行う研究

では，暴力がその予測因子にあることが示されている（Monahan 1996）。事実，暴力行為の危険度と，もっとも高く一貫して関連する要因は，歴史的にみて，年齢，性別，過去の反社会的行為，暴力行為，精神病気質，幼児期虐待経験，薬物乱用である。心理学領域の危険度評価研究で現在進行しているプログラムは，心理学者が，ある特定の条件下における有害行動の危険性を予測する際の精度を向上することに向けられている（Monahan & Steadman 1994）。

危険性を予測するだけではなく，リスク因子は共有されなくてはならない。評価結果が共有されずに，しかも実践に結びつかないのであれば，リスク評価それ自体は意味を持たない。危険性を評価してそれをお互いに共有できるような理想的なシステムがあれば，その評価に関するわかりやすく正確な，そして，完全な情報を提供することができる。そうなれば，その情報に基づき，判断，行動しなければならない一群の人々が，十分に活用できるような形式の評価方法が生まれるだろう。このシステムはまた，関係者間での適切な責任の所在や免責のあり方を反映，促進してくれる（Schopp 1996）。

最後に，情報は，理想的には以下の3点を含むよう構造化すべきである；1）危険度の分類ができる，2）経過の予測ができる，3）叙述的に伝達する。単純に言い換えるならば，情報は，それがどの程度危険性があるのか，いつその危険が起こる可能性があるのか，それに対してどう対応しなくてはいけないのかという情報を，その対象者に関わる当事者に明示できなくてはならない。

2. 症例

脳損傷を負った中年の白人女性は，9年間に精神疾患による7つの入院治療を受け，現在も入院患者として脳損傷に対するリハビリテーションを受けている。彼女のもとには，明らかに将来事故を起こす危険性があるという神経心理学的検査の結果が渡されている。彼女は，運転や日常生活に何ら制限を受けずに，ニューイングランドからノースカロライナへ"自由に"RV車でドライブしたいということを常々訴えていた。彼女は過去に，車を盗み施設から抜け出そうとした際に，第3者に危害を加えそうになったことがあった。運転に関する指示報告書が彼女の家族，公安省（彼女の状態，メイン州，指令書，免責について），主治医のもとに

届けられた。その指示報告書では，疾患に対するリハビリテーションに加え適応運転プログラムと路上での運転評価を受け，退院後1年の間に再入院，薬物乱用，自殺企図がなく，さらに，退院後のフォローアッププログラムを継続して受けることが条件として明記されていた。この指示内容を満たすまでは運転は制限され，満たした後もいくつかの日常生活活動にも制限が設けられた。

3. 既存の神経心理学的検査

これまで指摘してきたように，遂行機能や性格検査といった神経心理学的バッテリーが運転評価において高い予測妥当性を示すとされているが (Hopewel & van Zomeren 1990)，現在用いられている神経心理学的"検査"や"バッテリー"の中で，単独で用いて十分に運転評価を満たすものは存在しない。また，ここ数年で，神経心理学の臨床では，固定化された検査の組み合わせで構成されている"バッテリー"を単純に用いる傾向から，認知処理過程を系統的に評価できるような"処理過程"に着目する傾向へと変化してきている。この点においては，遂行機能に特化した評価ができる Delis-Kaplan Executive Function System (Delis et al. 2002) が開発されており，将来的には運転評価として役に立つかもしれない。

どの検査を用いるにせよ，リハビリテーションチームは，リスク便益決定パラダイムの参照とされる多面・多段階決定モデルの使用に適応すべきであろう（Hopewell 2002）。多段階決定モデルで事故リスクを同定，管理し，それから，事故リスクの高い対象者を同定することに並行して，リハビリテーションの必要な対象者を抽出し実際に内容の濃いリハビリテーションを導入する，そのような過程を取ることができる。その過程で，より心理学的な検査になるが，運転決定の際に用いられてきた Cognitive Behavioral Driver's Inventory, Neurocognitive Driving Test, Driver's Neuropsychological Rating Scale 等を用いることも必要かもしれない。以下に簡単に説明する。

1) Cognitive Behavioral Driver's Inventory

Engum ら (1988) によって開発されたこのテストは，いくつかの視覚性注意課題から構成されており，Trail Making Test や WAIS の下位検査を含む標準的な神経心理学的検査を組み合わせて作られている。Enbum ら (1990) は，脳血管障害，頭部外傷，脊髄損傷，その他の神経学的損傷（多発性硬化症，

アルツハイマー病，パーキンソン病など）を伴った232名の患者にこのテストを行い，改めてデータの標準化を行った。そして，運転可否判断を行う過程の精度を高めた。このテストは，運転可否判定に役立つとはされているが，遂行機能検査や性格検査とは異なり，全般的な認知機能に重きが置かれているため，一定の限界がある。また，この検査では，リハビリテーションスタッフに彼らの対象患者の運転技能を評価する際のある程度の指針を与えてくれる指標としてGeneral Driver's Indexが算出される。

2) Neurocognitive Driving Test

　Schultheis（1998）によって開発されたNeurocognitive Driving Testは，認知機能低下を呈した患者を正確に評価するために必要となる4つの重要な因子から構成されている。1) 生態学的に妥当であること，2) 運転に関連する認知技能の客観的指標であること，3) 実践的で使用しやすい手法であること，4) 評価手法としての開発過程で理論的根拠を併せ持っていること。この課題は，運転課題におけるMichonの階層モデルに基づき，Power Laboratory（Chute & Westall 1996）を用いて開発されたコンピュータープログラムである。また，上記の4つの条件を満たした上で，自動車運転に関わる認知行動を評価できるものである。このプログラムは，4つのコンピューター化された課題に分けられている。①実車前運転課題，②反応時間課題，③視野範囲課題，④4つの実生活運転場面の運転シナリオ課題である。

　Neurocognitive Driving Testの最初の要素である実車前運転課題では，運転に従事する際にまず必要となる能力が評価される。これには，道順の計画，所要時間の見積もり，運転に必要な知識，運転能力の自覚のような課題が含まれている。反応時間課題（単純反応課題，選択反応課題）は，提示された刺激に対する対象者の反応時間を測定する。視野範囲課題は，対象者の左と右の視野範囲の測定を行う。運転シナリオ課題は，4つの"実生活運転"の複雑な状況から構成される。"仮想現実のような"運転シナリオ動画は，標識，言語による指示，文字による指示，緊急状態（走行中のエンジンの炎上）から成っている。

　近年の技術進歩により，それぞれの調査者がこれらの仮想現実（バーチャル・リアリティ）に基づいた運転シミュレーションプログラム（VRDS）を更新している（Schultheis & Mourant 2001）。現在の研究では，このVR技術が，運転のような複雑な行動を測定する手法として，客観的で新奇性の高い手法

であることが示されている。脳損傷者，非脳損傷者を対象とした運転行動の妥当性を調査した予備的研究結果では，VRDSによる運転行動は運転を適切に行うために必要な認知領域と関連していることが示されている（Schultheis et al. 2004, Schultheis et al. 2006）。

3）Drivers' Neuropsychological Rating Scale

Hopewellによって1997年に開発されたDrivers' Neuropsychological Rating Scaleは，メンタルヘルス，リハビリテーション，老年学を枠組みとしたチームがリハビリテーションの方針を決定するためだけでなく，事故リスクをも評価できるようにデザインされたものである。このスケールは心理検査を標準化したものではなく，精神医学的，医学的，神経学的な障害を理解しているリハビリテーションやメンタルヘルスの専門家が評価する指針となるよう意図されている。このスケールは厳格な基準に基づき評定されるのではなく，リスク評価，リスクコミュニケーション，意思決定，リハビリテーションや安全な介入を検討するための継続的な支援のために，リハビリテーションチームで柔軟に使用すべきものと位置づけることができる。そのため，このスケールは多くの評価指標の中の1つとして使用でき，個々の臨床家の判断には委ねられるが，その他の課題と同時に使用される場合もある。このスケールは以下に示す15の異なる評価領域から構成されている。1）視覚機能，2）聴覚機能，3）自動関節可動域，4）機能的筋力，5）反応時間，6）認知機能，7）遂行機能，8）病識，9）犯罪歴，運転歴，10）精神障害の既往，11）薬物乱用歴，12）生活自立度，13）安全管理意識，14）コンプライアンス，15）健康管理である。

また，事故リスク評価に関しては，以下の4つに分類される。カテゴリーⅠ：低い事故リスク，カテゴリーⅡ：中等度の事故リスク，カテゴリーⅢ：高い事故リスク，カテゴリーⅣ：極度の事故リスクである。事故リスクを分類することで，専門領域の異なる職種間での情報共有を叙述的かつ具体的に進めることが可能となり，評価後のリハビリテーション介入や運転再開に向けた戦略が明確化できる。

Katz Adjustment Scale（Jackson et al. 1992）とDrivers' Neuropsychological Rating Scale（Hopewell 1997）を用いて237名の脳損傷患者の評価を行った報告がある。博士号あるいはそれに相当する学歴を有した評価者で行った検者間信頼性は0.71から0.84の範囲である一方，心理学の修士号や学士号レベル

の学歴を有した者では0.57から0.78であった。また，運転再開を許可できる，もしくはおそらく運転中止の必要がない脳損傷者（運転群）と運転中止が推奨される脳損傷者（運転中止群）との間に統計学的な有意差を認め，高い予測妥当性が示された。

4. リハビリテーション戦略

　認知再訓練（Cognitive retraining）もしくはリハビリテーションは，主として技能獲得モデルに基づいている。つまり，認知機能を改善し，認知技能を再獲得もしくは再訓練し，認知機能と体力を全体的に高めることで回復過程を支援することを意図している。このようないわゆる"再訓練"は，注意集中もしくは情報処理速度の改善，また可能であれば，患者の失われた能力の代償方法の獲得を通じて，複雑な認知過程を支援することを意図している。"認知リハビリテーション"という言葉はよく使用されるが，この再訓練モデルもまた，社会的技能，体力や情緒の安定性，モチベーションを高め，自己内省力や自己管理能力を改善し，攻撃性や不適切行動を抑えるといった心理学的，行動学的機能を改善することを意図している。

　一方で，認知マネジメント（Cognitive management）は，損傷した高次脳機能を改善することを意図しておらず，患者はもちろん，家族，雇用主，障害の重症度や障害された認知機能，予後を熟知するセラピストらを支援することを意図している。認知マネジメントには，単なる環境調整だけではなく，復職，転職，復学など今直面している課題の調整，そして，家族，雇用主や学校教職員への助言も含まれる。

　認知リハビリテーションを通じて認知機能の改善を図ろうとするとき，第一に，覚醒，注意機能，視覚走査機能，視知覚機能，言語機能，記憶機能，遂行機能，地誌的見当識のような機能に焦点を当てる。治療対象として特に重要視される認知機能は，運転課題中の視覚走査機能と視覚性注意容量である。作業療法士が提供するリハビリテーションでは，まず対象者の視覚機能の低下に対する効率的介入が試みられる。しかしながら，Klavoraら（1995）の報告で指摘されているように，従来の紙と鉛筆を用いた課題やコンピューター課題のようなリハビリテーション訓練では，複雑な認知技能を必要とする自動車運転で求められる知覚・運動能力の改善は難しい。彼らは，自動車運転リハビリテーションの一環として用いられる動的視野訓練機器の有用性を検討し，実車運転評価の成績が向上することを示唆している。訓練前，訓

練直後，経過後の3時点で，動的視野，応答行動，反応時間の比較を行い，直後の改善のみならずその改善が維持されることが明らかとなった。また，鑑別力はそれほど高くはないが，選択性視覚反応，応答時間といった動的視野検査のパフォーマンスは，危険運転行動／安全運転行動，高齢者／若年者を鑑別できることも明らかとなった。

近年，認知的負荷がかかった状況下における周辺視野の機能的，有効的範囲の指標として有効視野検査が用いられている（Fisk et al. 2002）。認知的負荷が課題の複雑さによって高まると，周辺視野の機能的範囲（例えば，ある周辺視野範囲での情報処理の程度）が制限される。有効視野検査は，有効視野を評価するだけではなく，頭部外傷患者にみられるような視覚機能低下に対するリハビリテーション計画立案の指針としても，徐々に使用される頻度が高まってきている。

"認知機能"とは異なり，多くの心理学者から，頭部外傷患者の自動車運転再開の障壁として認識されている項目として，性格変化，行動変化，情動反応の変化が挙げられる。これらの問題は，家族や介護者の大きな負担となり，復職や運転再開の主要な妨害因子となる。

認知マネジメントを考える際，公道での運転行動は，おそらく，階層的な3つのレベル（戦略的，技術的，操作的）で捉えることができる（Michon 1979）。戦略的レベルでは，一般的に運転開始の意思決定は時間の制限なく行うことができ，その他，道順選択や運転時間を見積もる必要がある。技術的レベルの意思決定は，運転中に，おそらく戦略的レベルの意思決定よりは限られた時間の中で，ライトの点灯，減速するタイミング，ウインカーの使用などを決定する必要がある。特にこのレベルでは，これから起こり得る事象を予測，予想，判断する能力が必要となる。操作的レベルでの意思決定は，運転中に様々な知覚や動作が関与し，常に時間的制約が伴う。このレベルでの問題には，視覚走査の低下，空間定位機能低下，視覚的追従能力低下，運動反応遅延，複雑で刺激が多い状況における混乱，下肢の協調性低下が含まれる（van Zomeren et al. 1987）。

この3次元階層モデルの重要な点は，階層構造の概念に基づいており，認知マネジメントの考え方の基礎を提供している点である。大部分において，より高い次元での目標が決まれば，自ずと低い次元で取り組むべき課題が明確になってくる。例えば，戦略的レベルで渋滞の時間帯を避けると決定した場合，自ずと技術的レベル，操作的レベルにおける判断や取るべき行動が明確

になってくる。同様に，技術的レベルで速度を上げると決断した場合，操作的レベルでは，周囲の状況を追跡・把握する，予期しない状況へ素早く対応することが求められる。このような階層的考え方は，トップ・ダウン制御（top-down control）と考えることができる。一般的に，認知マネジメント戦略には，以下のような要素が考慮されるべきである：ペース配分（安全な運転を可能にするための，行動のスピード，行動の数や同時に行うべき行動数の調整，行動に伴う入力情報量の調整），行動そのものの選択，行動の複雑さや難易度の選択，休息の取りかたや運転によって生じる精神的緊張のマネジメント，運転補助装置や何らかの手がかりの使用。

　環境マネジメントは，遂行／認知機能マネジメントと概念的に重なる部分があり，環境構造（environmental structure）と標的の強化（target hardening）に分けることができる。環境構造に対する介入では，ドライバーがより運転しやすく，より安全に運転できる環境（部品なども含める）を設定すること，それから，適切なミラーの設置，読みやすい字やわかりやすい記号が記された標識の提示といった人間工学的な視点が必要となる。

　標的の強化とは，潜在的な事故標的に対する直接的な操作により，安全性を高める，もしくは事故リスクを減少させるよう環境調整を行うことを意味する。例えば，エアバッグ，側方衝突パネル，GPS，使用しやすいシートベルト，背面や後方への衝突時に，後部座席への燃料の噴出を防ぐための燃料タンクのファイアウォールや"燃料電池"の取り付けなどのような事故の衝撃から身を守る車両を購入することがその例として挙げられる。標的の強化の例に加えると，頭部外傷患者が運転を再開する際に，ヘルメット無装着で二輪車運転を行うよりは安全性の高い自動車を選択するようになるかもしれない。この例は，一見常識的判断のように見受けられるが，頭部外傷患者との関わりでは意外に多く経験することである。

　これまで記してきたように，近年の医学的進歩による生存率の高まりに加え，脳損傷者に対するリハビリテーションプログラムも拡がりをみせている。このことが，自動車運転リハビリテーションの着実な発展につながってきている。例えばJonesら（1983）は，1977年に，脳損傷後遺症を持った外来患者を対象に自動車運転評価や訓練を行ったことを報告している。当時の作業療法士による評価には，路上運転評価と実車前評価（視野検査，応答検査，コンピューターを用いた追従課題，身体／心理的評価）が含まれていたが，神経心理学的検査は含まれていなかった。この介入は，運転技能モデルの一

例である。

　Foxら（1992）は，路上運転評価と実車前運転評価を行うという方針の下に，開業医，神経心理学者，作業療法士，自動車教習指導員らが共同で関わるCoorabel Driver Assessment and Training Programについて報告している。彼らの報告では，運転評価の依頼を受けた129名が調査対象であった。運転に影響する医学的問題は無いが，心理学的検査の結果を含めた判断が望ましいとする評価者の一致した見解から，47名の対象者が運転適性に関する判断が保留にされた。その後，神経心理学的評価や路上評価に基づき，最終的には47名中39名に運転適性の判断が下された。このように，路上運転評価も含め，様々な領域の評価結果を総合して運転適性判断を行うことが自動車運転評価の基本的姿勢であり，医学的判断のみで運転適性を予測することは不十分と言わざるを得ない。

5. シミュレーター訓練

　小型運転シミュレーター以外にも多くのコンピュータープログラムが運転技能やリハビリテーションの評価に用いられている。小型運転シミュレーターにおける訓練が治療効果を生み出す可能性を示す根拠が報告されている（Sivak et al. 1984, Kewman et al. 1985, Hale et al. 1987, Gianutsos 1994, Galski et al. 1997）。しかしながら，どのようなシミュレーターが標準的なものなのか，また，シミュレーターの訓練効果が実際の運転にどの程度波及するのかという議論は，ほとんど進んでいない。研究者の多くは，現在のシミュレーター評価は，実際の運転技能をある程度予測できるものであると結論付けている。また，特定の運転技能の練習や患者，家族への助言に有用であること，また，運転の障壁となっている神経心理学的機能を専門家が評価することにも役立つことが受け入れられている。例えば，Timm & Hokendorf（1994）は，個々の運転適性は，実験室レベルの検査，すなわち実際の運転場面での評価を行わない検査のみでは判断できないことを明らかにした。彼らは，いかなる対象者を評価する際にも，検査で明らかとなった問題点が実際の運転に与える影響を確認する必要性を指摘している。我々の脳損傷研究室では，明らかに運転が困難であるにも関わらず，運転再開を強く主張する対象者に対して，シミュレーターを用いた運転を試させ，失敗を体験させ，安全運転が困難な自身への内省を促す手法を取ることがある。我々は，この手法は，比較的有効な手法ではないかと考えている。しかしながら，自動車運

転リハビリテーションの最終的な目標は，機能的な運転操作ができることにあるため，路上運転評価や路上での訓練が最終的な判断材料となる。もし，運転シミュレーターの利用が可能であるならば，実際の路上運転と並行して実施することが望ましいであろう。我々の考えとしては，もっとも環境的順応性の高い自動車運転プログラムは，運転シミュレーターの利用と実際の路上運転評価と訓練の併用である。しかしながら，路上運転評価や訓練の実施には，評価すべき項目を網羅し切れない，公道を走るためドライバーや第3者への事故リスクを考慮しなければならない，費用がかかるといったいくつかの限界がある（Galski et al. 2000）。

6. 薬理学的マネジメント

　頭部外傷を負ったドライバーの精神薬理学的見地からみたマネジメントは2つの視点を持つべきである。まず，多くの患者は複数種の向精神薬を服用しているため，伴う副作用が運転を妨害し，運転を中止せざるを得ない状況につながらないかを可能な範囲で予測し，経過を観察していく必要がある。次に，特に新薬は，神経伝達物質代謝のより根本的なレベルに作用し正常機能に限りなく近い回復をもたらすことが知られている。したがって，処方する段階で，機能をある程度改善する，あるいは正常機能まで回復させるような効果を期待すべきである。

　Lemoine & Ohayon（1996）が示しているように，向精神薬が交通事故の原因であることを実証することは困難であり，頭部外傷患者が服薬に伴う副作用の影響をどの程度受けているのかは明らかとなっていない。いくつかの国で行われた調査では，事故を起こした頭部外傷患者の向精神薬の血中濃度には一定の傾向を認めたと報告されている。報告によって差はあるものの，著者らのレビューでは事故者のうち8〜10％が高い向精神薬の血中濃度を示していた。一方で，著者らは，これらの薬剤が事故の決定的な原因となっているかどうかを明らかにすることは，現実的には不可能であると強く主張したい。なぜなら，頭部外傷という病態を考慮すると，薬の副作用と同時に注意やその他の覚醒状態の低下といった問題を合併しているはずだからである。また，頭部外傷患者の自殺企図や攻撃性という可能性も否定できない。それらの病態を発現させ，悪化させる薬剤は非常に多く，その作用機序も様々である。このような薬剤が直接的にあるいは代謝系を介して二次的に作用し，異なる症状を発現させる可能性も考えられる。

通常，これらの鎮静作用を有する薬剤はそれぞれ異なるクラスに分類される：ベンゾジアゼピン，抗てんかん薬，抗ヒスタミン薬の一部，抗うつ薬，甲状腺機能調整薬，降圧薬。また，その他にも，アンフェタミンやその類の薬剤，カフェイン，コデインのように脱抑制あるいは興奮作用を持つクラスも含まれる。コデインや抗コリン薬の中には，治療経過の中で過剰摂取の状況に陥りやすいものが含まれている。さらに近年では，生薬や漢方薬の人気が高まってきており決して無視することもできない。これらの薬品は基本的には抗コリン性の鎮静作用，焦燥性興奮作用を持つため，頭部外傷患者に対して有益とは言えない影響をもたらす可能性がある（De La Cancela & Hopewell 1999）。Lemoine & Ohayan（1996）は，自動車事故に与える薬剤の影響を，正確に定量化することは方法論的に困難であると述べているが，彼らは，"高い確率"で薬剤と自動車事故は関連していると指摘している。さらに，多くの頭部外傷患者は，アルコールやその他の薬剤に暴露していたり，まれに個人的に市販の薬剤を服用しているがために，処方された薬剤に期待される効果が得られていない可能性も否定できない。同様に，生薬，漢方薬の摂取により医療機関で処方された薬剤との相互作用が生じる可能性もある（De La Cancela & Hopewell 1999）。頭部外傷患者の医学的な治療管理に携わる医療職チーム，また，近年では標準的に心理学者も加わることが多いが，受傷後運転を再開する可能性のある頭部外傷患者に関わるスタッフには，薬剤の処方やすでに患者が服用している薬剤，生薬や漢方薬との相互作用，またその服薬経過から推察される危険性を十分に留意し，継続した関わりが求められている。

VI 向精神薬の治療的側面

脳損傷患者の治療を考えるとき，特に，薬理学的作用を期待した治療を行うとき，脳損傷によって生じる生体変化は，脳自体の構造は当然ながら，むしろ脳の機能にも現れることを忘れてはならない。脳外傷の研究の多くは，急激な加速や減速によって生じる圧力による損傷，何かが貫通したことによる損傷，その他の外力によって生じた損傷がもたらす脳構造の変化に焦点が当てられている。その中でも特に取り上げられることは，前頭葉や側頭葉の先端部の局所的な損傷，軸索損傷による神経行動学的変化に関する内容であ

る。記憶や情動機能を司る中枢の損傷，特異的な組織密度の変化による損傷によって多くの神経行動学的障害が顕在化することが述べられている。しかしながら，重要なことは，脳機能の発揮は正常な脳構造だけではなく，同時に正常な神経伝達システムによって，機能的統合が維持されている点にある。抗うつ薬などを用いた薬理学的治療が，長期的には脳構造の変化をもたらすという近年の研究結果は，薬物療法を単なるマネジメント戦略として捉えるのではなく，正にリハビリテーション戦略と考えるべきであることを示唆している（Drevets 1998）。

【頭部外傷患者に対する一般的な精神薬理学的介入】

　脳損傷患者に対する近年の精神薬理学的介入は，その他の薬剤も一部用いられるが，一般的に以下のように分類できる。(1) 抗うつ薬，(2) 神経遮断薬・抗精神病薬，(3) 気分安定薬／神経調節物質，(4) α，βブロッカー，(5) 神経興奮薬，(6) ベンゾジアゼピン，(7) 向知性薬や神経保護薬。幻覚薬や鎮静・興奮薬は，頭部外傷患者に対しては，ほとんど使用されないか，禁忌となっており，可能な限り使用は避けられている。また，生薬，漢方薬の使用が一般的となってきているため，医師や治療に携わる心理学者はその効用について十分に理解する必要がある（薬物療法に関しては第9章を参照）。

　まとめとなるが，頭部外傷患者に対する薬物療法は重要事項であり，"回復"や"治療"というよりむしろ，長期的に標的としている問題行動のマネジメントを行うという視点が求められる。薬物療法の有効性は示されているが，基本的には単独で用いられる治療法ではなく，行動学的介入やカウンセリングなどその他の治療介入と併用されなければならない。また，薬理学的マネジメントとは"認知機能の治療"を担う介入方法の一種でもなければ，緊急時を除いて，薬理学的作用のみを期待する介入方法でもない。

　Stahl（1996）は，おそらく将来，認知機能障害に対する精神薬理学的介入については，がんに対する化学療法に関する書籍から実践手法等を引用する必要があるだろうと指摘している。つまり，がんに対する化学療法では，通常，同時に複数の薬剤を使用する。悪性腫瘍に対する"併用化学療法"では，それぞれの薬剤が持つ異なる薬理作用を同時に期待しようとする。これまでに述べたように，新薬は，耐性，副作用，効用という点において優れているため，頭部外傷患者に対しておそらく有益なものとなるであろう。しかしながら，頭部外傷患者がそれらの薬剤の益を受けるにはいくつかの制限がある

と考えられる。製薬関連会社あるいは政府が，人件費と新薬開発費用を含めた費用対効果を勘案し，新薬や高価な薬剤を市場に出すことに躊躇する場合があるからである。したがって，患者への薬物療法の効果を真にもたらすためには，経営戦略，頭部外傷患者に対する薬物治療方針に関する研究調査の方向性などを，薬剤を提供する側や享受する側に教育する必要性がある。自動車運転を阻害する副作用や生薬，漢方薬の使用状況の関連性についても調査を行い，もし臨床上の問題が明らかとなれば，それらの使用を中止もしくは何らかの改善策を講じる必要性があるであろう。

結語

　自動車運転とリハビリテーションに関する研究成果が数多く報告されている。その40年間の研究成果から，自動車運転とリハビリテーションには密接な関係があることが容易に読み取れる。頭部外傷患者の約半数は適切なリハビリテーションを受け，運転上の制限や車両改造を行うことで，最終的には運転を再開している。しかしながら，そのようなリハビリテーションを受けた患者群は，たとえ運転再開が可能となっても，一般ドライバーと比較した場合，事故リスクは高いであろう。彼らには，継続的な経過観察や介入が必要となるであろう。運転再開に至るかどうかは，患者の意識状態，運転上の課題を早期に明確にすること，十分な医学的・精神医学的マネジメントやリハビリテーション，効果的な特定領域の教育，そして対象者のモチベーションと適応能力に依存している。実際の運転能力を予測するような単純な検査，つまり単独の医学モデルや，運転技能モデルだけでは，運転適性を評価するには不十分である。そうではなく，対象患者の運転経験，神経心理学的特性，遂行機能，生態環境での運転技能を，現段階で想定される事故リスクの同定やそのマネジメントの概念に盛り込むような広義の神経心理学的モデルを医学的マネジメントとして取り入れ，適応的な自動車運転リハビリテーションを展開していかなくてはならない。このような，あらゆる領域の結果を総合的，段階的に解釈し，事故リスクの同定とマネジメントに生かす戦略は，自動車運転再開を目指す対象者に適用される中で，自動車運転リハビリテーションに関わるチームに浸透し始めている。薬理学的マネジメントはこのようなリハビリテーションプロセスの一部を確実に担っている。実際に，認知機能や情動機能の発揮に寄与する多くの新薬が開発されてきている。しかしな

がら，忘れてはならないことは，薬理学的治療は，事故リスクにつながる副作用や生薬，漢方薬などの薬品同士の相互作用について注意深く検討を進める必要がある．当然のことながら，無認可の薬剤やアルコールの使用は許されてはならない．

❖ 参考文献 ❖

1) Bijkerk, M., Brouwer, W. H. & van Zomeren, A. H. (1986)：Contusio cerebri-jarenlange kopzorgen?　Groningen, Netherlands：State University, Internal Report Department of Clinical Psychology.
2) Boake, C., MacLeod, M., High, Jr. W. M. & Lehmkuhl, L. D. (1998b, February)：Increased risk of motor vehicle crashes among drivers with traumatic brain injury. Paper presented at the 26th Annual Meeting of the International Neuropsychological Society. Honolulu, HI. J. Int. Neurospychol. Soc., 4, 75.
3) Brouwer, W. H. & Withaar, F. K. (1997 Jul)：Fitness to drive after traumatic brain injury. Neuroppsychol. Rehabil., 7 (3), 177-193.
4) Brouwer, W. H., Witbaar, F. K., Tant, M. L. M. & van Zomeren, A. H. (2002 Feb)：Attention and driving in traumatic brain injury：A question of coping with time-pressure. J. Head Trauma Rehabil., 17 (1), 1-15.
5) Center for Disease Control. (2006)：Atlanta.
6) Chute, D. & Westall, R. (1996)：B/C Power Laboratory. New York：Brooks/Cole Publishing Company.
7) Coleman, R. D., Rapport, L. J., Ergh, T. C., Hanks, R. A., Ricker, J. H. & Hillis, S. R. (2002)：Predictors of driving outcome after traumatic brain injury. Arch Phys Med Rehabil., 83, 1415-1422.
8) Cremona, A. (1986)：Mad Driver：Psychiatric illness and driving performance. Br. J. Hosp. Medirille, 193-195.
9) Dawson, D. R. & Chipman, M. (1995)：The disablement Experienced by Traumatically Brain-Injured Adults Living in the Community. Brain Inj., 9 (4), 339-353.
10) De La Cancela, V. & Hopewell, C. A. (1999)：Ethnocultural competence in the prescribing of psychotropic medications. Am. J. Psychopharmacol., 2, 454-455.
11) Devani Serio, C. & Devens, M. (1994)：Employment problems following traumatic brain injury：families assess the cause. Neurorehabilitation, 4, 53-57.

12) Delis, D. C., Kaplan, E. & Kramer, J. H. (2002)：Delis-Kaplan Executive Functional System. San Antonio, Texas：The psychological Corporation.
13) Drevets, Wayne C. & Raicle, Marcus E. (1998)：Reciprocal suppression of regional cerebral blood flow during emotional versus higher cognitive processes：Implications for interations between emotion and cognition. Cognition & Emotion, 12 (3), 353-385.
14) Engum, E. S. & Lambert, E. W. (1990)：Restandardization of the cognitive behavioral driver's inventory. Cognitive Rehabilitation, 8, 20-27.
15) Engum, E. S., Pendergrass, T. M., Cron, L., Lambert, E. W. & Hulse, C. K. (1988a)：Cognitive behavioral driver's inventory. Cognitive Rehabilitation, 6, 34-48.
16) Engum, E. S., Lambert, E. W., Womac, J. & Pendergrass, T. (1988b)：Norms and decision making rules for the Cognitive Behavioral Driver's Inventory. Cognitive Rehabilitation (November/December), 12-18.
17) Erculei, F. (1969)：The socio-economic rehabilitation of head-injured men. In：A. E. Walker, W. F. Caveness & M. Critchley (Eds), The Late Effects of Head Injury. Springfield, IL：Charles C. Thomas.
18) Fisk, G. D., Schneider, J. J. & Novack, T. A. (1998 Aug)：Driving following traumatic brain injury：Prevalence, exposure, advice and evaluations Brain Injury, 12 (8), 683-695.
19) Fisk, G. D., Novack, T., Mennemeier, M. & Roenker, D. (2002 Feb)：Useful field of view after traumatic brain injury. J. Head Trauma Rehabil., 17 (1), 16-25.
20) Formisano, R., Bivona, U., Brunelli, S., Giustini, M., Longo, E. & Taggi, F. (2005)：A preliminary investigation of road traffic accident rate after severe brain injury. Brain Inj., 19 (3), 159-163.
21) Fox, G. K., Bashford, G. M. & Caust, S. L. (1992)：Identifying safe versus unsafe drivers following brain impairment：The Coorabel Programme. Disabli. Rehabil., 14 (3), 140-145.
22) Gaiski, T., Bruno, R. L. & Ehle, H. T. (1993)：Prediction of behind-the wheel driving performance in patients with cerebral brain damage：a discriminant functional analysis. Am J Occup Ther., 47 (5), 391-396.
23) Galski, T., Ehle, H. T. & Williams, J. B. (1997)：Off-road driving evaluations for person with cerebral injury：A factor analytic study of predriver and simulator test-

ing. Am. J. Occup. Ther., 51 (5), 352-359.
24) Galski, T., Ehle, H. T., McDonald, M. A. & Mackevic, J. (2000) : Evaluating Fitness to Drive after Cerbral Injury : Basic Issues and Recommendations for Medical and Legal Communities. Journal of Head Trauma Rehabilitation, 15 (3), 895-908.
25) Garretson, M. & Peck, R. C. (1982) : Factors associated with fatal accident involvement among California drivers. J. Saf. Res., 13, 141-156.
26) Gianutsos, R. (1994) : Driving advisement with the Elemental Driving Simulator (EDS) : When less suffices. Behav. Res. Meth. Instrum. Comput., 26 (2), 183-186.
27) Gouvier, W. D., Maxfield, M. W., Schwietzer, J. R., Horton, C. R., Slipp, M., Neilson, K. & Hale, P. N. (1989) : Psychometric prediction of driving performance among the disabled. Arch. Phys. Med. Rehabil., 70, 745-750.
28) Greenshields, B. D. & Platt, F. N. (1967) : Development of a method of predicting high-accident and high-violation drivers. J. Appl. Psychol., 51 (3), 205-210.
29) Hale, Jr. P. N. (1986-1987) : Rehabilitation engineering for personal licenced vehicles (Annual Report). Ruston, Louisiana : The Center for Rehabilitation Science and Biomedical Engineering.
30) Hale, P. N., Schweitzer, J. R., Shipp, M. & Gouvier, W. D. (1987) : A small-scale vehicle for assessing and training driving skills among the disabled. Arch. Phys. Med. Rehabil., 68, 741-742.
31) Harano, R. M., Peck, R. C. & McBride, R. S. (1975) : The prediction of accident liability through biographical data and psychometric tests. J. Saf. Res., 7 (1), 16-52.
32) Harris, G. T. & Rice, M. E. (1997) : An overview of research on the prediction of dangerousness. Psychiatr. Serv., 48 (9 Sep), 1168-1176.
33) Hawley, C. A. (2001) : Returning to driving after head injury. Journal of Neurology, Neurosurgery, and Psychiatry, 70, 761-766.
34) Heaton, R. K. & Pendleton, M. G. (1981) : Use of neuropsychological tests to predict adult patients' everyday functioning. J. Consult. Clin. Psychol., 49, 807-821.
35) Hopewell, C. A. (1997) : The drivers' neuropsychological raing scale. San Diego : International Mental Health Network. ISBN : 1-58028-057-9.
36) Hopewell, C. A. (2002) : Driving assessment issues for practing clinicians. J. Head

Trauma Rehabil., 17 (1), 48-61.
37) Hopewell, C. A. & Price, R. J. (1985) : Driving after head injury. J. Clin. Exp. Neuropsychol., 7, 148.
38) Hopewell, C. A. & van Zomeren, A. H. (1990) : Neuropsychological aspects of motor vehicle operation. In : D. E. Tupper & K. D. Cicerone (Eds), The Neuropsychology of Everyday Life : Assessment and Basic Competencies. Boston : Kluwer.
39) Jackson, H. F., Hopewell, C. A., Glass, C. A., Warburg, R., Dewey, M. & Ghadliali, E. (1992) : The Katz Adjustment Scale : Modification for use with survivors of traumatic brain injury and spinal injury. Brain Injury, 6 (2), 109-127.
40) Jennett, B. & Bond, M. (1975) : Assessment of outcome after after severe brain damage. Lancet, 1, 480-487.
41) Jones, R., Giddens, H. & Croft, D. (1983) : Assessment and training of brain-damaged drivers. Am J Occup Ther., 37 (11), 754-760.
42) Kewman, D. G., Seigerman, C., Kintner, H. & Reeder, C. (1985) : Simulation training of psychomotor skills : Teaching the brain injured to drive. Rehabil. Psychol., 30 (1), 11-27.
43) Klavora, P., Gaskovski, P., Martin, K., Forsyth, R. D., Heslegrave, R. J., Young, M. & Quinn, R. P. (1995) : The effects of Dynavision rehabilitation on behind-the-wheel driving ability and selected psychomotor abilities of person after stroke. Am. J. Occup. Ther., 49 (6), 534-542.
44) Koops, D., Deelman, B. G. & Saan, R. J. (1981) : He leven na een onusio erebri—een onderzoek onder 50 traumapatienten. Groningen, Netherlands : State University, Internal Report Department of Neuropsychology.
45) Lemoine, P. & Ohayon, M. (1996) : Abuse of psychotropic drugs during driving. Encephale, 22 (1), 1-6.
46) Lengenfelder, J., Schultheis, M. T., Al-Shihabi, T., Mourant, R. & DeLuca, J. (2002) : Divided attention and driving : A pilot study using virtual reality tehnology. J. Head Trauma Rehabil., 17, 26-37.
47) Lezak, M. D. (1978) : Living with the characterologically altered brain injured patient. J Clin Psychiatry, 39 (7), 592-598.
48) Marottoli, R. A., Mendes de Leon, C. F., Glass, T. T., Williams, C. S., Cooney, L. M. Jr, Berkman, L. F. & Tinetti, M. E. (1997) : Driving cessation and increased

depressive symptoms : prospective evidence from the New Haven EPESE. Established Populations for Epidemiologic Studies of the Elderly. J Am Geristr Soc., 45 (2), 202-206.
49) McFarland , R. A., Moore, R. C. & Warren, A. B. (1954) : Human Variables in Motor Vehicle Accidents : A Review of the Literature. Cambridge, MA : Harvard School of Public Hearlth.
50) Michon, J. A. (1979) : Dealing with danger. Unpublished manuscript. Groningen, Netherlands : State University, Traffic Research Center.
51) Michon, J. A. (1985) : A critical view of driver behavior models : What do we know, what should we do? In : L. Evans & R. C. Schwing (Eds.), Human Behavior and Traffic Safety (pp. 485-520). New York : Plenum Press.
52) Mihal, W. L. & Barrett, G. V. (1976) : Individual differences in perceptual information processing and their relation to automobile accident involvement. J. Appl. Psychol., 61 (2), 229-233.
53) Miller, T. M. & Schuster, D. H. (1983) : Long-term predictability of driver behavior. Accid. Anal. Prev., 15 (1), 11-22.
54) Monahan, J. (1996 Mar) : Risk appraisal and management of violent behavior. Crim. Justice Behave., 23 (1), 107-120.
55) Monahan, J. & Steadman, H. (1994) : Violence and Mental Disorder : Developments in Risk Assessment. Chicago : University of Chicago Press.
56) Noyes, R. Jr. (1985) : Motor vehicle accidents related to psychiatric impairment. Psychosomatics, 26 (7), 569-580.
57) Oddy, M., Humphrey, M. & Uttley, D. (1978) : Stresses upon the relatives of head injury patients. Br. J. Psychiatr., 133, 507-513.
58) Overall, J. E. & Klett, C. J. (1972) : Applied Multivariate Analysis. New York : McGraw-Hill.
59) Parasuraman, R. & Nestor, P. (1993) : Attention and driving. Assessment in elderly individuals with dementia. Clin Geriatr Med., 9 (2), 377-387.
60) Peck, R. C. & Kuan, J. (1983) : A statistical model of individual accident risk prediction using driver record territory and other biographical factors. Accid. Anal. Prev., 15 (5), 371-393.
61) Pettis, R. W. (1992) : Tarasoff and the dangerous driver : a look at the driving cases. Bull Am Acad Psychiatry Law, 20 (4), 427-437.

62) Pietrapiana, P., Tamietto, M., Torrini, G., MEzzanato, T., Rago, R. & Perino, C. (2005) : Role of premorbid factors in prediction safe return to driving after severe TBI. Brain Inj., 19 (3), 197-211.
63) Rapport, L., Hanks, R. & Bryer, R. (2006) : Barriers to Driving and Community Integration After traumatic Brain Injury. Journal of Head Trauma Rehabilitation, 21 (1), 34-44.
64) Rao, V. & Lyketsos, C. G. (2002) : Psychiatric aspects of traumatic brain injury. (J. L. Levenson, C. G. Lyketsos & P. T. Trzepacz, Eds.) Psychiatry In The Medically Ⅲ ; The Psychiatric Clinics Of North America, Volume 25, Number Ⅰ, March, 43-69.
65) Schuster, D. H. (1968) : Prediction of follow-up driving accidents and violations. Res. Rev. (March), 17-21.
66) Schultheis, M. T. (1998 Dec) : PhD Thesis, Drexel University, Philadelphia, PA.
67) Schultheis, M. T. & Mourant, R. R. (2001) : Virtual Reality and Driving : The Road to Better Assessment of Cognitively Impaired Populations. Presence : Teleoperators and Virtual Eivironments, 10 (4), 436-444.
68) Schultheis, M. T., Matheis, R. J., Nead, R. & DeLuca, J. (2002 Feb) : Driving behaviors following brain injury : Self-report and motor vehicle records. J. Head Trauma Rehabil., 17 (1), 38-47.
69) Schultheis, M. T., Rebimbas, J., Ni, A., Edwards, W. T., DeLuca, J. & Millis, S. R. (2004) : riving and acquired brain injury : The cognitive correlates of speed management in a virtual environment. Archives of Clinical Neuropsychology, 19 (7), 905.
70) Schultheis, M. T., Simone, L. K., Roseman, E., Nead, R., Rebimbas, J. & Mourant, R. (2006) : Stopping behaviora in a VR driving simulator : A new clinical measure for the assessment of driving? IEEE-Engineering in Medicine & Biological Science, 4921-4924.
71) Selzer, M. L., Rogers, J. E. & Kern, S. (1968 Feb) : Fatal accidents : The role of psychopathology, social stess, and acute disturbance. Am. J. Psychiatr., 124 (8), 46-54.
72) Sivak, M., Hill, C. S. & Olson, P. L. (1984) : Computerized video tasks as training techniques for driving-related perceptual deficits of persons with brain damage : A pilot evaluation. Int. J. Rehabili. Res., 7 (4), 389-398.

73) Stahl, S. (1996)：Mechanism of action of serotonin selective reuptake inhibitors serotonin receptors and pathways mediate therapeutic effects and side effects. J. Affective Disorders, 51 (3), 215-235.
74) Stokx, L. C. & Gaillard, A. W. (1986)：Task and driving performance of patients with a severe concussion of the brain. Journal of Clinical and Experimental Neuropsychology, 8 (4), 421-436.
75) Texas Department of Public Safety (1985)：Motor Vehicle Traffic Accidents. Austin：Texas Department of Public Safety.
76) Timm, H. & Hokendorf, H. (1994)：Possibilities of driver fitness diagnosis and training using a stationary training car. Rehabilitation (Stuttg), 33 (4), 237-241.
77) Tsuang, M. T., Boor, M. & Fleming, J. A. (1985)：Psychiatric aspects of traffic accidents. Am. J. Psychiatr., 142 (5), 538-546.
78) Wallace, J. E. & Crancer, A. (1971)：Licensing exams and their relation to subsequent driving record. Behav. Res. Highway Saf., 2, 53-65.

第6章

自動車運転と認知症

(Gillian K. Fox, C. Alan Hopewell, Emily Roseman and Maria T. Schultheis)

はじめに

　高齢ドライバーの増加とともに，高齢ドライバーの年間総走行距離も増加の一途をたどっている（Ball et al. 1998）。高齢ドライバーの増加は，認知症を呈する高齢ドライバーの増加に直結するため現在では大きな社会的問題となっている。認知症は，認知能力や視運動能力といった機能障害が生じるだけではなく，運転も含めた日常生活活動に大きな影響を与える点を強く認識する必要がある。また，認知症は，その病気のために能力が低下し，自動車運転中の事故リスクが高まっていることを自ら判断し，内省する能力をも低下させてしまう。同時に，多くの認知症は進行性であるが，特に初期は潜行性であるため，患者，家族，医療従事者が気づきづらいという側面を有している。

　アルツハイマー型認知症は，もっとも知られている認知症の一つであり，推定で65歳以上の高齢者の11.6％，85歳以上の47.8％が罹患している（Evans et al. 1989）。アルツハイマー型認知症は様々な認知機能障害を呈し，着実に進行する。そして，自動車運転も含めた日常生活に大きな影響を及ぼすことになる。個人の運転能力を知ることは，本人の安全性を確保することはもちろん，第3者の安全を確保するという点においても非常に重要である。したがって，医療従事者が常々直面している難題は，認知症患者が運転を継続できるのか否か，いつ運転を中止すべきなのかという点である。アルツハイマー型認知症は他の種類の認知症よりも圧倒的に比率が多いため，本章では主としてアルツハイマー型認知症の自動車運転について触れる。一つ重要なことは，認知症と自動車運転に関する先行研究の対象者には様々な認知症が混在している点である。各研究の知見には，この対象者群から得られたものであることを忘れてはならない。加えて，認知症だけではなく，その年齢

層に当たる健常高齢者の自動車運転に関する研究もこれまでに多く報告されている。本章では，自動車運転評価をレビューし，認知症の自動車運転について概観する。その他の認知症と自動車運転に関するレビューについても簡単に紹介する。

I 概観

　認知症ドライバーの事故リスクに関する公衆衛生は実際のところはっきりとわかっていない。認知症ドライバーは運転距離が少なくなり，自主的に運転を行わなくなることが知られているが，一方では，中には自己内省機能が低下しているがために，運転中止を自己決定したり，いつ危険な運転を犯してしまうかを判断できない認知症患者も存在する（Morris 1997）。免許更新時に行われる視力検査や周辺視野検査は，高齢ドライバーの事故リスクを予測できないことが明らかになっている（Ball 1997）。一方で，免許更新時に行われる視力検査の結果は死亡事故と関連することも報告されている（Levy et al. 1995）。

　いくつかの運転に関する後方視研究は，認知症と診断された患者でも運転を継続している者が存在し，中には運転中断を拒む者も存在するようだが，自動車事故を起こす可能性が高いことを示している（Friedland et al. 1998, Lucas-Blaustein et al. 1988, Gilley et al. 1991, Dubinsky et al. 1992, Logsdon et al. 1992, Tuokko et al. 1995）。注目に値する研究が2つ報告されており，アルツハイマー型認知症の診断を受けて運転を中断した者はたったの50％であったという（Friedland et al. 1988, Drachman & Swearer 1993）。他の2つの後方視研究では，アルツハイマー型認知症の診断を下す際に，同時に運転の中断も伝えるべきであると推奨している（Friedland et al. 1988, Lucas-Blaustein et al. 1988）。しかしながら，この2つの研究は後方視研究という手法が災いしており，事故歴の情報収集のみに依存したため，個人の運転習慣の情報が欠けていた。Tuokkoら（1995）は165名の認知症ドライバーの運転記録（保険請求の際に記録される）を振り返り，認知症ドライバーは一般ドライバーに比べ，実に2.5倍もの確率で事故を起こしていたことを報告している。一方，各州が管理している記録に基づいた調査では，認知症ドライバーの事故頻度や交通法違反の数は一般ドライバーと有意な差はないとす

る報告もある（Trobe et al. 1996）。しかしながら、この研究では、走行距離に対する事故頻度を計算していないため、基本的に走行距離の少なくなる認知症ドライバーが事故を起こす頻度が一般ドライバーと同程度になる可能性が否定できない。最近では、Carrら（2000）は、CDRにて軽度と判定された63名の認知症ドライバーの事故頻度について、運転習慣を統制した上で、州の管理する直近5年の記録を一般ドライバーと比較したところ、有意な差は無かったと報告している。彼らはこの報告の中で、対象とした認知症ドライバーは軽度であり、運転技能に影響を与えるほどの機能低下がなかったのかもしれないと記述している。

自動車事故で死亡した98名の神経病理所見を調べた研究では、対象の33％がアルツハイマー型認知症を示唆する病理所見を持っており、既にアルツハイマー型認知症に罹患していたことを示唆している（Johansson et al. 1997）。この知見は、アルツハイマー型認知症に起因した事故がこれまで考えられていた以上に起きている可能性を示している。アルツハイマー型認知症と診断されたにも関わらず、運転を継続してしまう患者が存在するという点に関連して、ある研究では、高齢者医療・介護審査チームのメンバー73.7％が、運転を中止するよう促しても、運転を一向に中止しない対象者がいることに頭を抱えていることが報告されている（Fox et al. 1996）。

運転中止の判定は、例えばアルツハイマー型認知症の診断を下すだけでなく、実際の運転技能を評価することが推奨されている（Drachman 1988, Dobbs 1997, Carr et al. 2000）。Drachman（1988）が診断のみで運転中止を告げることに反対する理由として、初期のアルツハイマー型認知症では機能低下が非常に緩やかである点を挙げている。また、彼は、実は運転の可能性があるにも関わらず、診断を下すだけで運転を中止することは、特に軽度や治療可能な認知症の場合に、運転を再開できる機会を奪いかねないと警告している。O'Neill（1992）は、Friedlandら（1988）やLucas-Blausteinら（1988）が運転評価をする時点では、運転技能が顕著に低下しているアルツハイマー型認知症患者は少ないと指摘していることを受け、アルツハイマー型認知症と診断を下しただけで運転を中断することは不適切であるという意見を支持している。さらに、特に初期の段階では、アルツハイマー型認知症の症状や進行の程度にはかなりの個人差があるため、運転中止の判断基準として診断名だけを用いることは不適切である（Haxby et al. 1992）。高齢ドライバーの数、認知症の発症リスク、アルツハイマー型認知症の事故が増加して

いくことを想定すると，事故リスクのあるドライバーを発見する手続きやアルツハイマー型認知症の運転技能を評価する方法を確立することがますます必要になってくる。

II 評価

　文献によると，アルツハイマー型認知症の運転能力を評価するためには3つの主要な戦略がある；実車前運転評価，運転シミュレーターによる評価，路上運転評価である。これから紹介する研究では，アルツハイマー型認知症をはじめ，その他の認知症や高齢ドライバーを対象としている。

1. 実車前運転評価
1) Mini Mental Status Examination（MMSE）

　MMSE（Folstein et al. 1975）は認知症の重症度を測定する検査であり，運転評価の一指標として単独で用いたり，他の神経心理学的検査と組み合わせて用いられる（Lucas-Blaustein et al. 1988, Gilley et al. 1991, Logsdon et al. 1992, Hunt et al. 1993, Odenheimer et al. 1994, Fitten et al. 1995）。MMSE自体は自動車事故を起こしたアルツハイマー型認知症とそうでない認知症を鑑別する検査ではないが（Friedland 1988, Lucas-Blaustein et al. 1988, Gilley et al. 1991），一般的にはMMSEの低スコアは運転の中止を示唆する所見である（Lucas-Blaustein et al. 1988, Dubinsky et al. 1992, Logsdon et al. 1992）。MMSEは，特に高齢ドライバー（平均年齢70歳，範囲57〜83歳）の交差点での事故を予測する有力な指標とされている（Ball & Owsley 1991）。Odenheimerら（1994）は，30名の高齢ドライバーの運転行動とMMSEの間に強い相関があり，低スコアの6名は認知症と診断を受けていたことを報告している。しかしながら，MMSEのカットオフ境界域にある対象者の事故リスクに関しては，明確な結論は出せないと指摘している。この結果から，彼らはMMSE単独で運転中止などを決定すべきではないと警鐘を鳴らしている。Fittenら（1995）は，複数の認知課題と運転評価の関連性を検討している。対象者には2名の認知症患者が含まれていた。彼らもまた，MMSEの事故リスクの判別力に限界があることを指摘している。MMSEスコアの上限域にある対象者の運転評価の結果にはばらつきがみられ，MMSEを運転評価のスクリ

ーニングとして使用することに限界がある．事故リスクを予測する上での感度と特異度は不十分であるため，MMSEを用いて個々の認知症患者の運転能力を評価することは不適と考える立場が一般的である．

2) 認知検査

認知症患者を対象にした，認知検査あるいは神経心理学的検査と運転行動の関連性については，いくつかの報告が散見される（Kapust & Weintraub 1992, Hunt et al. 1993, Odenheimer et al. 1994, Fitten et al. 1995, Fox et al. 1997）．2001年にイギリスで報告された興味深い研究結果によると，92名の心理士のうち70％が運転適性の判断に神経心理学的検査を用いているものの，約半数の心理士がその結果に疑念を抱いている（Christie et al. 2001）．

2名のアルツハイマー型認知症を対象としたある調査では，両者とも認知検査において軽度から中等度の認知機能低下を示していたが，一方の患者のみ路上評価にて成績不良を示している（Kapust & Weintraub 1992）．他の報告では，12名の最軽度なアルツハイマー型認知症患者，軽度アルツハイマー型認知症患者13名，健常高齢者13名を対象に路上評価を行っている（Hunt et al. 1993）．その結果，軽度アルツハイマー型認知症の40％（5名）が明らかに路上評価で不良な成績を示したが，残りのすべての対象者は路上評価を合格している．この研究では，運転能力に対する対象者の自己評価票，家族による対象者の運転調書いずれにおいても，路上評価の結果を予測できているとは言えなかった（Hunt et al. 1993）．また，この研究で用いられる路上評価は一部しか標準化されていないものであるが，注意機能，言語機能，視空間機能が路上評価の結果との関連性を認めていた．彼らは，アルツハイマー型認知症の運転適性を評価する際，路上評価は必ず行うべきであると主張している．一方，神経心理学的検査に関しては，ある程度の運転能力を予測するという観点から今後の検査の開発が必要であると述べている．

Fittenら（1995）は，軽度アルツハイマー型認知症を2群，対照群を3群設定し，路上運転能力と注意，知覚，記憶に関する認知検査結果の関連を分析している．その結果，路上評価の結果をもっとも反映した検査は，Sternberg Memory Test，MMSE，視覚探索課題であった．Foxら（1997）は，日常的に運転を継続しているアルツハイマー型認知症患者（NINCDS-ADRDAでprobalbeと判定）の医学的検査，神経心理学的検査と標準化された路上評価の結果の関連を検討し，明らかに路上評価結果と相関する神経心理学的検査は

ないと報告している（Fox et al. 1997）。Bieliauskas ら（1998）は，9名のアルツハイマー型認知症患者と年齢で統制された9名の健常高齢者を対象として，種々の神経心理学的検査と路上評価結果の関連を分析している。その結果，健常高齢者の路上運転でのミスと関連する神経心理学的検査は無く，Shipley Institute of Living Scale と Southern California Figure-Ground Test のみがアルツハイマー型認知症の路上運転評価の結果と関連していることが明らかとなった。彼らは，神経心理学的検査それ自体は路上運転で生じるミスを予測するには精度が低いと結論付けると同時に，神経心理学的検査は既に学習された技能を予測するというよりは，とっさに判断をしたり，適切な反応を行う能力の予測に適しているのではないかと推察している（Bieliauskas et al. 1998）。

高齢者を対象とした研究で，注意機能を測定する一環として有効視野検査が行われている。有効視野とは視覚性注意における前注意過程の初期に関連しており，眼球や頸部の動きを伴わずして素早く視覚情報を得ることのできる視野領域である（Ball 1997）。有効視野範囲は，認知機能障害の有無に関わらず，高齢者の衝突事故，特に交差点での衝突事故と関連がある。Ball（1997）は，たとえアルツハイマー型認知症であっても認知機能の低下が軽度であり，有効視野が保たれている場合は，有効視野も保たれている健常高齢者と事故頻度は大きく変わらないことを報告し，認知症を単に診断するのではなく，対象者の行動に基づく評価のほうが，事故リスクのある者とそうでない者を鑑別するのに有効であると結論付けている。

Duchek ら（1997, 1998）は，健常高齢者，軽度アルツハイマー型認知症，最軽度のアルツハイマー型認知症を対象に，視覚性注意機能をより細かく分類し，各要素と路上運転評価の関連性を分析している。3つの視覚性注意課題（視覚探索，視覚認知，有効視野），その他にいくつかの神経心理学的検査と路上運転評価の関連を検討した。その結果，有効視野範囲が狭いほど認知症の重症度が高まることが明らかとなった。また，有効視野が路上評価の成績とも関連することも明らかとなった。しかしながら，注意すべき点は，有効視野検査は軽度のアルツハイマー型認知症には実施が困難な場合が多く（29名中6名しか行うことができなかった），そのような対象者でも実施可能な有効視野検査が今後必要である。路上運転の成績に関しては，認知症重症度の進行に伴い低下することが示されている。視覚性注意課題の指標に関しては，視覚探索課題におけるエラー頻度と反応時間が路上評価の成績を予測するも

っとも有効な指標であった．その他の神経心理学的検査においては，Boston Naming Test の成績のみが有効な指標であった．しかしながら，路上運転能力の指標としては，視覚探索能力がその他の神経心理学的検査や全般的認知機能の指標より優れた予測精度を示していた．これらの結果から，Duchek ら (1997, 1998) は，全般的な認知機能の高さは確かに安全運転の指標に成り得るが，アルツハイマー型認知症においては，選択的注意（視覚探索）に関わる検査が鑑別には有効であると結論付けている．

Traffic Sign Naming Test は 10 個の道路標識を同定する簡単な検査であるが，70 名のアルツハイマー型認知症の 74 ％を，年齢・性別・教育歴・社会的地位で統制された健常高齢者 66 名から鑑別することが可能である（Cox et al. 1998）．健常高齢者の 11 ％を認知症と誤判別してしまうが，Carr のグループでは，この検査が運転能力のさらなる精査が必要となる対象者を鑑別しうると述べている．Traffic Sign Recognition Test は既にノースカロライナ州の免許更新時に導入されている（Stutts et al. 1998）．ノースカロライナ州の免許更新の対象となった高齢ドライバー 3,238 名に基づくデータによると，Traffic Sign Recognition Test を含む 5 つの認知検査が事故頻度と相関する（Stutts et al. 1998）．この研究では，免許更新時から過去 3 年間の事故履歴に基づいて分析が行われた．結果は，認知機能の低下した高齢者の事故頻度が高いという先行研究の結果と一致していた．この先行研究では，年齢，人種，運転習慣が統制されていた．しかしながら，この研究で用いられた個々の認知検査は，事故リスクが極めて高い高齢者のスクリーニングには適していなかった（Stutts et al. 1998）．

407 名の高齢ドライバー（62 歳以上）を対象としたある調査では，設定されたコースでの路上運転でみられた危険運転行動と注意，知覚，認知，精神運動，視覚機能を指標とした課題に有意な相関を認めている（r＝0.3-0.5）(McKnight & McKnight 1999)．すべての認知能力を合計した総合点を指標にすると，80 ％のインシデントドライバーを鑑別できるが，残り 20 ％はインシデントを起こさないドライバーであった．彼らは認知能力間の相関が非常に高かったことを受け，認知能力 1 つを指標として取り出し，事故リスクの可能性があるドライバーを同定することには注意が必要であると警鐘を鳴らしている．84 名の高齢ドライバー（65 歳以上）を対象とした近年の研究では，運動知覚，有効視野，思考の柔軟性，選択的注意の 4 つの認知機能検査を指標とすると，路上評価の総合点数の 64 ％が説明できると報告されている（De

Raedt & Ponjaert-Kristoffersen 2000a)。しかしながら，神経心理学的検査では自己申告された事故の19％しか説明できず，認知検査の結果と事故リスクは複雑の関係性にあることが示唆できる。事故リスクの調査を行うには，運転上で生じる障害の同定だけではなく，代償方略を取れる能力を有しているか否かといった評価も必要になると思われる（De Raedt & Ponjaert-Kristoffersen 2000b）。

　異なる知見が報告されていることは否めないが，認知症患者に対する認知検査の使用と運転能力の関連について一致した見解もある。Regerら（2004）のメタ分析研究にこの内容が詳しく要約されている。27編の原著論文を対象としたメタ分析で，対照群を用いた検討を行った場合，認知検査の結果と路上評価や実車前評価（例えば，シミュレーター検査）の間には統計学的に有意な関連があることを示している。一方で，対照群を設けない研究報告では，より詳細な検査との関連性，つまり，視空間性検査や知的検査（例えば，MMSE）と路上評価や実車前評価の間に関連性が見出されている。これらの結果から，彼らは，認知検査ないし神経心理学的検査は運転能力を予測することができると結論付けている。しかしながら，個人の運転適性を判断する具体的検査値は明確ではない（Reger et al. 2004）。

　認知機能に加え，特に認知症患者の病識の低下が運転に与える影響について注目が集まっている。約8割のアルツハイマー型認知症患者は病態失認，あるいは障害に対する認識の低下を示すと考えられている（Reed et al. 1993）。また，認知症の重度化は病識の欠如を強めることも知られている（Sevush & Leve 1993, Ott et al. 1996）。ここで重要な点は，このような事実があるにも関わらず，実際に運転を中止したり，何らかの制限を設ける場合がほとんど無いということである。例えば，Huntら（1997）は，路上評価で運転適性を持たないと判定されたアルツハイマー型認知症患者の38％は，自分の運転は安全であると考えていたと報告している。今日まで，多くの研究が運転能力の低下をきたす認知基盤に焦点が当てられてきたが，具体的な運転行動を完全に説明できるような知見は得られていない。現在では，認知検査のみで運転行動を予測することは困難であるという点において多くの研究者が一致した見解を示している（Cox et al. 1998）。あるレビュー研究の結果によると，自己の感覚や認知機能の衰えを認識している高齢者は，自身の運転中止，運転習慣の変更を行うことが多いという（Kington et al. 1994）。Cotrell & Wild（1999）は，注意力低下に対する自己認識は，自分の運転行動を適宜制限する

ことにつながることを報告している。しかしながら，注意力に関する病識は，注意力に関連する運転行動の制限につながるのみであり，病識領域特異性が存在する。この点に関して，アルツハイマー型認知症と対照群を設定し，病識質問紙，運転能力質問紙，路上評価，路上評価後の安全運転に関する評価を行い，病識と実際の運転関連能力との矛盾について検討されている（Wild & Cotrell 2003）。結果は，アルツハイマー型認知症，対照群ともに，病識の低い対象者は運転技能の低さを示していた。この傾向はアルツハイマー型認知症のみで分析を行うと，さらに強い傾向を示した。異なる病識評価を用いた研究も報告されているが，病識は個人差が大きく，また用いる評価によっては個人内でも違いが生じる。たとえ，自分の認知機能の低下を認識している場合でも，その障害が運転場面でどのような結果につながるかを気づいているとは限らないのである。

3）医学的評価

認知症患者の運転が社会の安全性の危機を招いていることを示すデータが増加の一途をたどっていることに加え，医師が高齢者や認知症患者の運転能力を判断する機会が増えているにも関わらず，運転可否を判断するガイドラインは皆無に等しい。1993年の北米における運転免許交付と医学的報告に関するレビューによると，13の行政管轄区が，医師が事故リスクのあるドライバーを報告することを義務付けている。また，11の行政管轄区が，ドライバーの運転行動から医師を法的に保護することを明示し，20の行政管轄区が，報告そのものを非公開として扱っている（Poser 1993）。さらに，12の管轄区が，リスクドライバーの報告を行う医師に法的権限を認めているが，報告自体の義務付けは行っていない。カリフォルニアでは，1988年以来，陸運局への報告の前に医師が保健局に認知症症例を報告することを求めている。

イギリスでは，医師の指示があることを前提に，安全運転に影響を及ぼす可能性のある診断を受けた有免許者（つまり，患者）は，免許交付機関へ通知を行うことが求められている（King et al. 1992）。オーストラリアでは，医療機関が運転適性を評価するための共通のガイドラインとその評価に関連する法的義務が免許交付機関に委ねられている。この法規の下では，妥当な手続きに基づいて運転適性を交付機関に報告した者の政治責任や刑事責任が問われることはない。

Reuben（1993）は，事故リスクのないことを医師が正確に判断するための

科学的根拠が乏しい現状に危機感を抱いている。先行研究に目を通す限り，ほとんどの国が事故リスクのある認知症患者と事故リスクのない患者を鑑別することを医師の法的責任としているにも関わらず，鑑別のための医学的評価に触れた報告はほとんどない。すなわち，ある対象者が安全な運転を行うことができるという医学的判断は法的には医師に委ねられているにも関わらず，その評価過程を補助する情報や資料が不足している現状にある。ある研究では，19名のアルツハイマー型認知症ドライバーを対象として，医学的評価と路上評価の関連性を調査している（Fox et al. 1997）。その結果，いずれの医学的評価指標にも路上評価結果と関連する指標はなく，さらには運転能力に関する医師の予測と最終的な運転能力の程度にも関連を認めなかった。彼らは，これらの結果は，対象者の中に医学的評価で異常を示した者が少ないことを示唆しており，視野欠損のように直接運転に影響する要因を持つ者を除いて，医学的評価のみで運転適性を決定することは妥当ではないと結論付けている（Fox et al. 1997）。認知機能障害に運動障害や視覚障害を伴う場合など，複数の機能障害を持っているか否かという視点は，特に高齢ドライバーでは非常に重要である。それぞれの障害が単独では大きな影響を及ぼさない場合でも，複数の障害が相乗的に事故リスクを増大させるからである。Fitten (1997) は，医師の立場からすると，特に初期あるいは軽度認知症の場合は，倫理観や法規に基づく報告を行ったとしても，その過程には多くの問題が潜んでいると指摘している。したがって，事故リスクにつながる疾患固有の評価プロトコルの必要性，その評価結果に基づいて行う免許交付機関あるいは関連行政機関への報告方法の整理の必要性を提言している。

　2000年に，米国神経学会からアルツハイマー型認知症と自動車運転に関する臨床指針が発刊された（Dubinsky et al. 2000）。その指針では2点が推奨されている。まず1つ目は，Clinical Dementia Rating (CDR) が1もしくはそれ以上のアルツハイマー型認知症患者の運転は推奨されないという点である。これは，このレベルの認知症を患うと運転時のミスが増加し，結果として事故リスクが高まるからである。2つ目は，CDR 0.5に該当した者は，詳細な運転評価を実施することが推奨されている点である。また，6ヵ月ごとに認知症の進行度の評価と運転評価を行うことが推奨されている。このフォローアップ期間の妥当性は，58名の健常高齢者，最軽度のアルツハイマー型認知症患者21名，軽度アルツハイマー型認知症患者29名を対象とした前方視調査で検証されている。調査では，6ヵ月に1回，路上評価を3年間継続して行い，運

転可能であるかを指標とした生存曲線を求めている。その結果，最軽度ならびに軽度アルツハイマー型認知症の最適フォローアップが6ヵ月であることが示された（Duchek et al. 2003）。近年のシステマティック・レビューで，適切なフォローアップ頻度の根拠について触れている論文は，認知症と自動車運転に関する論文164編の中でたったの16編のみであった（Molnar et al. 2006）。これらのうちわずか3編のみが，具体的なフォローアップ期間について言及していた。著者らは，さらなる縦断的研究が必要であり，その間に認知症の進行を示すデータが今後の推奨ガイドラインの作成の一助となると結論付けている。

医師のためのガイドラインが有益な情報を提供している一方で，例えばガイドラインに示された評価指標を用いたとしても，アルツハイマー型認知症とその家族が運転を中断するという医師の奨めを受け入れないといった現実的な困難さが存在していることも事実である。また，自動車運転の評価を実施する者がどんなに優秀であったとしても，路上評価ですべての道路や市街地の運転場面を評価することが不可能であること，運転評価に関わる費用の負担を患者に強いる可能性があることを念頭におく必要がある（Foley et al. 2001）。

以上述べてきたように，"医学的"運転能力の判定過程の責任は医師に置かれているにも関わらず，標準化され，評価効率の高いガイドラインが存在していないため，診療上多くの困難を生じているのが現状である。また，実際の自動車運転は時々刻々と変化する状況への対応が求められる複雑な活動であるため，安全運転というアウトカムに対する個別の生理学的検査の妥当性には疑問を持たざるを得ない（Reuben et al. 1988）。

2. 運転シミュレーター

工学技術の進歩により，比較的安価で購入可能な運転シミュレーター，相互干渉式運転シミュレーターが増えている。それに伴い，アルツハイマー型認知症やその他の疾患を対象とした，シミュレーターを用いた運転行動評価に関する報告が近年増えている。しかし，研究によって使用しているシミュレーターが異なるという難点もある。一般的なシミュレーターは相互干渉式ではないため，使用者の操作や反応がシミュレーター画面上に反映されることはなく，現実感の希薄な課題と言わざるを得ない。ある研究では，相互干渉式ではないシミュレーターの結果は，実際の路上評価の結果と関連しない

ことを報告している（Galski et al. 1992, Hopewell & Price）。近年では，現実感を高めるために様々な道路状況を呈示できる相互干渉式のシミュレーターが開発されている（Brouwer & Van Zomeren 1992, Reinach et al. 1997, Cox et al. 1998, Cox et al. 1999, Rizzo et al. 2001）。

　先行研究では，probable AD と診断された患者41名を対象として，一般的なシミュレーターの結果と，MMSE, Katz-ADL（activities of daily living；日常生活活動），Lawton-IADL（instrumental activities of daily living）の結果を比較している（Shua-Haim & Gross 1996）。MMSEの結果に関しては，23点以上の患者は，23点未満の患者に比べ，シミュレーターの結果が良好であった。ADLとIADLの評価とシミュレーターの結果には関連を認めなかった。これらの結果から，MMSEが22点以下の患者は路上評価を受けるべきであるという点と運転シミュレーターの妥当性の検証の必要性を述べている（Shua-Haim & Gross 1996）。別の研究では，アルツハイマー型認知症と診断された80歳の男性（過去3年間に2度の衝突事故を起こしている）を対象に，衝突回避のシナリオを持つ相互干渉式のシミュレーターを用いて検討を行っている（Reibach et al. 1997）。この研究では，シミュレーター上での事故状況の詳細を衝突の瞬間までの運転速度，走行軌跡，ハンドルの位置，ペダルの位置，ドライバーの視線を指標に分析を行っている。また，衝突前の反応特性について，不適切な反応からまったく反応の無いものまで記述を行った。分析の結果，シミュレーターでの衝突事故は路上での対象者の事故歴と一致していた。著者らは，相互干渉式シミュレーターは，ドライバーと観察者にとって怪我の危険性なく，ドライバーが安全な状態で，直接的に事故を予測することができると結論付けている。

　近年，認知症ドライバー18名と非認知症高齢ドライバー12名の運転行動を，相互干渉式シミュレーターで比較した研究が報告されている。このシミュレーションのシナリオには，交差点に進入してくる車両に対して反応する場面が含まれている。衝突を避けるためには，ドライバーは，差し迫った時間内で，道路状況を知覚，注意，判断し，回避的な計画を立て，アクセル・ブレーキ操作，ハンドル操作を行わなければならない（Rizzo et al. 2001）。結果，アルツハイマー型認知症18人中6人（33％）がシミュレーターで衝突を起こしていた。ちなみに，非認知症高齢ドライバーの中には，衝突を起こした者は存在しなかった。注目すべきことは，この非認知症高齢ドライバーの中にも，交差点への進入前に，危険場面を予測したと判断できる運転行動を示し

た対象者は誰一人いなかった点である。これらの結果から，著者らは，十分に練られた運転シナリオを用いて評価しない限り，シミュレーターを用いて運転適性を予測することは難しいと結論付けている（Rizzo et al. 2001）。

Szlyk ら（2002）は神経心理学的検査と運転シミュレーターの関連性を検討している。この研究では，神経心理学者が臨床で用いる12の検査が採用されている。同時にシミュレーターの操作を22名（67歳～91歳）の対象者に実施している。対象者MMSEを参考に対照群，疑認知症群に分類された。結果，疑認知症群は有意に運転スピードが遅くなり，車線変更時に問題を起こす頻度が高いことが示された。

いくつかの研究は報告されているが，相互干渉式運転シミュレーターの予測妥当性の検証は未だ行われていない。実際には，シミュレーターを用いて評価した対象者のその後の事故歴を調べるといった手続きをしない限りは，検証には限界があるかもしれない。Cox ら（1999）は，相互干渉式運転シミュレーターが高齢ドライバーの将来的な事故を予測するかどうかについて調査している。ドライバーは，シミュレーターの点数に基づいて高事故リスク群もしくは低事故リスク群に分類された。その後の自己報告書に基づき，1,600km 当たり高事故リスク群は47回，低リスク群は6回の事故を起こしていることが明らかとなった（p＝0.04）。運転シミュレーターの開発のみならず，事故リスクや路上運転能力の予測妥当性について検証を進めていかなくてはならない。

3. 路上運転評価

路上運転評価は，認知症ドライバーの運転技能評価の"ゴールドスタンダード"として位置づけられているが，その妥当性や信頼性について検討した報告はほとんど散見されない。研究の多くは，免許が取り消しになる可能性がある認知症ドライバーを対象とすることが困難であるため，小さなサンプルサイズとなっている。

数名の認知症患者を含む高齢者を対象としたある研究において，一定の道順と同じ車種を使用し，天気の良い日の決まった時間に実施する路上評価が，Odenheimer ら（1994）によって開発された。交差点，右左折，合流，道路標識や信号への反応，直進運転，3ヵ所での右左折といったより複雑な行動が68点で評価される。課題をパスするためには，その課題のすべてにおいて，適切な行動を正確に実行しなければならない。それには，周囲の環境，車の位

置，速度，信号での右左折を把握するという行動が含まれている。運転の指示は，1段階命令として対象者に提示され，対象者が進路を決定する必要はない。この課題は，的確な判断に基づいた運転という操作的な側面を重視していることが明らかである。この課題の信頼性と妥当性は，運転走行中の採点と教習指導員の総合評価の関連性，そして，走行中の平均点数と認知機能の測定値の関連性から検証されている（$r = 0.74$, $p < 0.01$）。著者らは，免許交付機関には広く受け入れられているものの，教習指導員が用いている評価基準は運転行動に関する特定の情報が欠如しているのではないかと結論付けている。

標準化された評価の別例としては，交通量が適度に少ない土曜日の朝に病院敷地内を路上評価として走行した報告がある（Fitten et al. 1995）。この研究では対象者を2つの軽度認知症群と3つの対照群に分けている。約4kmの運転コースで6つのステージからなる路上評価であり，それぞれのステージは，運転の複雑さが様々に設定されている。運転の様子は運転席の真上の屋根に取り付けられた広角カメラにより記録された。教習指導員は運転の様子を減点方式でスコア化する。採点項目の8割は，各ステージであらかじめ決められたものであるが，残りの2割は，路上での適切な判断ができているか，教習指導員による介入があったかどうかといった採点項目である。興味深いことに，著者らは，路上評価の妥当性を検証する中で，この研究に参加する前の2年間ですべての高齢者が衝突事故や違反切符を切られているという情報を得ていた。また，有意ではなかったものの，この路上評価と1,600km当たりの衝突事故や違反切符歴に負の相関を認めた。

Huntら（1997a）は，路上運転評価法の開発に向け，アルツハイマー型認知症患者（最軽度36名，軽度29名）と年齢を一致させた健常コントロール58名に対して，評価者間信頼性と再テストによる信頼性を検証した。彼らの評価には，例えば，交差点進入時の判断のように，高齢者の交通事故と関連する運転行動が含まれている。また，道路状況や交通量など様々な状況が想定できる評価経路を作成している。再テスト信頼性は，初回の路上評価と1ヵ月後の評価の結果で検証している。路上評価の結果は，総合判定（教習指導員と研究調査者が，別々に「安全」「境界」「危険」と3段階評定を行う）と採点（研究調査者が，事前に設定した場所で，特定の操作方法を3段階で点数化する）で示された。特に関連性が認められたのは，運転行動の総合判定と認知症の重症度であった。また，採点値と総合判定とに関連を認めた。評価者間

信頼性に関しては，教習指導員と研究調査者で0.85であり，3名の研究調査者間では0.96であった．教習指導員の総合判定における再テスト信頼性は0.53であり，採点値は0.76であった．総合判定で「境界」と判定された群は総合判定の再テスト信頼性が低い傾向にあった．

Huntら（1997a）は，アルツハイマー型認知症は，発症してからある一定期間は安全運転を継続できるが，たとえ軽度であっても運転行動に何らかの影響を与えると結論付けている．事実，彼らの研究対象者の約半数が，運転に自信が持てないという理由から本研究への参加を辞退していた．特に，判定の結果「危険」に該当した対象者の多くが，自分の運転技能に不安を感じたまま，研究に参加していた．著者らは，総合判定の再テスト信頼性が低い値を示したことは，路上評価に使用した経路の違いによる運転行動の変化に起因していると推測している．また，Huntら（1997b）は，運転行動の質的観察内容と介助者の報告書の結果から，認知機能障害を持つドライバーは交通の流れに合わせるために，他のドライバーの動きを参照する傾向があり，そのために，ある場面から次の場面へと状況が変わる際に，周囲の刺激の影響を受けやすいのではないかと推察している．

別の研究では，19名のprobable ADと診断されたアルツハイマー型認知症患者を対象として，公道での運転評価を実施している（Fox et al. 1997）．この運転評価では2名の評価者がそれぞれ「合格」「不合格」を判定している．また，一方の評価者が種々の運転行動を点数化し，運転行動の全体得点を算出している．1名を除いてすべての対象者が運転を継続しており，また，今後の運転継続を希望していた．重要な点は，12名の対象者が実施した運転評価で「不合格」に該当し，残り7名は「合格」と判定された点であった．罹患期間と最終評定に関連は認めなかった．この研究で行った路上評価には一貫性があり，総合判定と各運動行動の点数には強い相関が認められていた．これらの結果から，著者らは，アルツハイマー型認知症を診断するだけでは運転可否を判断するには不十分である場合があり，運転を継続しているアルツハイマー型認知症患者の定期的な能力評価と並行して，客観的な路上評価を行うことが望ましいと結論付けている（Fox et al. 1997）．路上運転評価における費用対効果という重要な課題も忘れてはならない．アルツハイマー型認知症は進行性の病気である．したがって，運転を継続することが最良の目標とは言えない．運転評価を定期的に行う意義を，社会の安全性という観点から熟考する必要性がある．そのような個人を特定するための評価プロトコルが必要

であり，今後さらに関心が向けられる研究領域になると考えられる。

　Dobbsとその研究チーム（Dobbs 1997, Dobbs et al. 1998）は，認知機能低下を示す高齢ドライバー，主にアルツハイマー型認知症患者（n＝155），若年者（n＝30）と高齢者（n＝68）からなる2つ対照群に，教習コースと公道コースでの運転技能評価を行い，両コースで共通するエラー型を調査している。公道コースでは，高齢ドライバーの自動車事故に関連する37の運転行動が評価される。運転行動におけるエラーは，運転免許試験と同様の手順で点数化され，それに基づいて評価者により総合判定が下される。注目すべき点は，運転行動スコアと総合判定の不一致が，特に熟練ドライバーに多く認められており，運転行動スコアの低下が運転能力の低下を意味するわけではない点である。この知見は，教習所教官の判断と客観的な運転行動スコアは概ね一致するとしているFoxら（1997）の知見とは対照的である。Foxら（1997）では，正しい反応に対して点数を付与するという形式で評価を行っており，一方でDobbsら（1997, 1998）では，一般的な運転免許試験と同様の減点方式での採点法を採用している。採点方法の違いが，このような結果の相違に違った可能性は否定できない。

　Dobbs研究（Dobbs et al. 1998）の運転行動のエラー分析から，一つのエラー型"危険（hazardous）"を示したのはほとんどの対象者は認知症群であり，高齢群との大きな違いがこのエラー型に現れていた。"危険（hazardous）"のエラー型の半数は，車線変更時，合流時，交差点進入時に観察されていた。一方で，若年群と高齢者群の違いを特徴づけたエラー型は，右左折時の走行位置，車線内の走行位置，過度な慎重運転であり，このエラー型の出現頻度と高齢群の認知機能の程度に関連性を示していた。特徴的な3つ目のエラー型はすべての対象者に共通に観察されていた。このエラー型は，自動車運転能力の低下を示唆する所見ではなく，いわゆる"癖"として捉えられるものであり，運転免許試験でも積極的に減点される項目であった。Dobbsら（1998）は，これらの結果から，一般的な免許試験の手続きでは，優良ドライバーと危険ドライバーを鑑別することは難しいと結論付けている。また，彼らは，高齢ドライバーに対する運転評価を行う専門家の少なさ，評価機関により評価基準が異なるなどの理由から，認知症ドライバーの運転適性の判定には，教習所教官が使用する評定方法を用いるのではなく，より客観的な点数化システムの開発が必要であると主張している。

4. その他の認知症

その他に認知症の原因となる稀な病気として，パーキンソン病やハンチントン病が知られている。これらの疾患の医学的確定診断，神経心理学的評価，リスクマネジメントは，アルツハイマー型認知症とそう大きく異なるものではない。

1) パーキンソン病

パーキンソン病は古くから知られる疾患であり，James Parkinson によってはじめて臨床的に示された (1817)。40〜70歳で発症することが多く，60代に発症のピークを持つことを特徴としている。30歳以前の発症は稀であり，多くの場合，高齢者で発症し，やや男性が多い。中核症状は，仮面様顔貌，寡動，動作緩慢，安静時振戦，前屈み姿勢，固縮，小刻み歩行である。中核症状は運動面に顕著に現れるが，認知機能障害も合併する。それゆえ，患者は，運動コントロールの困難さが進行するだけでなく，認知や感情障害も呈するようになる。認知機能障害の多くは皮質下の問題として生じるが，情報処理の低下，遂行機能障害，記憶低下，性格変化などを呈する。

運転に関しては，初期の研究において，パーキンソン病が原因と考えられる事故リスクが明らかにされている (Borromei et al. 1999)。近年の研究では，パーキンソン病患者は，目印や交通標識の視覚探索能力，路上脇の危険物認識や危険回避行動といった特定の技能に困難さを示すことが知られている。この研究では，79名のパーキンソン病ドライバーと健常高齢者151名を調査している。全対象者は，視覚機能検査，認知課題，運動課題と4車線道路で目印や交通標識に合わせて運転するシミュレーション課題を行った。その結果，パーキンソン病ドライバーは，健常高齢者と比較して，目印や交通標識の認識数が少なく，また危険回避行動も少ないことが示された (Uc et al. 2006)。

さらに近年のイギリスで行われた研究では，154名のパーキンソン病患者を対象に，自動車運転評価機関において，運転シミュレーターで測定した反応時間，路上運転評価，医学的臨床評価を組み合わせた調査が行われている (Singh et al. 2006)。彼らの報告では，多くの症例 (104名，66%) が，運転継続可能と判断されたが，46名は，オートマチック車への変更が必要であり，オートマチック車への変更と重複する者も含め残りの10人は車両改造が必要と判断されていた。また，運転能力に関連を認めた項目として，身体機能の重症度，年齢，その他の医学的状態，特に認知症や罹患期間，運転シミュレ

ーターを使用して測定したブレーキ反応時間，路上評価の点数を挙げている（全項目，p＜0.0001）．著者らは，安全な運転能力を鑑別するもっとも重要な点は，身体機能の重症度，反応時間，他の医学的状態と関連する病態の重症度，路上評価の点数であると結論付けている（Singh et al. 2007）．

まとめとして，パーキンソン病患者が呈する認知機能障害は，何らかの形で運転に影響を与えるということである．しかしながら，パーキンソン病は運動機能障害が必発であること，進行性の病気である点を考慮すると，定期的な症状の変化を評価していくことが重要である．

2) ハンチントン病

ハンチントン病は George Huntington（1872）によってはじめて報告された，優性遺伝，舞踏様運動，認知症を特徴とする病気である．非常に稀な疾患であるが，大学病院においては，もっとも観察される遺伝性神経変性疾患の1つである．通常の発症年齢は，40～50代であるが，3～5％は，15歳以前の幼少期に発症する．症例の28％は50歳以降に徴候が明らかとなってくる．病気の進行は，高齢者においては緩徐である．発症すると，この病気は容赦なく進行する．

ハンチントン病の場合，認知機能障害が明らかとなるかなり前から精神症状が現れる．おおよそ半数の症例において，感情の易変性，易刺激性などの人格・性格変化が現れる．また，ハンチントン病患者は自分の誤りに気づかないことが多く，疑い深く，短気で，衝動的，常軌を逸する，だらしない一方，過度な信仰心を持つこともある．自己統制が難しくなり，かんしゃく，落胆，アルコール依存症，性的脱抑制に陥る場合もある．気分障害や抑うつは，発症早期に顕在化する症状として知られている．

最終的には，認知機能は低下し，コミュニケーション能力や社会性の低下が起こる．手指巧緻性の低下に伴い，作業遂行能力の低下，家庭内での役割や管理能力の低下，睡眠障害，持続性注意の低下，集中力の低下，新規学習能力の低下，思考の柔軟性の低下が明らかとなる．徐々に知的機能の低下が起こり，"皮質下性認知症"に特徴的な展望記憶障害が出現する．さらに，運動機能の低下と舞踏様運動（協調的なように見えるが，実際は不随意であり，早く，複雑で，不規則な動きが多様に広がって出現するのを止められない運動）が次に発現する．

Rebokら（1995）は，自動車運転における，ハンチントン病の神経学的障害，

認知的障害の影響を評価している。彼らは，ハンチントン病患者は，運転シミュレーター課題において対照群よりも成績が悪く，2年以内に事故を起こす特性を持つことを示した（ハンチントン病群：58％，対照群：11％）。事故を起こした患者の機能的な低下は認めていなかったが，事故を起こさなかった患者よりも，単純反応時間が遅延していた。ハンチントン病の自動車運転に関しては，進行性の病気であるため，末期には結果的にすべての患者が運転を中止せざるを得ない状況に追い込まれる。

5. 法規に関連する問題

　行政としては，高い事故リスクを有する認知症ドライバーをどのように鑑別，スクリーニングし，さらにはどのように対応していくのか，これらに関する手続きの整備に関心が集まる（Eberhard 1997）。カリフォルニア州では，1988年から，医師が地域の保健局に認知症患者の報告を行うことになっており，その後，陸運局に情報が提供されるという流れが確立されている。それに伴い，カリフォルニア州の陸運局もまた，認知症ドライバーに関する対応方針を改訂している（Reuben & George 1996）。また，認知症患者を評価するための統一された形式に沿って，医師用の評価様式，医師以外の評価者が記入できる報告様式が整えられている。医師用の評価様式では，医師が患者の認知機能障害，行動障害を評価し，障害の全体的な重症度を記入するよう求められている。重症度に関しては，軽度，中等度，重度の定義がそれぞれ明記されている。仮にこの医師からの評価報告で，重度の認知症である，あるいは進行していると記されている場合，運転免許証はすぐに取り消されることになる。認知症の初期あるいは軽度の場合は，陸運局が日程を調整し，交通ルールなどの一般知識，運転に関する面談，視覚機能検査，運転技能検査が実施される。視覚機能の検査以外のいずれかに問題がある場合は，自動的に免許が剥奪される。また，運転技能検査では，通常行われる免許試験よりも長時間かけて行われ，あらゆる道路状況を想定した詳細な検査が行われる。もし，認知症ドライバーが上記すべての検査にパスした場合でも，半年から1年以内に再検査が行われる。この検査過程で医学的側面からみた運転技能の決定に陸運局職員は関与しないが，実際の運転状況の評価には関与する。おそらく，法制定以前は，患者の報告に関して，患者－医師関係を危険にさらすことに関心が向けられていた。しかし，1988年の法律制定以後，認知症ドライバーのインシデント報告件数が，当初予想していた件数より減少したこ

とは，非常に注目すべき事実である．しかしながら，この報告義務と運転制限が運転免許に与える影響については，未だ検証されていない．

近年，カリフォルニア州陸運局と米国運輸省道路交通安全局（National Highway Traffic Safety Administration：NHTSA）は，認知症やその他の医学的疾患を有する高齢者に対する免許交付機関用の評価様式の開発を開始している（Janke & Eberhard 1998）．既存の免許更新手続きが，高齢者の更新を許可する上で適切とは言えないと判断したからである．彼らの目的の一つは，免許更新時に運転適性が認められない場合でも，何らかの条件付きでの交付や助言を受けるよう促せるような，段階的な免許交付制度を確立することであった．研究対象となったドライバーには，様々な機能障害を有するという理由から，再評価が求められていた．この再評価は通常の免許更新手続きとは別途に行われるものであり，全ドライバーのうち，ごく少数が対象となっていた．再評価は3段階に段階付けされており，最初の段階では簡単なスクリーニングテストを受ける．次の段階では，最初の段階で不良の成績であった場合，より詳細な検査や評価を受けることになる．最後の段階では，路上評価が行われる．研究対象者には，再評価が必要であると判定された75名と特に問題のない31名が選択された．最初の段階では，コントラスト感度やコンピューター版のTrail Making Testによって検知できるような機能障害が指標として有用であった．この結果から著者らは，機能障害を評価する簡便な検査結果を根拠資料として，免許更新ドライバーにカウンセリングを受けさせたり，条件付きで免許更新を許可することができ，また，場合によっては，医療機関での詳細な医学的検査を促したり，次の段階である運転技能検査につなげやすくなるのではないかと述べている．第2段階で行われる運転シミュレーター課題や視覚刺激弁別を用いた反応時間課題が第3段階で行われる路上評価での予測的指標になることも述べている．

Wall（1988）は，高齢ドライバーの免許更新手続きには改良すべき点があることを主張している．一つは，75歳以上の高齢ドライバーの有効免許期間の短縮である．免許更新時には種々の評価を受けることになるので，その評価を受ける期間を短くすることで，事故リスクのある高齢ドライバーを徐々に社会からある意味離脱させていこうと考えたのである．特に，視覚機能に関する検査には，明暗の識別や視覚刺激弁別，動く物に対する視覚反応検査を含めるべきであると述べている．また，各州に，高齢ドライバーの免許更新に関して助言を行う委員会を設置することを薦めている．この委員会には，

仮に運転継続が困難になった場合の代替移動手段の助言などを行える役割が期待される。

効果を上げている別の良いモデルとしては，メイン州のMaine Functional Abilities Profiles が挙げられる（1985）。メイン州は，アメリカではじめて機能障害の段階付けを高齢ドライバーの評価として取り入れた州である。医師，心理士，"その他の者…報告を行うことで生じうる不利益に対して責任ある対応が可能である者（29 M. R. S. A. SS 51, 547, 581, 2241, and 2241-A）"が，運転に際して障害を持つドライバーを報告する法規を設けている。また，医学的な助言を行う委員会メンバーに医師を加えたが，心理士はまだ加えられていない。

結語

認知症を対象とした運転行動に関する研究に一貫した知見を認めないことは特段驚くべきことではない。もっとも明らかな理由は，研究によって用いている指標が異なるからである。本章で紹介した研究は，後方視的な衝突頻度，報告書，シミュレーションでのパフォーマンス，路上運転でのパフォーマンスを指標としている。報告によって研究方法論が異なるが，距離当たりに換算した事故頻度が認知症患者では高まるという点では一致している（Friedland 1988, Lucas-Blaustein et al. 1988, Tuokko et al. 1995）。それにも関わらず，特に初期の認知症の場合は，路上評価において安全であると判定される者も少なくない。したがって，認知症であると診断するだけでは，その個人の自動車事故を未然に防ぐことにはなり得ないのである（Hunt et al. 1993, Fox 1997）。診断に留まるのではなく，事故リスクのある認知症，あるいは運転を許可するべきではない認知症を判別する必要がある。調査者の中には，認知症ドライバーを評価するに当たっては，診断を下すことではなく，実際の運転能力を評価することが，妥当であり費用対効果も高く，特に高齢者には適していると主張する者もいる（Fox et al. 1997, Dobbs et al. 1998）。適切な課題とはどのような課題なのであろうか。その一つとしては，まず危険な運転行動と"悪い癖"を鑑別できる標準化された課題ではないだろうか。実際，現在の自動車免許の種類によっては，危険な運転行動ではなく，"悪い癖"に焦点化されているために，適切に認知症患者を評価できない場合も生じうるという証拠も報告されている。また，認知症患者を対象にした路上評

価に関する研究では，特殊な評価を行わなくても，通常の免許試験で行うような路上評価で十分な信頼性を持って認知症高齢者を評価することが明らかにされている。

しかしながら，認知症ドライバーすべてに路上評価を行うと仮定したときの，それに伴う莫大な費用とその制度の整備を考慮すると，事故リスクのあるドライバーをスクリーニングする手続きの開発が急務である。そのスクリーニングで何らかの問題が疑われた場合は，路上評価などの詳細な評価を実施すれば良いのである。本章でレビューした研究からは，そのスクリーニング評価としては，動的視野検査（Ball 1997），視覚探索課題（Duchek et al. 1998），Traffic Sign Naming Test（Carr et al. 1998）のような視覚的注意機能を測定する検査が有効であると思われる。これらのスクリーニングは，免許更新時に免許交付機関が行うか，医師やその他の医療従事者が行うという選択肢が考えられる。しかし，特に高齢ドライバーの場合は，免許更新期間が短いため，免許交付機関がそれらのスクリーニングを行うほうが効率的であろう（Waller 1988）。スクリーニング検査で成績が不良であった者が，実際の路上評価などを受けるという流れが実際的である。さらに，相互干渉式の運転シミュレーターの開発が進めば，被評価ドライバーの危険もなく，また一般ドライバーに危害を与えることなく運転能力を評価できるであろう。しかしながら，相互干渉式の運転シミュレーターの結果を運転免許取り消しの決定的指標にする以前に，運転シミュレーターの予測妥当性についてさらなる調査が必要である。

路上評価がどの機関で行われるべきか，この答えは現状では明らかではない。運転免許試験場は，多くの路上評価件数に耐えうる資源が揃っていない場合が多い。認知症患者の路上評価では，運転場面で危険と判断される行動が出現するか否かが鑑別の鍵となる（Dobbs et al. 1998）。その他，家族から得られる情報としては，道に迷う，走行中の運転操作の迷い，同乗者からの指摘（例，「危ない」と言われる）が挙げられる。また，運転の中断は突然行うのではなく，夜間の運転は避ける，自宅から一定範囲内での運転に限るなど，徐々に運転頻度や範囲を減らしていく戦略を取ることも有効かもしれない。しかしながら，この戦略には一つ問題点があり，認知症ドライバーが自宅周辺や慣れた道を運転すれば安全であるという根拠はない。したがって，認知症ドライバーに関する調査が今後ますます必要になってくる。長期的なフォローアップが必要な場合は6ヵ月程度の期間が再評価期間としては適切で

ある。しかし，病状の急性増悪があればその都度評価を行う必要があることは言うまでもない。もし，種々の評価を通して，運転中止と判定された場合は，患者本人だけではなく家族に対して，これまで彼らが行っていた活動や生活様式が可能な限り継続できるような代替手段の紹介や環境整備を行う必要がある。このような介入は，運転中止による活動制限がうつ状態を招くことを防いだり，別の方法で維持できる活動があるという安心感，また，本人や家族本人の生活の質の維持に非常に重要である。

❖ 参考文献 ❖

1) Ball, K.（1997）：Attentional problems and older drivers. Alzheimer Dis. Assos. Disord., 11（Suppl. 1）, 42-47.
2) Ball, K. & Owsley, C.（1991）：Identifying correlates of accident involvement for the older driver. Hum. Factors, 33（5）, 583-595.
3) Ball, K., Owsley, C., Stalvey, B., Roenker, D. L., Sloane, M. E. & Graves, M.（1998）：Driving avoidance and functional impairment in older drivers. Accid. Anla. Prev., 30（3）, 313-322.
4) Bieliauskas, L. A., Roper, B. R., Trobe, J., Green, P. & Lacy, M.（1998）：Cognitive measures, driving safety, and Alzheimer's disease. Clin. Neurospych., 12（2）, 206-212.
5) Borromei, A., Caramelli, R., Chieregatti, G., d'Orsi, U., Guerra, L., Lozito, A. & Vargui, B.（1999）：bility and fitness to drive of Parkinson disease patients. Func. Neurol. New Trends Adap. Behav. Disord., 14（4）, 227-234.
6) Brouwer, W. & Van Zomeren, E.（1992）：Evaluation of driving in traumatically brain-injures persons. Presentation given at the Second International Congress on Objective Evaluation in Rehabilitation Medicine, Montreal, October 5-6.
7) Carr, D. B., Duchek, J. & Morris, J. C.（2000）：Characteristics of motor vehicle crashes of drivers with dementia of the Alzheimer type. J. Am. Geriatr. Soc., 48, 18-22.
8) Carr, D. B., LaBarge, E., Dunnigan, K. & Storandt, M.（1998）：Differentiating drivers with dementia of the Alzheimer's type from healthy older persons with a traffic sign naming test. J. Gerontol., 53A（2）, M135-M139.
9) Christie, N., Savill, T., Buttress, S., Newby, G. & Tyermann, A.（2001）：Assessing fitness to drive after head injury：A survey of clinical psychologists. Neuropsychol.

Rehabil., 11, 45-55.
10) Cotrell, V. & Wild, K. (1999) : Longitudinal study of self-imposed driving restrictions and deficit awareness in patient with Alzheimer disease. Alzheimer Dis. Assoc. Disord., 13, 151-156.
11) Cox, D. J., Quillian, W. C., Thorndike, F. P., Kovatchev, B. P. & Hanna, G. (1998) : Evaluating driving performance of outpatients with Alzheimer disease. J. Am. Board Fam. Pract., 11, 264-271.
12) Cox, D. J., Taylor, P. & Kovatchev, B. (1999) : Driving simulation performance predicts future accidents among older drivers. J. Am. Geriatr. Soc., 47, 361-362.
13) De Raedt, R. & Ponjaert-Kristoffersen, I. (2000a) : The relationship between cognitive/neuropsychological factors and car driving performance in older adults. J. Am. Geriatr. Soc., 48, 1664-1668.
14) De Raedt, R. & Ponjaert-Kristoffersen, I. (2000b) : Can strategic and tactical compensation reduce crash risk in older drivers? Age Ageing, 29, 517-521.
15) Dobbs, A. R. (1997) : Evaluating the driving competence of dementia patients. Alzheimer Dis. Assoc. Disord., 11 (Suppl. 1), 8-12.
16) Dobbs, A. R., Heller, R. B. & Schopflicher, D. (1998) : A Comparative approach to identify unsafe older drivers. Accid. Anal. Prev., 30 (3), 363-370.
17) Drachman, D. A. (1988) : Whomay drive? Who may not? Who shall decide? Ann. Neurol., 24, 787-788.
18) Drachman, D. A. & Swearer, J. M. (1993) : Driving and Alzheimer's disease : The risk of crashes. Neurology, 43, 2448-2456.
19) Dubinsky, R. M., Stein, A. C. & Lyons, K. (2000) : Practice parameter : Risk of driving and Alzheimer's disease (an evidence-based review). Neurology, 54, 2205-2211.
20) Dubinsky, R. M., Williamson, A., Gray, C. S. & Glatt, S. L. (1992) : Driving in Alzheimer's disease. J. Am. Geriatr. Soc., 40, 1112-1116.
21) Duchek, J. M., Carr, D. B., Hunt, L., Roe, C. M., Xiong, C., Shah, K., et al. (2003) : Longitudinal driving performance in early-stage dementia of the Alzheimer type. JAGS, 51, 1342-1347.
22) Duchek, J. M., Hunt, L., Ball, K., Buckles, V. & Morris, J. C. (1997) : The role of selective attention in driving and dementia of the Alzheimer type. Alzheimer dis. Assoc. Disord., 11 (Suppl. 1), 48-56.

23) Duchek, J. M., Hunt, L., Ball, K., Buckles, V. & Morris, J. C. (1998) : Attention and driving performance in Alzheimer's disease. J. Gerontl., 53B (2), P130-P141.
24) Eberhard, J. W. (1997) : Safe mobility for people with Alzheimer disease : A commentary. Alzheimer Dis. Assoc. Disord., 11 (Suppl. 1), 76-77.
25) Evans, D. A., Funkenstein, H. H., Albert, M. S., Scheer, P. A., Cook, N. R., Chown, M. J., et al. (1989) : Prevalence of Alzheimer's disease in a community population of older adults. JAMA, 262, 2551-2556.
26) Fitten, L. J. (1997) : The demented driver : The Doctor's dilemma. Alzheimaer Dis. Assoc. Disord., 11 (Suppl. 1), 57-61.
27) Fitten, L. J., Perryman, K. M., Wilkinson, C. j., Little, R. J., Burns, M. M., Pachana, N., et al. (1995) : Alzheimer and vascular dementias and driving. JAMA, 272, 1360-1365.
28) Foley, D., Masaki, K., White, L., Ross, G. W. & Eberhard, J. (2001) : Practice parameter : Risk of driving and Alzheimer's disease. Neurology, 56, 695.
29) Folsteinm, N. F., Folstein, S. E. & McHugh, P. R. (1975) : Mini-mental state : A practical method for grading the cognitive state of patients for the clinician. J. Psychiatr. Res., 12, 189-198.
30) Foz, G. K., Bowden, S. C., Bashford, G. M. & Smith, D. S. (1997) : Alzheimer's disease and driving : Prediction and assessment of driving performance. J. Am. Geriatr. Soc., 45, 949-953.
31) Fox, G. K., Withaar, F. & Bashford, G. M. (1996) : Dementia and driving : A survey of clinical practice in aged care assessment teams. Aust. J. Aging, 15 (3), 111-114.
32) Friedland, R. P., Koss, E., Kumar, A., Gaine, S., Metzler, D., Haxby, J. V., et al. (1988) : Motor vehicle crashes in dementia of the Alzheimer tpe. Ann. Neurol., 24, 782-786.
33) Galski, T., Bruno, R. L. & Ehle, H. T. (1992) : Driving after cerebral damage : A model with implications for evaluation. AM. J. Occ. Th., 46 (4), 324-332.
34) Gilley, D. W., Wilson, R. S., Bennett, D. A., Stebbins, G. T., Bernard, B. A., Whalen, M. E., et al. (1991) : Cessation of driving and unsafe motor vehicleoperation by dementia patients. Arch. Intern. Med., 151, 941-946.
35) Haxby, J. V., Raffaele, K., Gillette, J., Schapiro, M. B. & Rapoport, S. I. (1992) : Individual trajectories of cognitive decline in patients with dementia of the

Alzheimer type. JCEN, 14 (4), 575-592.
36) Hopewell, C. A. & Price, J. R. (1985) : Driving after head injury. Paper Presentation to the Eighth European Conference of the International Neuropsychological Society, Copenhagen.
37) Hunt, L., Morris, J. C., Edwards, D. & Wilson, B. S. (1993) : Driving performance in persons with mild senile dementia of the Alzheimer type. J. Am. Geriatr. Soc., 41, 747-753.
38) Hunt, L. A., Murphy, C. F., Carr, D., Duchek, J. M., Buckles, V. & Morris, J. C. (1997a) : Reliability of the Washington University Road Test. Arch. Neurol., 54, 707-712.
39) Hunt, L. A., Murphy, C. F., Carr, D., Duchek, J. M., Buckles, V. & Morris, J. C. (1997b) : Environment cueing may affect performance on a road test for drivers with dementia of the Alzheimer type. Alzheimer Dis. Assoc. Disord., 11 (Suppl. 1), 13-16.
40) Janke, M. K. & Eberhard, J. W. (1998) : Assessing medically impaired older drivers in a licensing agency setting. Accid. Anal. Prev., 30 (3), 347-361.
41) Johansson, K., Bohdanovic, H., Kalimo, H., Winblad, B. & Vlitanen, M. (1997) : Alzheimer's disease and apolipoprotein E 4 allele in older drivers who died in automobile accidents. Lancet, 349, 1143-1144.
42) Kapust, L. R. & Weintraub, S. (1992) : To drive or not to drive : Preliinary results from read testing of patients with dementis. J. Geriatr. Psych. Neurol., 5 (October-December), 210-216.
43) King, D., Benbow, S. J. & Barrett, J. A. (1992) : The law and medical fitness to drive — A study of doctors' knowledge. Postgrad. Med. J., 68, 624-628.
44) Kington, R., Reuban, D., Rogowski, J. & Lillard, L. (1994) : Sociodemographic and health factors in driving patterns after 50 years of age. Am. J. Public Health, 84, 1327-1329.
45) Levy, D. T., Vernick, J. S. & Howard, K. A. (1995) : Relationship between driver's licence renewal policies and fatal crashed involving drivers 70 years or older. JAMA, 274, 1026-1030.
46) Logsdon, R. G., Teri, L. & Larson, E. B. (1992) : Driving and Alzheimer's disease. J. Gen. Intern. Med., 7, 583-588.
47) Lucas-Blaustein, M. J., Filipp, L., Dungan, C. & Tune, L. (1988) : Driving in

patients with dementia. J. Am. Geriatr. Soc., 36, 1087-1091.
48) McKnight, A. J. & McKnight, A. S. (1999) : Multivariate analysis of age-related driver ability and performance deficits. Accid. Anal. Prev., 31 (5), 445-454.
49) Molnar, F. J., Patel, A., Marshall, S. C., Man-Son-Hing, M. & Wilson, K. (2006) : Systematic review of the optimal frequency of follow-up in persons with mild dementia who can drive. Alzheimer Dis. Assoc. Disord., 20 (4), 295-297.
50) Morris, J. C. (1997) : Foreword. Alzheimer DIs. Assoc. Disord., 11 (Suppl. 1), 1-2.
51) Odennheimer, G. L., Beaudet, M., Jette, A. M., Albert, M. S., Grande, L. & Minaker, K. L. (1994) : Performance-based driving evaluation of the elderly driver : Safety, reliability, and validity. J. Gerontol., 49 (4), M153-M159.
52) Ott, B. R., Lafleche, G., Whelihan, W. M., Buongiorno, G. W., Albert, M. S. & Fogel, B. S. (1996) : Impaired awareness of deficts in Alzheimer disease. Alzheimer Dis. Assoc. Disord., 10 (2), 68-76.
53) O'Neill, D. (1992) : The doctor's dilemma : The ageing driver and dementis. Int. j. Geriatr. Psychiatr., 7, 297-301.
54) Poser, C. M. (1993) : Automobile driving fitness and neurological impairment. J. Neuropsychia., 5 (3), 342-348.
55) Rebok, G. W., Bylsma, F. W., Keyl, P. M., Brandt, J. & Folstein, S. E. (1995) : Automobile driving in Huntinton's disease. Movement Disord., 10 (6), 778-787.
56) Reed, B. R., Jagust, W. J. & Coulter, L. (1993) : Anosognosia in Alzheimer's disease : Relationships to depression, cognitive function, and cerebral perfusion. J. Clin. Exp. Neuropsychol., 15, 231-244.
57) Reger, M. A., Welsh, R. K., Watson, G. S., Cholerton, L. D., Baker, L. D. & Craft, S. (2004) : The relationship between neuropsychological functioning and driving ability in dementia : A metaanalysis. Neuropsychology, 18, 85-93.
58) Reinach, S. J., Rizzo, M. & McGehee, D. V. (1997) : Drivinig with Alzheimer disease : The anatomy of crash. Alzheimer Dis. Assoc. Disord., 11 (Suppl. 1), 21-27.
59) Reuben, D. B. (1993) : Assessment of older drivers. Clin. Geriatr. Med., 9 (2), 449-459.
60) Reuben, D. B., Silliman, R. A. & Traines, M. (1988) : The aging driver. Medicine, policy and ethics. J. Am. Geriatr. Soc., 36, 1135-1142.
61) Reuben, D. B. & St George, P. (1996) : Driving and dementia─California's

spproach to a medical and policy deliemma. West J. Med., 164, 111-121.
62) Rizzo, M., McGehee, D. V., Dawson, J. D. & Anderson, S. N. (2001) : Simulated car crashes at intersections in drivers with Alzheimer disease. Alzheimer Dis. Assoc. Disord., 15, 10-20.
63) Sevush, S. & Leve, N. (1993) : Denial of memory deficit in Alzheimer's disease. Am. J. Psychiatr., 150 (5), 748-751.
64) Shua-Haim, J. R. & Gross, J. S. (1996) : A simulated driving evaluation for patients with Alzheimer's disease. Am. J. Alzheimer Dis., 11 (3 (May/June)), 2-7.
65) Singh, R., Pentland, B., Hunter, J. & Provan, F. (2007) : Parkinson's disease and driving ability. J. Neurol. Neurosurg, Psychiatr., 78, 363-366.
66) Stutts, J. C., Stewart, J. R. & Martell, C. (1998) : Cognitive test performance and crash risk in an older driver population. Accid. Anal. Prev., 30 (3), 337-346.
67) Szlyk, J. P., Myers, L., Zhang, Y. X., Wetzel, L. & Shapiro, R. (2002) : Development and assessment of a neuropsychological battery to aid in predicting driving performance. J. Rehabil. Res. Dev., 3 (4), 483-496.
68) Trobe, J. D., Waller, P. F., Cook-Flanagan, C. A., Teshima, S. M. & Bieliauskas, L. A. (1996) : Crashed and violoations among drivers with Alzheimer disease. Arch. Neurol., 53, 411-416.
69) Tuokko, H., Tallman, K., Beattie, B. L., Cooper, P. & Weir, J. (1995) : An examination of drivine records in a dementia clinic. J. Gerontol, 50B (3), S173-S181.
70) Uc, E. Y., Rizzo, M., Anderson, S. W., Sparks, J., Rodnitzky, R. L. & Dawson, J. D. (2006) : Impaired visual search in drivers with Parkinson's disease. Ann. Neurol., 60 (4), 407-413.
71) Waller, P. F. (1988) : Renewal licensing of older drivers. In : Committee for the Study on Improving Mobility and Safety for Older Persons. Transportation in an Aging Society (Vol. 2) (pp. 72-100). Washington, DC : Transportation Research Board.
72) Wild, K. & Cotrell, V. (2003) : Identifying driving impairment in Alzheimer disease : A comparison of self and observer reports versus driving evaluation. Alzheimer Dis. Assoc. Disord, 17, 27-34.

第7章

自動車運転と脳卒中

(Maria T. Schultheis and Cassandra Fleksher)

　脳卒中はアメリカ人の死亡原因第3位である。脳卒中は，血管の閉塞や出血が脳で起こり種々の後遺症を残す疾患である。脳への酸素供給が滞り，身体機能障害，認知機能障害，行動障害といった様々な後遺症が残る。よく知られた障害としては，上肢や下肢の麻痺，言語障害，視知覚，視空間機能や認知機能の低下（例；記憶機能，注意機能）が挙げられる。当然，これらの障害は，日常生活や生活の質にも大きな影響を与える。

　アメリカでは，自分で移動することへの価値観が高く，脳卒中後も多くの患者が運転再開を希望する。実際，約30～50％の脳卒中患者が運転を再開していると見積もられている（Fisk et al. 1997, Heikkia et al. 1999, Fisk et al. 2002）。しかし，多くの脳卒中ドライバーが，公式の運転能力評価を受けず，いかなる助言を受けないまま運転を再開していることが明らかとなっている。それゆえ，脳卒中が路上運転に与える影響を，感覚―運動障害，認知機能障害といった様々な観点から明らかにしようとする挑戦が続いている。近年では，一つだけの測定指標ではなく，複数の指標を用いて運転能力を評価することが標準的とされている。本章では，運転再開後の運転行動，脳卒中後の運転技能評価や再訓練について調査した近年の文献を概観する。

I　脳卒中と運転

　脳卒中の病因は様々であり，症状もまた多種多様である。脳卒中は，年間約500,000人が罹患する国民病である（www.americanstrokeassocaition.org）。高齢者の罹患がもっとも高いが，近年では，若年者の割合が増えてきている（例えば，Bjorkdahl & Sunnerhagen 2007）。この現状を踏まえると，脳卒中により運転中止となり，自立した生活（例えば，仕事）を営むことができなくなることは容易に想像できる。逆に捉えるならば，運転再開を可能にするこ

とで，生活能力の回復への大きなステップになるともいえる．この見解を支持する証拠の一つとして，運転再開に至らなかった脳卒中者は，社会生活に再帰できず，うつ傾向になるという報告がある（Legh-Smith et al. 1986）．さらに，軽度の脳卒中患者の運転再開に焦点化した研究では，早期介入の必要性が強調されている．具体的には，軽度の脳卒中であれば発症後1ヵ月以内に，約半数が運転を再開しているという報告もある（Lee et al. 2003）．脳卒中患者の安全性に関する評価では，安全運転を保障できる場合には，自立した移動手段を確保する意味で運転再開を促し，事故リスクが予測される場合には運転中止を促すという基本的方針を持たなくてはならない．

先行研究によると，脳卒中後には30～59%の患者が運転を再開している（Fisk et al. 1997, Heikkia et al. 1999）．運転再開した者のうち，1週間にほぼ毎日，あるいは160km以上運転する者は事故率が高いとされている（Fisk et al. 1997）．しかしながら，近年の報告では，脳卒中患者は他の疾患群に比べて，事故頻度は低いとする報告もある（Fisk et al. 2002）．運転を再開する多くの脳卒中ドライバーは，左折や交差点での運転，交通量の多い場所での運転といった様々な運転状況下における困難さを感じている．それにも関わらず，脳卒中ドライバーの事故報告や事故事例数は非脳卒中ドライバーと違いはない（Fisk et al. 2002）．脳卒中ドライバーは，自分の運転行動を深く自覚し，それを踏まえた上で慎重に運転を行っているのかもしれない．

【右半球損傷と左半球損傷】

脳卒中研究の関心の一つは，損傷半球の違いによる後遺症の違いである．損傷半球を2つに大別し，損傷領域，損傷範囲が運転行動に与える影響について検討されている．右半球の頭頂側頭領域の損傷は，左半側空間無視といった空間認知能力，注意機能，視覚機能の障害を呈する．身体的には，右半球損傷の場合，通常左半身の麻痺が生じる．対照的に，左半球の損傷では，右半身の麻痺を生じる．加えて，言語障害は左半球損傷の特徴である．記憶機能や注意機能の変化，あるいは知的機能の障害は，半球特異的というよりは脳を損傷したこと自体で生じる障害と捉えるほうが妥当である．運転の困難さに関する研究では，右半球損傷者の運転技能の低下が示されている（Quigley & DeLisa 1983, Korner-Bitensky et al. 2000, Fisk et al. 2002）．多くの研究が，右半球損傷に由来する視空間認知機能の問題が運転能力に影響を与えているとしている．

一方，身体的な障害は，運動反応時間に大きな影響を与える。運動機能は運転（例；ブレーキを踏む）や安全な操作（例；ステアリング）に必須の機能である。身体障害を呈している場合，運転補助装置が適応になることが多いが，その目的は身体的な制限を最小限にするためである。例えば，スピンノブは，ハンドルに取り付け，ステアリングしやすくし，片手のみの操作を可能にする。もし，右足でアクセルやブレーキペダルを踏めない場合は，左足でペダルを踏める補助装置が適応となる。Smith Arenaら（2006）によると，リハビリテーションを受けている対象者のうち，Motricity Index scoreが高く，視野に問題のない場合，運転評価を通過する者が多い。彼らは，医師は，目の前の患者に，後遺症として身体障害が残ったとしても，正常もしくはそれに近い視野，少なくとも軽度の認知機能障害に留まっている場合，運転評価を通過できる可能性が高いと推測しても問題はないであろうと結論付けている。この結果は，脳卒中による身体的な障害は確かに運転行動に影響を与えるが，運転再開の際には，認知機能障害や視覚機能の問題を考慮しなくてはならないことを示唆している。

Ⅱ 脳卒中後の運転：視野と視覚的注意

　自動車運転は，90％以上の情報を視覚から得て反応する必要のある日常的に行われる複雑な活動の一つである（Simms 1985, Mazer 2001）。事実，安全運転には，中心視領域と周辺視領域の妨害刺激の中での適切な運転反応が求められる（Ball et al. 1993, Mazer 2001）。当然ながら，運転免許取得には，視力や視野範囲など最低限の視覚機能が必要となる。多くの場合，眼科医の評価や治療がこれらの問題を手助けすることになる。問題がある場合は，一般的には眼鏡やコンタクトレンズが利用され，時には遠近両用眼鏡が適用される場合もある（Appendix A参照）。
　脳卒中患者に対して評価すべき内容は，単純な視力や視野だけではなく，より認知的に負荷のかかる視覚能力の測定である。例えば，視覚性注意機能，視覚性処理速度，視覚走査能力である。忘れてはならない症状としては，右半球損傷後の左半側空間無視である。視覚機能の障害に包含される症状であり，自分の左側にある物や人を"忘れる""無視する"ことが特徴である。
　自動車運転に関連する研究で取り上げられる視覚性注意機能の指標として

有効視野（UFOV）が採用されている。UFOVの測定は，コンピューターで施行し，視覚性注意機能をスコア化できる（詳細はUFOVマニュアル参照）。UFOVは，広く高齢ドライバーを対象とした研究で用いられており，運転行動とUFOVスコアに有意な相関があることが知られている。また，UFOVに着目したトレーニングにより，高齢者の視覚性注意機能が改善することが示されている。Mazerら（2001）は，この知見が脳卒中患者にも当てはまるのか検討している。対象者は運転評価を実施した脳卒中患者52名であった。対象者のUFOVスコアは低値を示しており，高齢になるほどその傾向が強く現れていた。さらに，このUFOVスコアは一定の訓練を受けることで改善する傾向があることが示された（Mazer et al. 2001）。追跡調査では，UFOV改善が運転行動に与える影響が調べられている。UFOVトレーニングを受けた群と，既存のコンピューターで行う視知覚トレーニングを受けた群とを比較している。結果，両群で治療効果に差はないことが示され，UFOVトレーニングが既存の訓練よりも有益であるという証拠は得られていない（Mazer et al. 2003）。

　UFOVに関する別の研究では，非脳卒中運転群，脳卒中運転群，脳卒中非運転群のUFOVが調査されている。Mazerら（2001, 2003）と同様に，脳卒中患者は非脳卒中者と比べUFOVスコアは低値を示していた。この結果は，神経心理学的に解釈すれば，脳卒中患者はそうでない者に比べると視覚性注意機能が低いことを示唆している（Fisk & Mennemeier 2006）。すなわち，脳卒中の場合，運転習慣に関わらず，注意障害が運転中止の要因となる可能性がある（Fisk et al. 2002）。これらの一連の研究結果を総括すると，UFOVを脳卒中患者の運転評価の一部として用いることは容認できるが，UFOVが運転行動あるいは安全運転の強い予測因子であるという根拠は確立されていないといえる。つまり，UFOVが実際の運転行動に与える影響を，生態学的あるいは予測的な視点から検討した研究が不十分な現状にある。

　視覚機能に焦点化した別の実車前評価手段は動的視野検査・訓練機器である。これは，Performance Enterprises（Ontario, Canada）によって開発された機器である。この装置は，視覚走査，周辺視野への意識，視覚性注意，視覚運動反応時間，active visual fieldの評価・訓練を行うように規格されている。また，短期記憶などの基本的な認知機能や身体的，精神的耐性を必要とする，複雑な一連の視覚運動反応課題も含まれている。このように，この装置は，現在運転に影響すると考えられている種々の能力を向上するように設計されているが，今後はより現実場面に近い環境で，これらの能力を総合的にかつ

能動的に発揮できるような環境を提供できるものになっていくと予想される（Klavora 1995）。Klavoraら（1995）は，動的視野訓練が，運転技能や基盤となる精神運動技能の改善につながることを示しているが，同時に，この訓練効果と限界についてはさらなる検討が必要であると述べている。その後行われた追跡調査では，路上評価を通過した者とそうでない者とで動的視野課題の成績に有意な差を認めている（Klavora 2000）。この研究では，動的視野検査の予測妥当性と実車前評価であるCBDI（Cognitive Behavioral Driver's Inventory；以降の記述を参照）との比較も行っている。彼は，動的視野検査装置は運転シミュレーターやCBDIを持っていない施設では有効な装置であると結論付けている。このような施設では，動的視野検査・訓練装置が，患者に運転リハビリテーションを適応させるか否かを判断する一つの手段になるかもしれない。

III 脳卒中後の運転：認知と知覚技能

　脳卒中により，運転再開に影響する種々の認知機能障害が生じうる。例えば，情報処理速度や視空間認知能力，視知覚能力，視覚性注意，注意集中力，思考の障害などである。これまで，脳卒中後の認知機能と運転の関連について検討が続けられている。この研究領域の主要な目的は，運転行動に潜在的に含まれる認知機能や，運転行動を予測するための認知機能を特定することである。これまで多くの研究が報告される中で，運転行動を確実に予測できる認知機能は明らかにされていないが，運転行動との関連性を認める複数の認知機能が明らかとなってきている。それらに基づいてコンピューター化された課題や机上の検査課題がいくつも開発され，使用されている。

　脳卒中後の運転行動に影響すると考えられているもっとも一般的な機能は視知覚機能であり，早期から積極的な評価対象となる（例；Sivak et al. 1981, Quigley & DeLisa 1993）。損傷半球別に比較すると，右半球損傷の脳卒中患者がもっとも重篤な視知覚能力の問題を呈することが明らかとなっている。運転再開した脳卒中患者の，交通事故経験も含む運転に関わる困難さに関する1年後の自己報告書に基づいた調査では，約80％の患者が初回評価時に視知覚能力の低下を示していた（Simms 1985）。

　別の研究では，72名の脳卒中患者を対象として，運転行動の認知構造を明

らかにするために複数の神経心理学的検査を実施し因子分析を行っている（Sundet et al. 1995）。神経心理学的検査は，(1) 視知覚機能，(2) 視空間性注意機能，(3) 視空間処理能力，(4) 言語・行為機能の4つの領域に分類できた。彼らの調査では，確かに右半球損傷患者の中に左半側空間無視症状を呈する者が多いが，発症後に運転中止に至った患者の割合は，半球損傷側には関連を認めなかった。また，半盲，半側空間無視，認知処理速度，情動コントロール，病識がもっとも運転再開可否に関わっていた（Sundet et al. 1995）。

運転評価の一貫として広く用いられている別の視覚認知課題として，Motor-Free Visual Perceptual Task（MVPT）が挙げられる。MVPTは，目と手の協調性（例；なぞる，写す）を求める典型的な視知覚課題を改変し，標準化された視知覚課題である（MVPT-Rマニュアル，1995）。MVPTでは，被検査者は，刺激を見るように指示され，その刺激を補完する刺激を4つの中から選択することを求められる。運動はまったく必要としないことが特徴である。

MVPTは，運転能力の評価として適用されない場合もあるが（臨床家の意見による），路上評価での失敗をもっとも強く予測する課題と考えられている。事実，Korner-Bitenskyら（2006）の運転評価の専門家に対して行われた調査では，多くの臨床家がこの課題を用いており（73％），次いで，Trail Making Test（TMT）（43％）が多く用いられている。TMTは，注意，順序性，思考の柔軟性，視覚情報処理速度，視覚探索，運動機能を要する課題とされている（Spreen & Strauss 1998）。この課題は2つから構成されており，Part Aでは，単純に注意と視覚走査の測定を行い，Part Bでは，より複雑な課題となり，数と文字とを交互に選択していく（1―A―2―B―3―C，など）。Part AとPart Bは，通常連続して行う。運転評価としてはともに有益と考えられるが，Part Bのほうが他の疾患群も含め（例；認知症，外傷性脳損傷），広く用いられている。

Mazerら（1998）は，脳卒中患者の運転行動を予測するために視知覚課題（MVPT，TMT Bを含む）を用いて関連性を検討している。運転行動は作業療法士によって評価され，路上評価の結果を「安全」「危険」の2つに分類している。結果，単独ではMVPTが路上運転行動をもっとも高い精度で予測する課題であり（陽性的中率＝86.1％；陰性的中率＝58.3％），複数ではMVPTとTMT Bの組み合わせが，もっとも鋭敏な組み合わせであった（Mazer et al. 1998）。

その他の研究では，動的刺激の認知処理や複雑な処理を要する神経心理学

的検査が，脳卒中後の運転技能を予測する課題として挙げられている。例えば，Lundqvistら（2000）は，複雑反応時間，ストループ課題，聴覚スパン課題，コンピューターを用いたK課題が，運転技能ともっとも関連すると報告している。また，別の研究では，確かにMVPTは単独で用いた場合はもっとも精度高く運転技能を予測する課題であるが，特に特異度が低いため，それのみで運転可否を判断することには問題があると警鐘を鳴らしている（Bitensky et al. 2000）。

脳卒中後の運転能力を予測する試みが広まってきたことで，患者に対して様々な側面から評価する必要性が出てきた（例；医学的側面，認知的側面）。同時に，その適用する評価や視点は個々の臨床家に依存せざるを得なくなってきている。ある後方視的研究では，初発の脳卒中患者104名を対象に，医療チームが下した患者の運転能力に寄与する因子を検討している（Akinwuntan et al. 2002）。研究では，実車前運転評価と路上評価の両方を施行した。基本的な視覚機能（単眼視，両眼視，立体視，運動視）を含む実車前運転評価と，レイ複雑図形，UFOV，配分性注意，柔軟性，視覚走査，相互不一致課題，視野，無視症状に関する8つの神経心理学的評価を実施した（Akinwuntan et al. 2002）。ロジスティック解析により，損傷半球，運動視，視覚走査，路上評価を含むモデルがチーム判断を予測するものであることが明らかとなり，中でも路上評価の寄与率がもっとも高かった。また，視覚弁別課題，レイ複雑図形の組み合わせが，路上評価の結果をもっとも強く予測するものであった（Akinwuntan et al. 2002）。別に行われた前方視的研究では，無視症状，レイ複雑図形，路上評価が運転適性をもっとも予測するものであることが明らかとなった（Akinwuntan et al. 2006）。この3つの検査・評価課題に関しては，追試が行われており，3つの課題を組み合わせた場合，86％の予測的中率，感度77％，特異度92％と高い精度を示している（Akinwuntan et al. 2007）。

これらの研究では，脳卒中後の運転判断をするにあたって，特定の認知領域を規定できていないことは明らかである。特定の認知領域を顕わにする課題を発見あるいは開発するのではなく，運転と関連する様々な認知領域を臨床家が評価するための総合的な評価課題の開発が必要である。現在，報告されているこのような運転に関する総合評価バッテリーとしては以下の3つが挙げられる。

1. Cognitive Behavioral Driver's Inventory（Engum et al. 1988, Engum et al. 1989, Engum & Scott 1990）：

Cognitive Behavioral Driver's Inventory（CBDI）は，運転操作を安全に行うために必要な認知技能と運動技能をリハビリテーションの専門家が評価するために作成されたコンピューターで実施する神経心理学的検査バッテリーである。CBDIは，脳損傷者と健常者を対象に開発されている。標準化されており，交通ルールや社会規範の遵守も含んでいる。CBDIの妥当性について，いくつかの調査が行われているが，右半球損傷患者の運転行動を予測できる検査とされている（Bouillon et al. 2006）。しかし，彼らは，路上評価にとって代わる検査ではないとも結論付けている。

2. Sensory-Motor and Cognitive Tests（Jones 2006, Innes et al. 2007）：
Sensory-Motor and Cognitive Tests（SMCTests）は，脳損傷患者の運転評価における，視覚－運動機能と認知機能の機能障害を定量化するために作られたコンピューターで実施する検査バッテリーである。SMCTestsは，視知覚課題，弾道運動課題，視運動追従課題といった単独で用いられることの多い課題で構成された検査バッテリーである。Innesら（2007）の研究では，50名の脳損傷ドライバーを対象に，運転行動（路上テストにおける「運転可」「運転不可」）におけるSMCTestsの予測能力を調査している。2項ロジスティック回帰分析と非線形因子分析では，SMCTestsは，"路上での"運転能力を正確に予測するものであった（Innes et al. 2007）。

3. Stroke Driver Screening Assessment（Nouri & Lincoln 1992, Lincoln & Fanthome 1994, Radford & Lincoln 2004）：
Stroke Driver Screening Assessment（SDSA）は，脳卒中患者の路上評価を予測できる検査バッテリーである（Nouri & Lincoln 1992）。この検査は3つから構成されており，(1) ドッド抹消課題（視覚注意と集中），(2) "枠の中に何がある？" 課題（論理的能力），(3) 道路標識認識課題である。これら3つの課題には，先行研究に基づいて運転行動をもっとも予測すると考えられる内容が含まれている。SDSAは信頼性（Lincoln & Fanthome 1994）と，近年では妥当性も報告されている。妥当性の研究に関しては，その基準として従来から運転行動に重要とされる視空間認知課題と実車前運転評価が用いられている。結果，これらの課題とSDSAには有意な相関が認められ，視覚性注意機能と遂行機能が評価できることが示されている。これまで，SDSAのイギリス版と北欧版が開発されており，現在でもその検証が進められている（Lundberg et al. 2003）。

これまで見てきたように，運転に必要な認知機能に関する脳卒中患者を対

象にした研究では，一貫して運転行動を予測する因子を明確にすることに関心が注がれている．その中で，視空間機能，視知覚機能が重要な因子であること示されてきた．特に右半球損傷後の左半側空間無視は重要な徴候である．また，注意機能や情報処理能力，遂行機能のようなその他の領域に関しても，検討が進められている現状であるが，概ね重要な機能であるという意見で一致をみている．

このような知見の蓄積があるものの，多くの研究者は，運転行動の予測にはまだ限界があり，例えば，妥当性，客観性，標準値の欠陥を今後補っていく必要があると考えている．また，路上評価の結果が本当にその後の運転生活の安全を評価できるのかといった点に関する根拠が皆無に等しい状況である．実際，路上評価で想定する運転状況は，安全性確保という観点から不自然な設定にならざるを得ず（Schultheisi & Mourant 2001），対象者の最大能力を評価しているとは言えない．

Ⅳ 運転行動の定義：路上評価とシミュレーション評価

1. 臨床的路上運転評価

依然として課題が残されていることは否めないが，路上運転評価は運転評価方法として，もっとも共通して用いられている手段の一つである．作業療法士のKorner-Bitenskyの調査によると，どんなに患者が視知覚認知課題で低成績に終わったとしても，多くの患者は路上評価を受けている（Korner-Bitensky 2006）．この背景は，臨床家の心理として，たとえ認知課題で機能障害が検出されたとしても，それだけで運転再開が難しいと断定することができないと感じているからである．また，路上評価を実施しないまま運転免許を取り消されることを，本人や家族が受け入れないからである．

ベルギーで行われたある調査では，標準化した路上運転評価の信頼性と妥当性が確認されている．この調査では，路上運転で走行する標準ルートを規定し，評価基準を設けた13項目（49の下位項目）のチェックリストを用いている（Akinwuntan et al. 2003, Akinwuntan et al. 2005）．患者はチェックリストに基づいて，(a) 運転適性あり，(b) 一時的に，現状では運転適性なし，(c) 決定的に運転適性なしのいずれかで判断される．3人の評価者とビデオを撮影して実施した初期の研究では，検査者間信頼性が確認されている

(Akinwuntan et al. 2003)。その後の研究では，この路上評価の結果とSDSAの結果を比較した結果，基準妥当性が確認された（Akinwuntan et al. 2005）。彼らは，路上評価とその他の運転に関する事象（例；実際の交通事故，違反）との関連性を評価する必要性と，標準化した路上評価のデータを蓄積する必要性を述べている。残念ながらこの標準化された路上評価は，ベルギーの道路交通法に基づき作成されているため，アメリカでは，どのような路上評価を許容するかという点で課題も残されている。路上評価が多くの臨床場面で実施されていることは事実であるが，地域や国独自の方法で実施されているため，何を基準に運転適性を判定するか一致していない。

2. 運転シミュレーション

運転シミュレーターを用いた評価は，路上での運転に臨める状態にあるかどうかを決定する有用な手段である。例えば，運転シミュレーターは，臨床家が，患者の障害の程度に合わせた挑戦的な運転シナリオを設定でき，反復できるという利点がある。また，シミュレーター上での運転行動の標準化が成されている点も強みといえる（第11章参照）。実際，脳卒中後の運転評価の初期の研究では，路上評価の代替手段として，また，複数の段階を踏める運転評価の一部分として，運転シミュレーターが有効であることが報告されている（Quigley & DeLisa 1983, Nouri & Tinson 1988）。

運転シミュレーターの利用と脳卒中ドライバーについて調査した近年の報告では，脳卒中のタイプの運転行動の特性を分類することに関心が集まっている。例えば，Kotterら（2005）は，急性期の中大脳動脈梗塞と椎骨動脈梗塞と健常群を対象に，神経心理学的検査，運転シミュレーターを実施しその関連性を検討している。すべての患者が軽度の問題を抱えていたが，中大脳動脈梗塞群は，運転シミュレーターでの成績低下と事故率の増大を特徴としていた（Kotterba et al. 2005）。研究者らは，運転シミュレーターは，周囲の人間に危害を与えることなく，様々な身体的，神経心理学的機能を評価しており，従来の運転評価手段とは異なるものであると主張している。この点に関しては，他の研究者からの意見の一致もあり，多くの臨床家が運転シミュレーターを使用している（例；Suhultheis et al. 2006）。

V 運転と脳卒中：他の影響要因

脳卒中後の運転に影響する認知機能や身体機能に加え，患者の潜在的運転能力を隠してしまう考慮すべき要因がいくつかある。

1. 感情障害と自己認識

運転再開に至らなかった患者は，うつ病につながるような孤独感が強まる傾向がある。脳卒中後の生活に影響を与える身体的な制限を評価するだけでなく，職業や余暇に影響する様々な問題を評価する必要がある。脳卒中患者の多くは，能力障害が先行してしまい，潜在的な能力があったとしても職場復帰できない。能力障害は，個人の心理葛藤に影響するだけでなく，密接に関わる周囲の人間にも影響を与える。例えば，食事，衛生管理，更衣のような基本的な日常生活活動を遂行するために，配偶者，家族，身近な知人の力を借りなくてはならない。

脳卒中患者が，自分の認知機能や精神運動機能の低下を自覚することに障害を持つことはよく知られている。特に，右半球損傷患者にみられる病態失認や左半側空間無視，自己内省力の低下が好例である。Heikkiläら（1999）は，患者やその配偶者は，専門家が認識している能力に比べて，自分の能力を高く評価する傾向があることを報告している。

2. 加齢と運転

脳卒中後の残存能力に対応していくことに加え，多くの高齢者は，加齢に伴う認知的，身体的変化にも対応していかなければならない。例えば，身体の可動性や運動量の減少，視力の変化，認知機能の変化（例；記憶の問題）などである。高齢者は，他の神経学的な要因をも含んでいるため様々なリスクを持っている。高齢者は，脳卒中だけでなく，その他の神経疾患，循環器系の疾患等，リスク因子を保有していることが常である。

3. 患者教育と専門家教育

Quigley（1983）によるもっとも初期の研究では，リハビリテーションチームの取り組みの一部が，陸運局の方針や規制に関する情報をもっている担当者に直接提供されることを意図して行われていたようである。Kellyら（1999）は，運転再開を判断する医学的制限に関する患者と医師の認識について調査

し，患者の認識に対して教育的に関わっていくことは難しいと述べている。また，医学的制限によって運転再開が望めないことを患者が受け入れない場合，医師は医学的な側面からではなく，法的側面から運転再開が望めない理由を説明することが望ましいと述べている。しかしながら，医療関係者が運転再開に関する法規について情報提供されることは稀である。医学的運転制限に関する医師の知識教育をするだけではなく，医学的側面と法的側面の双方から対象者に関わる必要性を卒前，卒後の教育に取り入れる必要がある（Kelly et al. 1999）。

本章では，脳卒中後の自動車運転研究の文献レビュー行った。まとめると，以下の点となる。

- 近年，運転再開の能力を判断するための一貫して受け入れられる評価方法やガイドラインは存在しない。
- 路上評価を行う前段階として，視覚走査，視覚情報処理などの視覚性注意機能の評価を行うことは有益である。
- 路上評価を行う前段階として，注意機能，情報処理能力，ワーキングメモリ，視空間認知能力の評価を行うことは有益である。
- 運転評価は1つの評価を以って完結すべきではなく，種々の評価を用いることが推奨される（例；実車前運転評価，路上評価，運転シミュレーターによる評価）。
- 運転再開に損傷半球が影響するとは言い切れないが，右半球損傷の場合は運転再開に至るまでに多くの困難さが伴う場合が多い。
- 理論的に構築された路上運転適性を測るいくつかの運転検査バッテリーが開発されている。
- 運転シミュレーターを用いた評価は，安全性が担保され経済的であり，臨床的な有用な手段である。
- 運転評価としてもっとも有益な評価は，路上運転評価である。しかし，標準化が不十分である点，安全性という観点から評価コースの設定が限られてしまうといった問題点もある。
- 今後の研究課題として，運転再開の基準の確立，その妥当性を検証するための指標の作成が挙げられる。現在の基準は，実際の運転行動を評価していると断言はできない。
- 自己内省力，感情の安定性，加齢といった要因も考慮した運転評価を行う

ことが望まれる。

❖ 参考文献 ❖

1) Akinwuntan, A. E., Feys, H., De Weerdt, W., Pauwels, J., Baten, G. & Strypstein, E. (2002)：Determinants of driving after stroke. Arch. Phys. Med. Rehabil., 3 (3), 334-341.
2) Akinwuntan, A. E., De Weerdt, W., Feys, H., Baten, G., Arno, P. & Kiekens, C. (2003)：Reliability of a road test after stroke. Arch Phys. Med. Rehabil., 84 (12), 1792-1796.
3) Akinwuntan, A. E., De Weerdt, W., Feys, H., Pauwels, J., Baten, G., Arno, P. & Kiekens, C. (2005)：Effect of simulator training on driving after stroke：A randomized controlled trial. Neurology, 65 (6), 843-850.
4) Akinwuntan, A. E., De Weerdt, W., Feys, H., Baten, G., Arno, P. & Kiekens, C. (2005)：The validity of a road test after stroke. Arch. Phys. Med. Rehabil., 86 (3), 421-426.
5) Akinwuntan, A. E., Feys, H., De Weerdt, W., Baten, G., Arno, P. & Kiekens, C. (2006)：Prediction of driving after stroke：Prospective study. Neurorehabil. Neural Repair, 20 (3), 417-423.
6) Akinwuntan, A. E., Devos, H., Feys, H., Verheyden, G., Baten, G., Kiekens, C. & De Weerdt, W. (2007)：Confirmation of the accuracy of a short battery to predict fitness-to-drive of stroke survivors without severe deficit. J. Rehabil. Med., 39 (9), 698-702.
7) Ball, K., Owsley, C., Sloane, M. E., Roenker, D. L. & Bruni, J. R. (1993)：Visual attention problems as a predictor of vehicle crashed in older drivers. Invest. Ophthalmol. Vis. Sci., 34 (11), 3110-3123.
8) Bouillon, L., Mazer, B. & Gelinas, I. (2006)：Validity of the cognitive behavioral driver's inventory in predicting out-come. Am. J. Occup. Ther., 60, 420-427.
9) Carter, T. & Major, H. (2003)：Driving restrictions after stroke：Doctors' Awareness of DVLA guidelines and advice given to patients. Clin. Med., 3 (2), 187.
10) Engum, E. S. & Lambert, E. W. (1990)：Restandardization of the cognitive behavioral driver's inventory. Cognit. Rehabil., 8, 20-27.
11) Engum, E. S., Womac, J., Pendergrass, T. & Lambert, E. W. (1988)：Norms and

decision making rules for the cognitive behavioral driver's inventory. Cognit. Rehabil., 6, 12-16.
12) Engum, E. S., Pendergrass, T. M., Cron, L., Lambert, E. W. & Hulse, C. K. (1988) : Cognitive behavioral driver's inventory. Cognit. Rehabil., 6, 34-48.
13) Engum, E. S., Pendergrass, T. M., Cronm L., Lambert, W. & Hulse, C. K. (1989) : Criterion-related validity of the cognitive behavioral driver's index. Cognit. Rehabil., 7, 22-30.
14) Fisk, G. D. & Mennemeier, M. (2006) : Common neuropsychological deficits associated with stroke survivors' ipaired performance on a useful of view test. Percpt. Mot. Skills., 102 (2), 387-394.
15) Fisk, G. D., Owsley, C. & Pulley, L. V. (1997) : Driving after atroke : Driving exposure, advice, and evaluations. Arch. Phys. Med. Rehabil., 78 (12), 1338-1345.
16) Fisk, G. D., Owsley, C. & Mennemeier, M. (2002) : Vision, attention, and self-reported driving behaviors in community-dwellig stroke survivors. Arch. Phys. Med. Rehabil., 83 (4), 469-477.
17) Gilhotra, J. S., Mitchell, P., Healey, P. R., Cumming, R. G. & Currie, J. (2002) : Homonymous visual field defects and stroke in an older population. Stroke, 33, 2417-2420.
18) Heikkilä, V. M., Korpelainen, J., Turkka, J., Kallanranta, T. & Summala, H. (1999) : Clinical evaluation of the driving ability in stroke patients. Acta Neurol. Scand., 6, 349-355.
19) Inne, C. R., Jones, R. D., Dalrymple-Alford, J. C., Hayes, S., Hollobon, S., Severinsen, J., Smith, G., Micholls, A. & Anderson, T. J. (2007) : Sensory-motor and cognitive tests predict driving ability of persons with brain disorders. J. Neurol., 260 (1-2), 188-198.
20) Jones, R. (2006) : Measurement of Sensory-Motor Control Performance Capacities : Tracking Tasks. Boca Raton, Florida : CRC Press.
21) Kelly, R., Warke, T. & Steele, I. (1999) : Medical restrictions to driving : the awareness of patients and doctors. Postrad. Med. J., 75 (887), 537-539.
22) Khan, S., De Silva, D. & Mohanaruban, K. (2003) : Driving restrictions after stroke : doctors' awareness of DVLA guidelines and advice given to patients. Clin. Med., 3 (2), 187.
23) Klavora, P., Gaskovski, P., Martin, K., Forsyth, R. D., Heslegrave, R. J., Young, M. &

Quinn, R. (1995) : The offects of dynavision rehabilitation on behaid-the-wheel driving ability and selected psychomotor abilities of persons after stroke. Am. J. Occup. Ther., 49 (6), 534-542.
24) Klavora, P., Heslegrave, R. J. & Young, M. (2000) : Driving skills in elderly persons with stroke : Comparison of two new assessment options. Arch. Phys. Med. Rehabil., 81 (6), 701-705.
25) Korner-Bitensly, N., Mazer, B., Sofer, S., et al. (2000) : Visual testing for readiness to drive : A multicenter study. Am. J. Phys. Med. Rehabil., 79, 253-259.
26) Korner-Bitensky, N., Bitensky, J., Sofer, S., Man-Son-Hing, M. & Gelinas, I. (2006) : Driving evaluation practices of clinicians working in the United State and Canada. Am. J. Occup. Ther., 60 (4), 428-434.
27) Kotterba, S., Widdig, W., Brylak, S. & Orth, M. (2005) : Driving after cerebral ischemia—A driving simulator investigation. Wien Med Wochenschr., 155 (15-16), 348-353.
28) Lee, N., Tracy, J., Bohannon, R. W. & Ahlquist, M. (2003) : Driving resumption and its preditors after stroke. Cnn. Med., 67 (7), 387-391.
29) Legh-Smith, J., Wade, D. T. & Langton, H. R. (1986) : Driving after stroke. J. R. Soc. Med., 79, 200-203.
30) Lincoln, N. B. & Fanthome, Y. (1994) : Reliablity of the stroke drivers screening assessment. Clin. Rehabil., 8, 157-160.
31) Lister, R. (1999) : Loss of ablity to drive following a stroke : The early experiences of three elderly people on discharge from hospital. Stroke, 62 (11), 1499-1505.
32) Lundberg, C., Caneman, G., Samuelsson, S. M., Hakamies-Blomqvist, L. & Almkvist, O. (2003) : The assessment of fitness to drive after stroke : The Nordic Stroke Driver Screening Assessment. Scand. J. Psychol., 44 (1), 23-30.
33) Lundqvist, A., Gerdle, B. & Ronnberg, J. (2000) : Neuropsychological aspects of driving after stroke in the simulator and on the road. Appl. Cognit. Psychol., 14, 135-150.
34) Marshall, S. C., Molnar, F., Man-son-Hing, M., Blair, R., Brosseau, L., Finestone, H. M., Lamothe, C., Korner-Bitensky, N. & Wilson, K. G. (2007) : Predictors of driving ability following stroke : A systematic review. Top Stroke Rehabil., 14 (1), 98-114.

35) Mazer, B. L., Korner-Bitensky, N. & Sofer, S. (1998) : Predicting ability to drive after stroke. Arch. Phys. Med. Rehabil., 79 (7), 743-750.
36) Mazer, B. L., Sofer, S., Korner-Bitensky, N. & Gelinas, I. (2001) : Use of th UFOV to evaluate and retrain visual attention skills in clients with stroke : A pilot study. Am. J. Occup. Ther., 55 (5), 552-557.
37) Mazer, B. L., Sofer, S., Korner-Bitensky, N., Gelinas, I., Hanley, I. & Wood-Dauphiness, S. (2003) : Effectiveness of a visual attention retraining program on the driving performance of clients with stroke. Arch. Phys. Med. Rehabil., 84 (4), 541-550.
38) Millar, W. J. (1999) : Older drivers — A complex public health issue. Health Rep., 11 (2), 59-71.
39) Nouri, F. M. & Lincoln, N. B. (1992) : Validation of a cognitive assessment : Predicting driving performance after stroke. Clin. Rehabil., 6, 275-281.
40) Nouri, F. M. & Tinson, D. J. (1988) : A comparison of a driving simulator and a road test in the assessment of driving ability after stroke. Clin. Rehabil., 2, 99-104.
41) Quigley, F. L. & DeLisa, J. L. (1983) : Assessing the driving potential of cerebral vascular accident patients. Am. J. Occup. Ther., 37 (7), 474-478.
42) Radford, K. A. & Lincoln, N. B. (2004) : Concurrent validity of the stroke drivers screening assessment. Arch. Phsy. Med. Rehabil., 85 (2), 324-328.
43) Radford, K. A., Lincoln, N. B. & Murray-Leslie, C. (2004) : Validation of the stroke drivers screening assessment for people with traumatic brain injury. Brain Inj., 18 (8), 775-786.
44) Roaf, E. & Jankowiak, J. (2005) : Patient Page. Driving after a stroke : What helps grandma drive safely? Neurology, 65 (6), E13-E14.
45) Samuelsson, S. M. (2005) : Physicians' control of driving after stroke attacks. Tidsskr Nor Laegeforen, 125 (19), 2610-2612.
46) Schultheis, M. T. & Mourant, R. R. (2001) : Virtual reality and driving : The road to better assessment of cognitively impaired populations. Presence : Teleoperators and Virtual Environments, 10 (4), 436-444.
47) Schultheis, M. T., Simone, L. K., Roseman, E., Nead, R., Rebimbas, J. & Mourant, R. (2006) : Stopping behavior in a VR driving simulator : A nes clinical neasure for the assessment of driving? IEEE Eng. Med. Biol. Sci., 4921-4924.
48) Simms, B. (1985) : Perception and driving : Theory and Practice. Br. J. Occup.

Ther., 48, 363-366.
49) Sivak, M., Olson, P. L., Kewman, D. G., Won, H., Henson, D. L. (1981) : Driving and perceptual/cognitive skills ; Behavioral consequences of brain damage. Arch. Phys. Med. Rehabil., 62, 476-483.
50) Smith-Arena, L., Edelstein, L. & Rabadai, M. H. (2006) : Predictors of a successful driver evaluation in stroke patients after discharge based on an acute rehabilitation hospital evaluation. Am. J. Phys. Med. Rehabil., 85 (1), 44-52.
51) Söderström, S. T., Pettersson, R. P. & Leppert, J. (2006) : Prediction of driving ability after stroke and the effect of behind-the-wheel training. Scand. J. Psychol., 47 (5), 4129.
52) Spreen, O. & Strauss, E. (1991) : A compendium of Neuropsychological Tests : Administration, Norms, and Commentary. NY : Oxford University Press.
53) Sundet, K., Goffeng, L. & Hofft, E. (1995) : To drive or not to drive : neuropsychological assessment for driver's license among stroke patients. Scand. J. Psychol., 36, 47-58.

第8章

自動車運転とその他の神経精神疾患

(Jessica H. Kalmar and John Deluca)

　現代社会における自動車運転は，日常生活を営む上で必要不可欠な手段である。多くの人々が，社会生活，日常生活，その他の活動における移動手段として自動車を使用している。しかしながら，自動車を運転するという権利の行使は，視覚機能や身体機能，認知機能など特定の領域に問題がないことが前提となる。したがって，例えば，脳損傷によって認知機能の低下をきたした場合，運転操作能力に影響を与えるため，この権利を失うことになる。このような認知機能と自動車運転の関連性については，脳外傷患者，認知症者，脳血管障害者を対象とした多くの研究で検証されている。これらの疾患と自動車運転の関連性については，これまでの章で詳しく述べてきた。

　本章では，注意欠陥多動性障害（ADHD），多発性硬化症（MS），てんかん，精神疾患の4つの疾患と自動車運転の関連について触れる。ADHDとMSに関しては，自動車運転に法規制が設けられており，てんかんと精神疾患に関しては，現在も様々な側面から検討が続けられている。各疾患特有の身体機能障害，認知機能障害が運転操作能力に与える影響について議論が重ねられている。研究レビューを通して，問題となる運転行動，事故リスク，各疾患に関連する法的問題について概観する。最後に，まとめとして，今後期待される研究について提言する。

I 注意欠陥多動性障害

　ADHDは，3つの行動特性，すなわち，不注意，多動性，衝動性を示す小児期の精神疾患である（American Psychiatric Association 1994）。不注意の特徴としては，長時間の注意持続困難，課題遂行の困難さ，忘れっぽさ，注意がそれやすく混乱する，頻繁に物をなくすなどの行動が挙げられる。多動性や衝動性の特徴としては，落ち着きがなく，騒々しく，それが原因でやるべき

活動を続けられない，他人を邪魔する，走り回る，座っていることや待つことができないなどの行動が挙げられる．これらの症状が7歳以前からみられ，同年齢，同性の子ども以上に認められた場合，診断基準を満たす（例；学校もしくは自宅だけに限らない）．小児期の罹患率は3〜5％と見積もられている（American Psychiatric Association 1994）．これまで，ADHDの認知機能障害は，社会的活動，学業（授業への参加など）に影響すると考えられてきた（Douglas 1983）．しかしながら，近年では，ADHDの認知機能障害は遂行機能という概念で説明可能であると考えられている（Barkley 1997）．

小児期にADHDの診断を受けた場合，その30〜60％は成人後もその症状がみられる（Marks 2001）．ADHDの成人期にみられる行動，すなわち不注意，行動抑制の障害，運動制御の障害，遂行機能障害などが運転操作に影響することは簡単に想像できることである．また，薬物乱用，反社会的行為，行動抑制障害は，交通事故のリスク要因となり（Lapham et al. 2001），ADHD症例にみられるこの傾向は健常者よりも顕著であることが知られている（Hechtman & Weiss 1986）．このように，ADHDに罹患した有免者は，一般人よりも交通事故を起こす確率が高いとされている．近年，成人の死亡交通事故の調査に加え（US Department of Education 1988），事故リスクの高いADHD有免者の事故調査が盛んに行われている．

Barkleyら（1993）は，ADHDと健常者を対象として，事故リスクを調査する縦断的研究を行っている．ADHD群の平均年齢は，19.1歳であった．この研究では，質問紙や簡単な評価スケールを用いた両親からの報告を指標としている．その報告によると，ADHDは，すべての質問項目において健常群に比べて成績不良であった．具体的な内容としては，運転習慣，事故後の後遺症，交通事故の原因となった運転ミス，交通法違反，運転免許の停止処分や取り消し処分が含まれていた．これらの結果に加え，Barkleyら（1993）は，問題となる上記の内容に関与する特性抽出を試みている．その結果，反抗挑戦性障害や行為障害を合併しているADHDは，高い事故リスクを示していた．しかしながら，ADHD，反抗挑戦性障害，行為障害の症状には類似性を認めるため，事故につながる要因をそれぞれの障害特異性という点で整理することは難しかった．

ADHDと運転行動の関連性を検討した別の研究では，ADHD群（平均年齢32歳）と対照群（ADHD以外の有疾患者と健常者の混合群）の運転行動を比較している（Murphy & Barkley 1996）．対照群には，気分障害や不安障害の

患者，診断は受けていないが主訴として何らかの訴えがある者が含まれていたが，薬物依存症や認知症と診断されている者は除外されていた．運転行動の情報は，対象者への面談を通して収集した．調査の結果，ADHD群は，対照群よりも，速度違反，運転免許停止回数，事故回数が明らかに多かった．この結果は，ADHDが小児期の疾患であるという一般的な認識には落とし穴があり，むしろ，自動車運転に関しては，成人期に大きな影響を及ぼしていることを示している．また，この調査で明らかとなったADHDと自動車事故の関連性は，その他の精神疾患よりも強いものであった（Murphy & Barkley 1996）．しかし，この研究の限界を指摘するならば，対照群の属性が統一されていない点，独立変数の客観性が乏しい点（面接による叙述データに基づいて分析されている）が挙げられよう．

　Barkleyら（Barkley et al. 1993, Murphy & Barkley 1996）によって報告された，初期のADHDの運転行動に関する調査では，やや狭い意味しか持たない独立変数を用いていた．つまり，対象者や知人から提供された運転歴を独立変数として扱っていた．より掘り下げた情報収集を行うために，Barkleyら（1996）は，若年ADHD群と健常群を対象に，公式の運転記録に基づいた分析を行っている．若年ADHD群，若年成人群（ともに17歳から30歳）に対して，ビデオ視聴に基づく運転知識に関する筆記テストと運転シミュレーターによる運転技能検査を実施した．運転歴に関しては，対象者やその知人から聴取した．結果，両群に運転経験の違いは認められなかった．過去の運転経験は，先行研究（Barkley et al. 1993, Murphy & Barkley 1996）では取り上げられていない交絡因子であった．先行研究（Barkley et al. 1993, Murphy & Barkley 1996）と一致した点は，ADHD群は，速度超過を起こし，免許停止となり，交通事故に巻き込まれている回数が多い点であった．また，ADHD群の中には，身体障害を引き起こすような交通事故を経験している者が多く，健常群のような安全な運転習慣とはいえない現状が明らかとなった．筆記試験に関しては，有意な違いは認めなかったが，運転シミュレーターによる技能検査では，ADHD群は，事故頻度，接触頻度が多く，ハンドル操作の拙劣さが明らかとなった．以上の結果から，ADHD群の持つ運転の困難さとは，運転に関する知識不足ではなく，運転技能の障害にあるといえる．

　まとめると，Barkleyらの研究で示されたことは，ADHDは，疾患として交通法を犯し，危険な運転行動を取る可能性が高いということである．事実，ADHDの関わる事故件数，免許取り消し件数は健常者よりも多い．また，彼

らの研究結果は，ADHDが安全に自動車を運転するためには，知識の補充ではなく，運転技能の改善に焦点化した講習などを開催すべきであることを示唆している。

　National Highway Traffic Safety Administrationは，ADHDの自動車運転技能に関して小児期から支援する必要性を明示している（NHTSA 1997）。NHTSAが行った縦断的研究では，小児期において重度のADHDであった者は，軽度のADHDや健常群と比較して，免許取得から25歳までの間では，走行時，停車時に関わらず交通違反を犯す確率が高いことが示されている。しかし，実際の自動車事故件数には違いは認められなかった。このように，交通事故の発生率が同じであったことは，先行研究のBarkleyらのグループの知見と意見が分かれる一方で，NHTSAによる縦断的研究が健常群と軽度ADHD群とを混合した対照群を設定し，重度ADHD群と比較した点で非常に興味深い。NHTSAは，ADHDの特徴である衝動性を事故リスクや交通違反のリスクを高める要因と位置づけており，薬物療法による対応，対象者への早期介入，自動車運転に関しては，段階的な免許取得プログラムの開発が重要な戦略となるとしている。しかしながら，ADHDの衝動性が直接的に運転を困難にさせるという立場には立っていない。

　ADHDと不良な運転行動との関連性を示す証拠がCoxら（2000）によって報告されている。彼らは，ADHDの治療薬として用いられているメチルフェニデートが，ADHDの運転行動に影響を与えたとしている。二重比較盲検によるこの研究では，メチルフェニデート投与群とプラセボ投与群を設定し，服薬前後の運転シミュレーターの結果を，ADHD群と健常群で比較している。運転シミュレーターでは，ハンドル操作，ブレーキのタイミング，衝突事故数を測定項目として記録している。先行研究の結果と同様に，ADHD群は健常群よりも，衝突事故数が多く，運転シミュレーター上でも健常者より不良な運転行動を示した。興味深い結果は，メチルフェニデートの服用で，健常群と同等のレベルまでの著明な改善を示した点である。当然であるが，メチルフェニデートを服用した健常群の成績は服用前と変わらなかった。

　近年になって，Barkleyら（2002）のグループによって，ADHDの不良な運転行動の背景にある要因について，特にADHDの認知特性と運転行動の関連に焦点を当てた検討を試みている。彼らの研究では，Michonら（1985）の多要因運転モデルを参考に，運転行動を構成する基本的認知構造が仮定されている。運転行動の評価項目には，自己報告，両親の報告，陸運局からの公式

な記録,認知テスト,運転シミュレーター,運転知識を問う検査などが含まれている。先行研究に一致して,成人ADHD(17〜28歳)は,健常群に比べて多くの交通事故や免許停止を経験していた。一方で,先行研究とは矛盾して,ADHDは運転知識が乏しく,運転シミュレーターの成績は健常群と大きな差を認めなかった。著者らは,この矛盾する知見について,おそらく測定項目の選択が関連しており,先行研究に新たな知見を積み上げるには至らなかったと述べている。また,運転シミュレーターに関しては,この研究で用いた単純なシミュレーターシナリオでは,車を操作するときのADHDに認められるささいな困難さを発見するには不十分であったと結論付けている。

相関分析により,認知機能と運転行動には限定的ではあるものの関連性を認めている。つまり,遂行機能が,交通事故頻度や交通違反と関連していることが示された。運転の困難さは,反抗挑戦性障害,うつ,不安症,アルコールや薬物依存を含めた合併症とは関連がなかった。また,交通事故に影響する要因についての質問に関しては,両群が共通して訴える要因は不注意であった。しかしながら,認知課題の結果は自己報告を支持するものではなかった。

一般的に,ADHD研究では,ADHDが女性よりも男性において発症率が高いため,主に男性が対象となる。したがって,ADHDの性差が事故リスクに与える影響を判断することができていない。Nada-Rajaら(1997)は,ニュージーランドにおける縦断的出生コホート研究を行っている。この研究では,先行研究よりも多くの女性が含まれていたことから,ADHDの女性の運転様式について調査されている。15歳の時点で,ADHD群,反抗挑戦性障害もしくは行為障害群,気分障害や不安障害群,そして,健常群の4群に分類している。結果は,15歳時のADHDと行為障害の症状は,18歳時の交通違反と潜在的に関連していた。この結果は,15歳でみられる精神医学的,症候学的な症状の程度が,18歳時の運転行動と関連していることを示している。男性のみのデータに基づくと,行為障害群に比べると,ADHD群の諸症状は交通違反に与える影響が少ないという結果も得られている。一方で,女性ADHDの場合は,どの群よりも運転行動に悪影響を及ぼしているという興味深い結果を示していた。これらの結果から,ADHDの性差が運転行動や交通違反に異なる影響を与えるといえる。すなわち,女性では行為障害の要素よりもADHDの要素が運転行動に影響を与え,男性では,行為障害の要素がより強く運転行動に影響を与える。

重要な報告として，Nada-Raja ら（1997）は，ADHD の症候学的な点（例；不注意，多動性，衝動性）では，運転の困難さを完全には説明できないとしている。むしろ，性別や問題行動の出現が交絡因子として示されている。ADHD やその他の疾患を抱える人たちについて書かれた運転関連の文献では，以前の運転経験，知的レベル，家族構成，社会的背景を含めたものが，不可的な潜在的交絡要因として位置づけられている。ニュージーランドの地域で生活をする者を対象とした縦断研究では，13歳時の注意障害の程度が 18～21歳の間にみられた不良な運転状況に密接な関連性があることが示されている（例；交通事故，飲酒運転，交通違反）（Woodward et al. 2000）。この研究では，両親や教師の報告に基づいた精神医学的な評価に加え，構造的インタビューに基づいた自己報告や評価スケールと運転状況の関連を検討している。結果，性別，運転経験，13歳時の問題行動の程度は運転状況と相関を示したが，他の要因との関連性はほとんど認められなかった。これらの交絡因子を統制した分析では，注意障害の程度といくつかの運転状況（例；外傷を負わなかった交通事故など）は，相関をまったく示さなかった。しかしながら，13歳時の注意障害は，外傷を負った交通事故や交通違反と関連性を認めていた。これらの結果は，事故リスクを持つ者は，運転経験があまり無いにもかかわらず運転を行っている行為障害を呈する若い男性であることを示唆している（Woodward et al., 2000）。

　これまでレビューしてきた研究をまとめると，健常群と比較して，ADHD は自動車運転に高い事故リスク，運転上の困難さを抱えているといえる。ADHD が抱える運転行動の問題は，交通違反，免許停止，交通事故が含まれている（**表 8.1** 参照）。種々の研究の知見に一貫性がないことは，研究方法論の違い，もしくは，ADHD，特に精神症状を合併したものが含まれるなど，対象者の条件が統制されていないことと関係があるかもしれない。多くの研究は，精神症状を合併したものを調査対象としており，ADHD が抱える運転行動の問題は，目に見える行動の問題（例，反抗挑戦性障害，行為障害）とは関連しているが，目に見えない問題（例，気分障害，不安障害）とは関連していないと報告されている。また，性別，認知的な行動，服薬状況などの他の要因も，ADHD の運転行動の問題に影響を与えるようである。ADHD を対象とした運転研究は，まだ新しい研究領域であり，客観的な独立変数を採用すること，研究に含まれる対象者数を増やすことが必要である。また，交絡因子の統制なども必要であろう。今後取り組まなくてはならない課題として

表8.1 ADHD患者，多発性硬化症患者，健常者の運転行動

研究	危険な運転習慣	交通事故	交通事故による外傷	交通違反	免許停止	運転シミュレーター	運転に関する知識
【ADHD】							
Barkley et al. (1993)	ADHD > HC	ADHD > HC	ADHD > HC	ADHD > HC	ADHD > HC	—	—
Murphy and Barkley (1996)	—	ADHD > MC	—	ADHD > MC	ADHD > MC	—	—
Barkley et al. (1996)	ADHD > HC	ADHD > HC	ADHD > HC	ADHD > HC	ADHD > HC	ADHD > HC	NS
NHTSA (1997)	—	NS	—	ADHD > MC	—	—	—
Cox et al. (2000)	—	ADHD > HC	—	ADHD > HC	—	ADHD > HC	—
Barkley et al. (2002)	—	ADHD > HC	—	ADHD > HC	ADHD > HC	NS	ADHD < HC
【多発性硬化症】							
Knecht (1997)	—	MS > NC	—	MS > NC	—	—	—
Schultheis et al. (2002)	—	MSCI > HC	—	NS	—	—	—

—：未評価，HC：健常コントロール群，MC：混合コントロール群，NS：有意差なし，MSCI：認知機能障害のMS群，ADHD：注意欠陥多動性障害，MS：多発性硬化症

は，問題となる運転行動を調査する時間間隔を短くすること，方法論的な違いによって生じた結果の差異の要因検証，問題のある運転行動とADHDの症状の詳細な関連性の明確化，他の精神症状が合併している場合の知見の蓄積などが挙げられる。

II 多発性硬化症

多発性硬化症とは，中枢神経系に脱髄が生じる炎症性疾患であり，臨床的には非常に多様な経過をたどる。症状の再発と寛解を繰り返すことが特徴である（Rao 1986）。脱髄が中心的特徴であるが，近年，軸索の損傷も同時に示す証拠が蓄積されている（Trapp et al. 1998, Bitsth et al. 2000）。多発性硬化症の共通の徴候として，運動障害，感覚鈍麻や異常感覚，認知機能障害，筋力低下，疲労が挙げられる。多発性硬化症は，軽度の状態で発症に気づく場合もあれば，重度化して症状が現れる場合があり，その場合は，進行性で不良の経過をたどる（Minden & Schiffer 1990）。多発性硬化症は，男性よりも女性に多くみられ，根本的な原因は明らかとなっておらず，環境と遺伝要因の両方が関連していると考えられている（Pryse-Phillips & Costello 2001）。

その他の神経疾患とは異なり，多発性硬化症を発症した人の運転技能や能力を調査した研究はほとんどない。多発性硬化症の身体症状が運転に影響することは想定されているが，おそらく認知的要因に関しては，ほとんど留意されていないであろう。身体的な問題としては，下肢の機能低下，痙性，失調，協調性障害，振戦，視覚障害といった症状が挙げられる（Goodwill 1984）。多発性硬化症の認知機能障害が運転技能に影響することが報告されたのは最近のことであり，その報告では，認知的要因として注意機能，視知覚技能，処理速度，遂行機能が挙げられている（DeLuca et al. 1994, DeLuca et al. 1998）。

多発性硬化症患者を対象とした初期の研究はKnecht（1977）によって報告されている。Knecht（1977）は，臨床経過と症状の特徴から，多発性硬化症患者は健常者に比べ，自動車運転に困難を生じる可能性が高いと推察している。その仮定に基づく調査を交通違反記録に基づいて行い，多発性硬化症患者が健常者に比べて交通事故，交通違反を犯す頻度が高いことを明らかにしている（Knecht 1977）。これらの結果から，継続した運転が可能か否か，定

期的な医師の判断を仰ぐことを推奨している。

この初期の研究の後，多発性硬化症の運転研究への関心が集まるには Schanke ら（1995）の報告を待たねばならなかった。彼らは，ノルウェー人 33 名の多発性硬化症患者を対象に運転を行うための必要条件について調査を行っている。対象者に，神経心理学的検査と医学的検査を実施し，対象者の一部には，実車運転評価も施行した。検査結果から，運転適性が判断された。回帰分析により，罹患期間や神経損傷の程度だけではなく，認知機能や感情機能の障害も運転適性に影響することが明らかとなった。この結果に基づき著者らは，多発性硬化症患者の運転適性判断の妥当な指標を提案し，ノルウェーでの運転評価に必要な項目をガイドラインとして提示している。

Schultheis ら（2001）は，多発性硬化症患者を対象に，運転技能に与える認知機能障害の影響を直接的に調査している。対象者は，健常群，認知機能障害のある多発性硬化症患者群，認知機能障害のない多発性硬化症群の 3 群を設けた。対象者は全員運転免許を保持しており，軽度の運動障害を抱えていた。交絡因子の排除を目的に，重度の身体障害を有している者は対象者から除外された。対象者には，コンピューターを用いた有効視野検査と Neurocognitive Driving Test を課した。有効視野検査は，ドライバーが急速に呈示された視覚情報を処理するために可能な視覚領域を量的に測定するものである。有効視野検査は，対象者の事故リスクの程度を点数化することができる。Neurocognitive Driving Test は，実際の運転シナリオに基づく，運転シミュレーションである。Neurocognitive Driving Test は，生態学的に妥当な測定指標を設けており，反応時間，視空間技能，運転知識，運転シミュレーター上での運転行動が評価される（Schultheis et al. 2003）。結果，認知機能障害のある多発性硬化症群は，認知機能障害のない多発性硬化症群や健常群に比べて，有効視野検査では 3 つのうち 2 つの課題で，Neurocognitive Driving Test では運転行動を起こすまでの反応時間において低い成績を示していた。この結果は，多発性硬化症患者の認知機能障害が運転行動に影響することの証拠である。

Schultheis ら（2002）は，Schultheis ら（2003）と同じ対象者の陸運局の記録を調査し，認知機能障害のある多発性硬化症患者が高い事故リスクを持つと報告している。一方，交通違反件数に関しては群間で差はなかった。すなわち，認知機能障害のある多発性硬化症患者の運転上の問題は，交通ルールの遵守に関わる認知機能とは関係がないといえる。別の注目すべき結果は，

認知機能障害のある多発性硬化症患者は運転頻度が他群より少ないにも関わらず，高い交通事故率を示している点である。この研究は，陸運局の実録データを用いているため，多発性硬化症患者の認知機能障害が運転行動に影響するという初期の知見を強く支持している。

まとめとして，多発性硬化症患者を対象とした運転研究は限られているが，コンピューター課題，陸運局の公式記録に基づいた結果から，多発性硬化症患者の少なくとも一部は，運転行動に問題を抱えるといえる（**表8.1** 参照）。認知機能障害が運転行動に影響することが明らかになりつつあるが，大規模な母集団，疾患の重症度や性差，特定の認知機能，身体機能と認知機能の関連，その他の交絡因子，種々の要因を考慮した研究が待たれる。

III てんかん

てんかんは，2つもしくはそれ以上の神経細胞が異常発火を起こすことを特徴とする神経疾患である（Neppe & Tucker 1988）。発作に伴って，体性感覚や視覚や聴覚などの感覚異常，幻覚，恐怖感，うつ，不随意運動，痙攣様の動きが数秒から数分の間続くという行動変化を起こす。また，その発作の前後もしくは，発作中に行動や気分の障害が認められる。近年のてんかん分類では，てんかん発作を全般発作と部分発作に大別している（Commission on Classification and Terminology of the International League Against Epilepsy 1989）。全般発作は脳の両半球に発作が同時に起こる（Devinsky 1994）。一方で，部分発作は，一部の脳の領域に出現し，他の脳領域へと広がるという特徴を持つ。部分発作に関しては，一部の脳領域において発現することで，その部位特異的な症候が出現する。部分発作は，さらに単純部分発作と複雑部分発作に分けられる。単純部分発作では，意識状態に影響はないが，複雑部分発作は，意識状態の変容を認める。単純部分発作は，本人が前兆を認識できることが特徴である。局在性てんかんとしては，側頭葉てんかん，前頭葉てんかん，補足運動野てんかん，運動野てんかんなどが含まれる（Commission on Classification and Terminology of the International League Against Epilepsy 1989）。

てんかん患者の自動車運転に関しては，一般人よりも非常に事故リスクが高いという共通認識がある（Ktumholz 1994, Taylor et al. 1996）。抗てんかん

薬の副作用として運転中の集中力や反応時間などに影響が出ることをはじめ，もっとも重要な点は，運転中の発作による意識消失である。確かに，薬剤の副作用の影響で，てんかん患者の事故リスクが高まるという報告は散見されるが，服薬と運転に関する報告はそれほど多くない。むしろ，現在のてんかんと運転の調査研究では，てんかん患者の運転に関する法律のレビュー，てんかん患者の交通事故率の調査，てんかん患者の交通事故リスクの要因抽出に関心が注がれている。

1. 運転に関する法律

　自動車事故と交通違反を防止するために，州法では，コントロールできない発作を持つてんかん患者の運転権利の停止について免許交付機関に報告することを医師に求めている。発作が無症候で経過している場合は，発作はコントロールされていると判断するのが通例である。無症候期間の長さは州によって異なり，3〜14ヵ月の幅がある。いずれにせよ，てんかん患者に関する法規制が多くの州で設けられている。陸運局に報告されている事故リスクのあるてんかん患者の情報を州ごとにまとめた資料は，Krumholz（1994）に詳しい。Krassら（2001）は，てんかん患者の運転制限，法規には定められていないが事実上採用されている措置，加えて，運転可否判断における医師の役割をまとめている。

　国際的なレベルでは，国によってさらに大きな違いがあり，例えば，旅行のために運転を希望するてんかん患者にとっては難題となっている。てんかん患者に対する運転免許国際局合同審査会（the Joint Commision on Drivers' Licensing of the International Bureau for Epilepsy）と the International League Against Epilepsyは，てんかん患者の報告における医師の責任，各国の運転規則について取りまとめている（Parsonage et al. 1992）。国によって規則は大きく異なっており，ここでは取り上げることができないくらいの量である。各国の規則をまとめたものは，Fisherら（1994）を参照してほしい。Ooi & Gutrecht（2000）は，てんかんに対する運転規則とこれまでに報告されていなかった国の医師の報告書を紹介している。その報告の中でOoi & Gutrechtは，近年，コントロールできる発作を鑑別する科学的根拠が蓄積していることを背景として，てんかんという診断が運転の停止に直結することを定めた法律の数が減少し，運転が許可されるための発作の無症候期間が短縮している点を指摘している。いくつかの国では，てんかんドライバーの運転する権利を

尊重した法制定がなされてきている。

　各国でてんかん患者の運転に関する法規が制定され始めているようである。例えば，Benerら（1996）は，彼らの報告が受理された当時，アラブ首長国連邦では，てんかん患者の運転に関する法律は無かった。Black & Lai（1997）は，南オーストラリアのてんかん患者の運転に関する法規をまとめている。英国におけるてんかん患者の運転関連法規の歴史的変遷については，Taylorら（1996）の報告を参照されたい。

2. 運転困難となる頻度

　てんかん患者の自動車運転に関する法規制が国によって異なる理由は，てんかんに由来する運転の困難さに加え，国民性が影響しているのかもしれない。Benerら（1996）の報告では，アラブ首長国連邦では，てんかんを持つ有免者はそうでない有免者に比べて，自動車事故や交通違反のリスクが高いことが示されている。一方で，不注意運転，速度超過，飲酒や薬物が原因で生じた事故の頻度には違いがなかった。この情報は，救命救急で治療を受けたドライバーが回答した質問票とその患者の診療記録に基づいている。デンマークで行われた自動車事故後の治療予後に関するコホート調査では，健常群と比較して，てんかん患者は事故後の病棟治療におけるリスクが7倍増加することが示されている（Ling 2001）。対象者は，年齢，性別，住所，学歴で統制されている。この研究で用いた情報は，すべて公式な記録に基づいている。

　2001年のLingsらの研究の前に，てんかん患者の交通事故の頻度に関する疫学研究が行われている。Lingsら（2001）がレビューしているとおり，てんかん患者の事故リスクは1.3〜1.95倍に高まると報告されている。このような疫学調査の数自体が少ない上に，てんかん患者を対象にした交通事故に関する報告はさらに少ないことは残念である。報告によって，てんかん患者の事故リスクが具体的に健常群と比べてどれぐらい高いかといった具体的数値は異なるが，てんかん患者は健常群より高い事故リスクを持つという点では一致している。

　てんかん患者の運転行動を明らかにする疫学的な研究ではなく，厳密に統制された対照群を設けた研究が報告されている。例えば，Taylorら（1996）は，てんかん患者群と健常群を設け，衝突事故，外傷の原因となる事故，重篤な外傷の原因となる事故を3年間に渡って，後方視的に調査を行っている。データ収集は調査方式で行われ，対象者は，年齢，性別，運転経験，走行距離で

統制されている。結果，てんかん患者の衝突事故に関しては健常群と大きな差を認めなかったが，重篤な外傷の原因となる事故件数は健常群より40％多く，死亡事故においては2倍の件数であった。自己報告に基づいた別の報告では，てんかん患者と健常群の間に，事故頻度の違いはほとんど認めていない(Taylor et al. 1995, Gisason et al. 1997)。

近年になって，研究者らは，様々なてんかんの種類と運転行動の関連に焦点を当て始めている。Manji & Plant（2000）は，側頭葉てんかんと運転行動の関連について報告している。側頭葉てんかんに対する外科的な治療の結果，視覚領域を傷つけることになる。運転資格に関していうと，免許取得や免許保持を可能にするためには，最小限の視野は必要となっている。これらの規則，また視覚領域を評価する方法も同様に，地域によって異なっている。視覚領域の基準に関しては，英国のガイドラインを用いており，側頭葉てんかんの外科医的治療を受けた患者の25％は，免許取り消しとなる程度の視野欠損が認められた。このことから，外科的な治療により発作がコントロールされる代償として，視野欠損が生じ運転資格を失う可能性があるため，治療選択，特にQOLの問題について再考の余地が残されている。Bergら（2000）は，難治性の部分てんかん（例；薬物療法に反応しないコントロール不能の発作）の運転行動について着目している。この種のてんかんをもつ者は，一般的に運転が規制され，運転可能と判断できる無症候性期間を満たすことはない。医学的な記録や自己報告書に基づくと，コントロール不能のてんかん患者の31.3％は，データを収集する前の年には運転をしていた。運転可否は，現在有効な運転免許保有者か，過去は運転免許を所有していたか，男性であるか，若年であるか，認知機能が障害されていないかという要因と関係している。統計的分析過程を踏んではいないが，その他考慮すべき要因としては，交通事故歴，薬物治療の状況，視野欠損，認知機能が挙げられる。

近年の別の報告では，てんかん患者の運転技能を検討するため，タイプの異なるてんかん患者（側頭葉てんかんや突発性てんかんなど）と健常者を対象に，コンピューターを使用した視空間機能と注意機能を測定している(Barcs et al. 1997)。用いられた課題の併存妥当性は，種々の実車前運転評価を指標として確認されていた。課題では，ハンドル操作，速度などを指標としている。結果，1種類の薬物治療を受けている突発性てんかん群と健常群には成績の差が認められなかった。一方で，側頭葉てんかん群，特に2種類以上の薬物治療を受けている場合は，健常群に比べて成績が低下していた。この

研究では，薬物治療の統制が困難であり，成績の低さがてんかんそのものに由来したものなのか，複数の薬剤に由来するのか判然としないという限界がある。

　Beaussartら（1997）は，運転可否を判断する指標として発作の無症候期間を用いるのは，発作頻度を患者本人に聞かざるを得ないという信頼性の点において，また，単にてんかんの鎮静期間に該当しただけで，再発する可能性が推測の域を出ないという点において不適切であると指摘している。また，投薬治療中のてんかん患者の交通事故が，一般人の交通事故率よりわずかに高いだけであるという事実も注目すべき点である。てんかん患者の交通事故率は，運転免許について特に規制のない他の疾患群（糖尿病や心臓病）と比べても違いはない（Waller 1965, Hansotia & Broste 1991）。さらには，てんかん患者の交通事故率は，薬物（Lings 2001）やアルコール乱用，若年ドライバー（Taylor et al. 1996）よりも低い。全有免者の事故率，他の疾患群，薬物乱用者などと比べて，てんかん患者に対する規制はあまりに厳重であり，法規制に再考の余地があるものと思われる。

3. 運転の困難さにつながる要因

　運転に関する法規制は，脳卒中など重大なリスクを持つ個人の自動車運転を規制するために制定されているが，実際のところ，その特定のリスクについて詳細な調査は行われていない。Kaussら（1999）は，後方視的研究を行い，交通事故を起こしたてんかん患者と，交通事故を起こしていないてんかん患者のデータを比較検討した。データは，運転記録とインタビューを通して収集された。結果，交通事故リスクを少なくする予測因子としては，無症候期間が長いこと（12ヵ月もしくはそれ以上），発作前に自覚できる前兆があること，発作とは関連のない交通事故を以前に起こしたことがないこと，抗てんかん薬の適応量が少ないこと，抗てんかん薬が変更または中止になっていることが挙げられた。Taylorら（1996）は，てんかん患者の事故リスク増加を予防する2つの要因を発見した。それは，抗てんかん薬を服用しており，少なくとも3年間の無症候期間であることであった。興味深いことに，確実な自覚できる前兆の有無は，事故リスクとは関係がなかった。

4. てんかん患者の運転研究の要約と限界

　てんかん患者の運転に関する法規制について触れた文献でもっとも強調さ

れている点は，てんかん患者が起こす自動車事故を最小限に留める点である。てんかん患者の運転に関する法規制は地域によって異なるが，近年の傾向として，おおよその地域が，運転が許容されるための無症候期間が短縮され，より個別性を重視した対応へ変化してきている。これらの法規制は，健常者よりてんかん患者の交通事故率が高いというデータに基づいているが，別の報告では，てんかん患者の事故率は健常者と大きくは変わらない，あるいはさらに別の報告では，法規には記載されていない他の医学的疾患の事故率と変わりないことが示されている（**表8.2** 参照）。無症候期間や抗てんかん薬の適切な服用などのてんかん患者の運転に関わる諸問題を最小限にする予防的指標が明らかになってきている。

　てんかん患者の運転行動に関する研究の限界としては，比較的稀な疾患でありサンプルサイズが小さいこと，研究の中で異なるてんかん型が一つのてんかんとして扱われていること，不適切な対照群が設定されていること，信頼できる交通事故データが不足していることなどが挙げられる。また，運転の問題に関する情報が医学的記録のみに頼っている点も潜在的な交絡因子である。例えば，てんかん患者は医学的治療を経験しているため，医学的知識が少なくとも健常者よりは豊富であり，てんかんという疾患により運転免許が取り消されることも知っているかもしれない。このような点が運転に関する自己報告に影響しないとは言い切れないであろう。別の交絡因子としては，てんかん患者と健常者の現実的な運転走行距離が異なる可能性があるという点である。多くの研究では，走行距離当たりの事故率という視点で分析が行われていない。また，驚くことに，てんかん患者の認知機能と運転行動の関連性は明らかとなっていない。てんかん患者に対する運転免許国際局合同審

表8.2 てんかん患者の健常者に対するリスク比

研究	交通事故	交通事故による外傷	交通事故による重篤な外傷	交通違反
Waller（1965）	1.95	—	—	—
Crancer et al.（1968）	1.3	—	—	—
Taylor et al.（1996）	0.77	1.08	1.33	—
Hansiota et al.（1991）	1.33	1.57	—	—
Bener et al.（1996）	—	—	—	1.91
Ling et al.（2001）	7.07	—	—	—

—：未評価

査会 (the Joint Commision on Drivers' Licensing of the International Bureau for Epilepsy) と the International League Against Epilepsy は，運転適性判断におけるガイドラインの中で，てんかん患者の認知機能評価を項目として定めていない。他の疾患群では認知機能が運転行動に影響することが示されているが，現実的には認知機能障害を呈するてんかん患者は多く，この視点の欠如は大きな問題である。てんかん患者の運転に関する今後の研究は，認知機能を検討項目に含めること，また，抗てんかん薬が認知機能に与える影響，さらにはてんかんの型別の認知機能特性を扱うべきである。

Ⅳ 精神障害

事故リスクのあるドライバーを明らかにする際，以前より，精神障害者が"事故を起こしやすい"群として扱われてきた(Niveau & Kelley-Puskas 2001)。潜在的な問題として，薬剤の影響，アルコールや薬物使用，運転経験の少なさ，不安症，ストレス状況への対応の難しさ，合併症などが，精神障害者と自動車運転の関連性に関わってくる。また，連邦道路管理局会議（Federal Highway Administration Conference）において，注意，集中，記憶，情報処理能力，視空間機能，運動反応，衝動性のコントロール，判断，問題解決など，精神障害者の特定の認知機能障害と運転行動の関連性が示された (Metzner et al. 1993)。しかしながら，運転能力に与える認知機能障害の影響に関する研究はあまり行われていない。さらに，精神障害の重症度と運転技能低下を招く特定の機能の関連性についてほとんど何も明らかになっていない。精神疾患の場合，向精神薬の影響（後述）といった強い交絡因子が存在する点も無視できない点である。過去の文献では，交通事故と精神症状の関連性が報告されているが，その内容としては交絡因子の統制が不十分であることから，結果の妥当性には疑問が残る (Metzner et al. 1993)。ここでは，精神障害者における交通事故と，運転適性を評価する立場にある精神科医の責任に関する先行研究を概観する。特に，精神障害者の自動車運転に関する主要な議論，向精神薬が運転に与える影響について焦点化する。

1. 精神障害者の運転リスク

精神障害者の自動車運転能力に関する先行研究では，健常人と比較した場

合（Buttiglieri & Guenette 1967），アルコールや薬物使用といった合併症を除外した場合（Maki & Linnoila 1976, Armstrong & Whitlock 1980），いずれにおいても，精神障害者の交通事故リスクが高いとは言えない。しかしながら，特定の神経病理を示す人格障害や神経症においては，健常者より高い事故リスクを示している（Crancer & Quiring 1969, Tsuang et al. 1985）。統合失調症患者の自己報告書に基づく健常者との比較によると，距離当たりの事故率は統合失調症患者のほうが高いことが知られている（Edlund et al. 1989）。外来の統合失調症患者は距離当たりの事故件数が健常群の2倍とも報告されている（Waller 1965）。近年では，これまでの研究結果を受け，精神障害者に関する運転法規，事故後の精神症状，向精神薬の影響など，異なる側面に着目した研究に関心が集まってきている。

2. 運転法規

運転適性のない患者への精神科医の責任に法的関心が向けられたと同時に，運転行動と精神障害者に関する研究が，近年再び注目を集めてきている。先行研究では，特定の精神病理が，問題となる運転行動を起こす危険性を高める可能性が示されている。これを背景に，精神障害者の交通事故や違反を防ぐ法整備が進められた。精神障害者の自動車運転に関する法規制をすべてここで触れることは避ける。各州の要件や陸運局に報告する必要のある情報については，Metznerら（1993）の報告を参照されたい。Morgan（1998）は，英国運転免許交付局（Driver and Vehicle Licensing Agency）と英国医学総会議（British General Medical Council）の情報に基づき，英国のガイドラインをまとめて提供している。

医師は，精神障害者の運転可否について報告することを求められるが，この報告が事故を未然に防ぐことには直結しない。Niveau & Kelley-Puskas（2001）は，精神障害であることを報告することが交通事故を未然に防ぐことにつながるのかどうかを検証している。彼らは，陸運局に報告された精神障害ドライバー（index群）と交通事故もしくは交通違反で免許取り消しとなった時に精神障害の診断を受けていたドライバー群（対照群）で比較を行った。Index群に関しては，陸運局に報告される前の記録，対照群に関しては，事故や免許取り消し前の記録を用いている。対象者の情報として，社会人口統計学的情報，医学的情報（精神医学的評価を含む），運転記録を収集した。精神医学的には，対照群に比べて，index群はより重度の状態であった。しかしな

がら，予想に反して，index群が，対照群に比べて，運転記録上，事故や違反を多く起こしているという事実は認められなかった。この結果は，医師によって運転を控えるよう診断された患者が，将来事故を起こす患者であるとは言い切れないということを示唆している。

3. 交通事故後の精神障害

　交通事故後の精神障害についても広く調査されている。自動車事故による心理的，精神的後遺症は，1980年代後半までほとんど研究されておらず，多くの研究は，米国国外で行われた調査研究であった。交通事故後の精神障害に関する研究のレビューから，Blanchardら（1995）は，交通事故の後，心的外傷後ストレス障害（PTSD）を発症する頻度を調査している。レビューの結果，その罹患率は適切な治療を受けた場合は1〜100％，治療を受けなかった場合は8〜46％と報告により大きな違いを認めた。合併診断としては，不安障害，気分障害，特に運転恐怖症やうつ症状が挙げられていた。Blanchardら（1995）は，レビュー結果の批評として，交通事故後の精神障害に関するこれまでの研究は，インタビューを行う場合に非構造的面接法を採用している点，事故に関する情報源が研究によって大きく異なる点，事故からPTSD発症までの期間に大きな幅がある点を挙げている。

　交通事故後の精神障害に関して調査したある前方視的研究では，交通事故により救急搬送されたドライバーを1年間フォローアップしている。データは，インタビュー，診療記録，評価スケール，警察や救急車の報告書を通して収集された。結果，1年間の経過で，交通事故者の25％に何らかの精神的な症候が現れていた。その症候は，漠然とした精神的苦痛，恐怖症，PTSDに分類できた。この結果は，交通事故により少なくとも1年以内に精神的な症候を呈するドライバーが出現してくる可能性を示している。しかしながら，対照群を設けておらず，また，脳外傷や重篤な外傷といった交絡因子の統制が不十分である点，精神疾患に罹患する前の健康状態に関する情報が不十分である点を考慮すると，この報告の結果の解釈には注意が必要である（Mayou et al. 1993）。

　Blanchardら（1994，1995）は，交通事故後の精神障害についてさらなる調査研究を行った。この研究では事故群と事故を起こしていない対照群を設けている。情報は，構造的面接と評価スケールから収集した。事故群は，事故後，46％の者にPTSDを認め，全対象者に運転を可能な限り避けようとする

傾向を認めた。一方，対照群のPTSD罹患率は2.5％であった。運転を回避する傾向については対照群では調査されていない。調査の結果，交通事故群は，重篤な外傷体験をしており（衝突事故やその他の外傷を含む），対照群と比較して精神障害の第Ⅰ軸（DSM-Ⅳ）の診断（気分障害や不安障害）を受けやすいことが示された（Blanchard et al. 1994）。この結果は，多数サンプルでも確認されている（Blanchard et al. 1995）。さらに，交通事故を起こした対象者を無作為化し，交通事故前の精神状態について，当事者本人ではなく第3者から客観的な情報を得ることができれば，この研究の説得力はさらに高まるものと思われる。いずれにせよ，交通事故後の精神障害に関する研究は，交通事故後の心理的介入の必要性を示す上でも重要な位置を占めている。それと同時に，研究手法のさらなる洗練が期待される。

4. 向精神薬

　向精神薬は一般的には運転に影響すると考えられているが，その影響が運転行動を好転させるのか悪化させるのかについては一致した見解は得られていない。当然，向精神薬の服用により，鎮静効果や運動障害が出現しうるため，潜在的に運転に影響がでると考えられる。一方で，向精神薬により，運転時の集中力が増し，判断能力が改善する可能性もある。運転行動における向精神薬の効果について研究を行う場合の問題点としては，急性期と慢性期とでは違った影響があること，薬剤ではなく精神疾患自体が運転に影響を及ぼすこと，実験室レベルで運転行動を評価する妥当な方法の確立が困難なことが挙げられる。

5. 抗精神病薬

　1985年の文献レビューによると，健常者を対象として，抗精神病薬が精神運動機能を低下させることが多くの研究で示されている。したがって，抗精神病薬は視覚－運動の協調性といった精神運動機能を低下させる可能性がある。健常者の場合，抗精神病薬の服用後早期の段階では，鎮静効果と覚醒レベルの低下が生じるが，時間の経過とともにこの影響は減少していく。一方，慢性期の統合失調症の場合，抗精神病薬の服用により精神運動機能の改善がみられることが多い。したがって，健常者に対しては，抗精神病薬の服用は特に早期の段階では，運転行動の障害を引き起こすが，慢性期の統合失調症の場合は運転行動の障害を改善させる可能性がある。この仮定を検証するた

めには，薬物治療を行っている統合失調症患者と，薬物治療を行っていない統合失調症患者の運転行動を比較する研究が行われる必要がある。

　Bech（1975）は，精神症状のある入院患者とない入院患者の，抗精神病薬投与前後の運転行動の違いを，運転シミュレーターを用いて検討している。薬剤投与前では，精神症状のある群はブレーキ反応時間が遅延する，施行を重ねるにつれて成績が低下するという特徴を示していた。薬物治療後は，精神症状のある群は運転成績の向上を示したが，精神症状のない群では，成績に変化はみられなかった。その後の対象者の受けた診断，薬物治療の有無，治療期間の長さは様々であった。彼の研究は重要な意味をもつが，研究に用いた指標の標準化の欠如，対象者の統制条件の不十分さという点から一般化できる知見とは言い難い。

　近年の抗精神病薬が運転に与える影響に関する研究は，より科学的に行われるようになってきている。Wylieら（1993）は，薬物治療を受け，現在では統合失調症としての症状は安定している患者群と健常群を対象に，運転シミュレーターを用いて成績を比較している。対象は，持効性抗精神病薬による薬物治療を受けている統合失調症患者とし，他の治療を受けている患者は除外された。運転シミュレーターでは，赤信号に対するハンドル操作の正確さ，ブレーキ反応時間，誤反応数を運転行動の指標とした。結果，患者群はすべての指標において健常群より顕著に成績が低下していた。同様に，Grabeら（1999）は，クロザピンによる薬物治療を受けている入院中の統合失調症患者と典型的な神経遮断薬による治療を受けている患者の精神運動能力を比較している。精神運動能力を測定する課題では，標的刺激に対する反応時間，覚醒度，視知覚，ストレス耐性を指標とし，その後の実際の運転行動との関連性を検討した。著者らは，クロザピン治療群は，鎮静作用が少ないため，精神運動能力の低下が少ないと仮説を立てたが，両群において，有意な違いは見いだせなかった。残念ながら，非薬物治療群を設けなかったため，これらの影響が統合失調症によるものか（例；認知機能障害），もしくは，薬物の影響によるものか結論付けることができない。このように，多くの先行研究では，精神障害の合併症，薬物治療の型（クロザピン群を除く），薬物用量が統制されていない。すなわち，運転行動に与える統合失調症の病態としての影響と抗精神病薬によって生じる影響を分離した検討は未だ不十分な現状にある。

6. 抗不安薬

　抗不安薬としてもっとも広く用いられているベンゾジアゼピンは，鎮静作用があり，眠気を誘発し，脱抑制を促進する効果があるため，運転行動に影響を与える可能性がある。メダゼパムの二重盲検交差試験が，不安障害と診断された入院患者を対象に行われている（Moore 1977）。結果，メダゼパム投与群のブレーキテストと運転シミュレーターの成績は，プラセボ群と有意な違いはなかった。しかしながら，メダゼパム投与群の自動車運転評価の成績は，プラセボを投与された群の成績に比べて，技能的な"ちょっとした"誤反応が多く認められた。また，両群で，危険な運転ミスの数には違いはなかった。当然ながら，運転評価を行った検者は，目の前の対象者がどちらの群に属しているかは知らなかった。しかしながら，この研究のメダゼパム投与量は，治療段階で用いる量より少なく設定されているため，この結果の解釈には注意が必要である。

　もう一種のベンゾジアゼピンであるジアゼパムが運転行動に与える影響について，外来通院患者を対象に検討されている（van Laar et al. 1992）。ベースライン期の翌週から4週間のジアゼパムの投与が開始され，プラセボ群を設けた二重盲実験が行われた。自動車運転評価は，ベースライン期，4週間の治療の各週，計5回行われた。運転評価では，速度調整，車両感覚（側方へのずれ）を指標に行われた。結果，ジアゼパム群は投与開始後はじめの3週間に，車両感覚の低下を示した。また，速度調整に関しては，ジアゼパム群の最初の1週の間で成績が低下していた。しかし，薬物治療期間中，車両感覚や速度調整の障害がいつ起こったのかは明確ではなく，全体的な運転行動のレベルはベースライン期と大きな違いはなかった。また，この研究の対象者が12名と少ないため，ベンゾジアゼピンと関連する運転障害の予測因子をみつけることは不可能である。

　不安障害群と健常群を対象として行われた，ベンゾジアゼピンの二重盲検プラセボコントロール研究が示した知見と同様に，別の報告でも，薬物治療により，実車前運転評価では車両感覚と速度調整の障害が観察されることが報告されている（O'Hanlon et al. 1995）。不安障害群と健常群の比較において，ベースライン期，薬物投与期間ともに全体的な運転行動に大きな違いは認めなかったことは注目すべき結果であった。この結果は，精神症状ではなくむしろ薬剤が運転行動に影響していることを示唆している。しかしながら，上記の研究は，1週間のみの薬物治療であり，抗不安薬を長期間服用した場合の

運転行動への影響は不明である。今後は、対象者数を増やし、また、長期の服薬期間を設け、合併症、薬剤の種類を統制した研究を進める必要がある。

7. 精神障害：要約と結語

　精神障害者の運転技能に関する初期の研究では、対象とした疾患によって結論が異なり、交通事故リスクについては明確な知見はでていない。近年の研究では、患者の運転適性を評価する医師の責任問題について焦点が当てられている。依然として、医師が患者を診断した上で、将来問題となる運転行動を予測できる明確な指標はない。また、いくつかの報告から、事故後に一部の症例ではあるが、精神障害（例えば、PTSD）を発症することが明らかとなっている。しかしながら、どのような個人が交通事故後に精神障害を発症しやすいのかといった予測因子は明らかとなっていない。精神障害と運転能力に関する研究では、向精神薬が運転に与える影響について関心が注がれているが、その他の要因に関してはほとんど検討が進んでいない現状にある。

　精神障害と自動車運転に関する研究では、無数の交絡因子が存在し、実証的研究デザインを適用することが困難であるため、明確な結論は出ていない。精神障害者が示す能力低下は、単一の機能障害に起因するわけではないため、薬剤と疾患の病態を分離して検討する必要がある。また、運転に困難さを示す精神障害者の割合を明らかにすることに注目するのではなく、精神症状の違いがどのような運転行動の困難さと関連するのかを明らかにするべきである。もし、問題となる運転行動が明らかになれば、その問題行動を生じるリスクの高い疾患群、あるいは精神症状を特定し、薬剤の影響のみならず、身体障害、認知機能障害といったその他の交絡因子との関連性も明らかにしなくてはならない。1991年に行われた、精神障害者に関する連邦道路管理局会議では、運転能力に影響する可能性のある精神障害者の認知機能障害は特定されたが、実際の運転行動との関連性の研究を今後行わなければならないと表明している。

結語

　自動車運転は、身体機能、視覚機能、認知機能を含む複雑な行動である。この章では、これらの機能が障害されうる4つの疾患と自動車運転に関連する文献をレビューした。多くの報告では、運転行動の困難さが生じる割合、問

題となる運転行動のリスク，それぞれの疾患の運転関連法規について触れられていた。また，それぞれの疾患によって，研究手法やその結果は異なっていた。

　調査方法や疾患のそのものの違いがあるにも関わらず，4つの疾患に関連する運転研究にはいくつかの類似点があったことは注目に値する。1つ目として，多くの研究では，運転能力の構成因子として認知機能が含まれるということは受け入れられているが，運転技能評価の基本的評価項目として認知要因が評価されていない点である。興味深いことに，例えば，多発性硬化症やADHDについては，自動車運転に関する研究が近年始まったばかりであるにも関わらず，初期の研究から認知機能と運転能力の関連性が議論されている。一方で，てんかんや精神障害については，運転能力に関する調査が行われているものの，認知機能について議論した報告は少ない。運転能力に関する調査にとどまらず，その運転能力にどのような認知機能が影響し，実際の公道運転ではどのような事故リスクを持つのかという実証的調査が今後必要になってくる。それぞれの疾患に特有の運転行動の問題や認知機能に関する研究は現在も精力的に進められている（**表8.3** 参照）。さらには，現在の臨床実践においても，認知機能の評価は十分に行われておらず，実際の運転能力の評価に重点が置かれる傾向がある。現在は，運転評価を行う標準的手続きに意見の一致をみているのみである。事故リスクのある患者を目の前にしたなら

表8.3 疾患ごとの運転行動に影響を与える認知機能

認知機能の構成要素	ADHD	多発性硬化症	精神障害者	てんかん
注意	✓	✓	✓	✓
遂行機能	✓	✓		
衝動制御	✓		✓	
情報処理			✓	
判断			✓	
記憶			✓	
運動応答の潜時			✓	
問題解決			✓	
処理速度		✓		
反応時間				✓
視空間機能		✓	✓	

ば，運転能力を支える身体機能，視覚機能，認知機能を，神経学的検査，神経心理学的検査を通して注意深く評価しなくてはならない．

2つ目の共通性は，研究によって採用されている独立変数が異なる点である．指標としては，自己報告書，評価スケール，面談，診療記録，陸運局の記録，運転知識と技能検査の成績，運転シミュレーターの成績，コンピューター課題の成績などが散見された．自己報告書は客観性が乏しいために，単独の指標しか用いていない場合は，全体像を示せないために，研究の結果の妥当な解釈が困難となる．また，例えば量的指標を複数用いたとしても，研究方法が異なると知見間の比較が難しくなる．あらゆる対象に実施可能であり，統計学的に信頼性と妥当性のある運転行動の指標を検討することが求められる．

最後の共通点としては，自動車運転研究には無数の交絡要因が存在している点である．厳密な調査を実施するにあたって，統制が難しいとされている因子としては，性別，運転経験，合併症の状態，薬物治療，治療期間が挙げられる．臨床的に有効な運転行動評価の開発と，運転技能に対する介入は，今後の研究の主体となるであろう．

❖ 参考文献 ❖

1) American Psychiatric association (1994)：Diagnostic and Statistical Manual of Mental Disorders (4th ed). Washington DC ：Author.
2) Armstrong, J. L. & Whilock, F. A. (1980)：Mental illness and road traffic accidents. Aut. NZ. J. Psychiatr., 14, 53-60.
3) Barcs, G., Vitrai, J. & Halasz, P. (1997)：Investigation of vehicle driving ability in two diagnostic groups of epileptic patients with special neuropsychological approach. Med. Law., 16, 277-282.
4) Barkley, R. A. (1997)：Behavioral inhibition, sustained attention, and executive functions ：constructing a unifying theory of ADHD. Psychol. Bull., 121, 65-94.
5) Barkley, R. A., Murphy, K. R., DuPaul, G. I., Bush, T. (2002)：Driving in young adults with attention deficit hyperactivity disorder ：Knowledge, performance, adverse outcome, and the role of executive functioning. J Int Neuropsychol Soc., 8, 655-672.
6) Barkley, R. A., Guevremont, D. C., Anastopoulos, A. D., DuPaui, G. J. & Shelton, T. L. (1993)：Driving-related risks and outcomes of attention deficit hyperactivity disorder in adolescents and young adults ：A 3- to 5-year follow-up survey.

Pediatric, 92, 212-218.
7) Barkley, R. A., Murphy, K. R. & Kwasnik, D. (1996) : Motor vehicle dfiving competencies and risks in teens and young adults with attention deficit hyperactivity disorder. Pediatrics, 98, 1089-1095.
8) Beaussart, M., Beaussart-Defaye, J., Lamiauz, J. M. & Grubar, J. C. (1997) : Epileptic drivers — a study of 1, 089 patients. Med. Law., 16, 295-306.
9) Bech, P. (1975) : Mental illness and simulated driving : Before and during treatment. Pharmakopsychiatr. Neuropsychopharmakol., 8, 143-150.
10) Bener, A., Murdoch, J. C., Achan, N. V., Karama, A. H. & Sztriha, L. (1996) : The effect of epilepsy on road traffic accidents and casualties. Seizure, 5, 215-219.
11) Berg, A. T., Vickrey, B. G., Sperling, M. R., et al. (2000) : Driving in adults with refractory localization-related epilepsy. Multi-Center Study of Epilepsy Surgery. Neurology, 54, 625-630.
12) Bitsch, A., Schuchardt, J., Bunkowski, S., Kuhlmann, T. & Bruck, W. (2000) : Acute axonal injury in multiple sclerosis. Correlation with demyelination and inflammation. Brain, 123 (Pt 6), 1174-1183.
13) Black, A. B. & Lai, N. Y. (1997) : Epilepsy and driving in South Australia — an assessment of compulsory notification. Med. Law., 16, 253-267.
14) Blannchard, E. B., Hickling, E. J., Taylor, A. E., Loos, W. R., Gerardi, R. J. (1994) : Psychological morbidity associated with motor vehicle accidents. Behav Res Ther., 32, 283-290.
15) Blannchard, E. B., Hickling, E. J., Taylor, A. E. & Loos, W. (1995) : Psychiatric morbidity associated with motor vehicle accidents. J. Nerv. Ment. Dis., 183, 495-504.
16) Buttiglieri, M. W. & Guenette, M. (1967) : Driving record of neuropsychiatric patients. J. Appl. Psychol., 51, 96-100.
17) Commission on Classification and Terminology of the International League Against Epilepcy (1989) : Proposal for revised classification of epileptic syndromes. Epilepsia, 30, 389-399.
18) Cox, D. J., Merkel, R., L., Kovatchev, B. & Seward, R. (2000) : Effect of stimulant medication on driving performance of young adults with attention-deficit hyperactivity diorde : A preliminary double-blind placebo controlled trial. J. Nerv. Ment. Dis., 188, 230-234.

19) Crancer, A. & McMurry, L. (1968)：Accident and violation rates of Washington's medically restricted drivers. JAMA, 205, 74-78.
20) Crancer, A. Jr. & Quiring, D. L. (1969)：The mentally ill as motor vehicle operators. Am. J. Psychiatr., 126, 807-813.
21) DeLuca, J., Barbieri-Berger, S. & Johnson, S. K. (1994)：The nature of memory impairments in multiple sclerosis：Acquisition versus retrieval. J. Clin. Exp. Neuropsycho., 16, 183-189.
22) DeLuca, J., Gaudino, E. A., Diamond, B. J., Christodoulou, C. & Engel, R. A. (1998)：Acquisition and strage deficits in multiple sclerosis. J. Clin. Exp. Neuropsychol., 20, 376-390.
23) Devinsky, O. (1994)：Seizure disorders. Clin. Symp., 46, 2-34.
24) Douglas, V. I. (1983)：Attentional and cognitive problems. In：M. Rutter (Ed.), Developmental Neuropsychiatry (pp. 280-329). New York：Guilford Press.
25) National Highway Traffic Safety Administration (1997)：Driving histories of ADHD. Ann. Emerg. Med., 29, 546-547. Discussion 547-548.
26) Edlund, M. J., Conrad, C. & Morris, P. (1989)：Accidents among schizophrenic outpatients. Compr. Psychiatr., 30, 522-526.
27) Fisher, R. S., Parsonage, M., Beaussart, M., et al. (1994)：Epilepsy and driving：an international perspective. Joint Commission on Drivers' Licensing of the International Bureau for Epilepsy and the Internationl League Ahainst Epilepsy. Eplepsia, 35, 375-684.
28) Gislason, T., Tomasson, K., Reynisdottir, H., Bjornsson, J. K. & Kristbjarnarson, H. (1997)：Medical risk factors amongst drivers in single-car accidents. J. Intern. Med., 241, 213-219.
29) Goodwill, C. J. (1984)：Mobility for the disabled patients. Int. Rehabil. Med., 6, iii-iv.
30) Grabe, H. J., Wolf, T., Gratz, S. & Laux, G. (1999)：The influence of clozapine and typical neuroleptics on information processing of the central nervous system under clinical conditions in schizophrenic disorders：Implications for fitness to drive. Neuropsychobiology, 40, 196-201.
31) Hansotia, P. & Broste, S. K. (1991)：The effect of epilepsy or diabetes mellitus on the risk of automobile accidents. N. Engl. J. Med., 324, 22-26.
32) Hechtman, L. & Weiss, G. (1986)：Controlled prospective fifteen year follow-up

of hyperactives as adults : Non-medical drug and alchol use and anti-social nehaviour. Can. J. Psychiatr., 31, 557-567.
33) Knecht, J. (1977) : The multiple sclerosis patient as a driver. Schweiz Med Wochenschr, 107, 373-378.
34) Krauss, G. L., Krumholz, A., Carter, R. C., Li, G. & Kaplan, P. (1999) : Risk factors for seizure-related motor vehicle crashes in patients with epilepsy. Neurology, 52, 1324-1329.
35) Krauss, G. L., Ampaw, L. & Krumholz, A. (2001) : Individual state driving restrictions for people with epilepsy in the US. Neurology, 57, 1780-1785.
36) Krumholz, A. (1994) : Driving and epilepsy : A historical perspective and review fo current regulations. Eplepsia, 35, 668-674.
37) Lapham, S. C., Smith, E., C'de Baca, J. et al. (2001) : Prevalence of psychiatric disorders among persons convicted of driving while impaired. Arch. Gen. Psychiatr., 58, 943-949.
38) Lings, S. (2001) : Increased driving accident frequency in Danish patients with epilepsy. Neurology, 57, 435-439.
39) Maki, M. & Linnoila, M. (1976) : Characteristics of driving in relation to the drug and alchol use of Finnish outpatients. Mod. Probl. Pharmacopsychiatr., 11, 11-21.
40) Manji, H. & Plant, G. T. (2000) : Epilepsy surgery, visual fields, and driving : A study of the visual field criteria for driving in patients after temporal lobe epilepsy surgery with a somparison of Goldmann and Esterman perimetry. L. Neurol. Neurosurg. Psychiatr., 68, 80-82.
41) Marks, D. J., Newcorn, J. H. & Halperin, J. M. (2001) : Comorbidity in adults, with attention-deficit/hyperactivity disorder. Ann. NY. Sci., 931, 216-238.
42) Mayou, R., Bryant, B. & Duthie, R. (1993) : Psychiatric consequences of road traffic accidents. BMJ, 307, 647-651.
43) Metzner, J. L., Dentino, A. N., Godard, S. L., Hay, D. P., Hay, L. & Linnoila, M. (1993) : Impairment in driving and psychiatric illness. J. Neuropsychiatr. Clin. Neurosci., 5, 211-220.
44) Michon, J. A. (1985) : A critical review of driver behavior models : What we know, What should we do? In : L. Evans & R. Schwing (Eds.), Human Behavior and Traffic Safety. New York : Plenum Press.
45) Miller, A. (2001) : Clinicl features. In : D. S. Cook (Ed.), Handbook of Multiple

Sclerosis (3rd ed.) (pp. 213-232). New York : Marcel Dekker.
46) Minden, S. L. & Schiffer, R. B. (1990) : Affective disorders in multiple sclerosis. Review and recommendations for clinical research. Arch. neurol., 47, 98-104.
47) Moore, N. C. (1977) : Medazepam and the driving ability of anxious patients. Psychopharmacology (Berl)., 52, 103-106.
48) Morgan, J. F. (1998) : DVLA and GMC guidelines on "fitness to drive" and psychiatric disorders : Knowledge following an educational campaign. Med. Sci. Law., 38, 28-33.
49) Murphy, K. & Barkley, R. A. (1996) : Attention defict hyperactivity disorder adults : Comorbidities and adaptive impairments. Compr. Psychiatr., 37, 393-401.
50) Nada-Raja, S., Langley, J. D., McGee, R., Williams, S. M., Begg, D. J. & Reeder, A. I. (1997) : Inattentive and hyperactive behaviors and driving offenses in adolescence. J. Am. Acad. Child. Adolesc. Psychiatr., 36, 515-522.
51) Neppe, V. M. & Tucker, G. J. (1988) : Modern perspectives on epilepsy in relation to psychiatry : Classification and evaluation. Hosp. Community Psychiatr., 39, 263-271.
52) Niveau, G. & Kelley-Puskas, M. (2001) : Psychiatric disorders and fitness to drive. J. Med. Ethics., 27, 36-39.
53) O'Hanlon, J. F., Vermeeren, A., Uiterwijk, M. M., van Veggel, L. M. & Swijgman, H. F. (1995) : Anxiolytics' effects on the actual driving performance of patients and healty volunteers in a standerized test. An integration of three studies. Neuropsychobiology, 31, 81-88.
54) Ooi, W. W. & Gutrecht, J. A. (2000) : International regulations for automobile driving and epilepsy. J. Travel. Med., 7, 1-4.
55) Parsonage, M., Beaussart, M., Baldin, P. F., et al. (1992) : Epilepsy and driving license regulations. Reporte by the ILAE/IBE Commission on Drivers' Licensing. The Netherland : The International League Against Epilepsy and The International Bureau for Eplepsy.
56) Pryse-Phillips, W. & Costello, F. (2001) : The epidemiology of multiple sclerosis. In : S. D. Cook (Ed.), Handbook of MultipleSclerosis (3rd ed.) (pp. 15-33). New York : Marcel Dekker.
57) Rao, S. M. (1986) : Neuropsychology of multiple aclerosis : A critical review. J. Clin. Exp. Neuropsychol., 8, 503-542.

58) Schanke, A. K., Grimsmo, J. & Sundet, K. (1995)：Multiple sclerosis and prerequisites for driver's licence. A retrospective study of 33 patients with multiple sclerosis assessed at Sunnaas hospital. Tidsskr Nor Laegeforen, 115, 1349-1352.
59) Schultheis, M. T., Garay, E. & DeLuca, J. (2001)：The influence of cognitive impairment on driving perdormance in multiple sclerosis. Neurology, 56, 1089-1094.
60) Schultheis, M. T., Garay, E., Millis, S. R., DeLuca, J. (2002)：Motor vehicle crashes and violations among drivers with multiple sclerosis. Arch Phys. Med. Rehabil., 8, 1175-1778.
61) Schultheis, M. T., Hillary, F. & Chute, D. L. (2003)：The Neurocognitive Driving Test：Applying technology to the assessment of driving ability following brain injury. Rehabil. Psychol., 5, 275-280.
62) Taylor, J., Chadwich, D. W. & Johnson, T. (1995)：Accident experience and notification rates in people with recent seizures, epilepsy or unidiagnosed episodes of loss of consciousness. QJM, 88, 733-740.
63) Taylor, J., Chadwick, D. & Johnson, T. (1996)：Risk of accidents in drivers with epilepsy. J. Neurol. Neurosurg. Psychiatr., 60, 621-627.
64) Trapp, B. D., Peterson, J., Ransohoff, R. M., Rudick, R., Mork, S. & Bo, L. (1998)：Axonal tranection in the lesions of multiple sclerosis. N. Engl. J. Med., 338, 278-285.
65) Tsuang, M. T., Boor, M. & Fleming, J. A. (1985)：Psychiatric aspects of traffic accidents. Am. J. Psychiatr., 142, 538-546.
66) US Department of Education (1988)：Youth indicators 1988：Trends in the well-being of American youth. Washington DC：US Government Printing Office, DE Publication NO. 065-000-00347-3.
67) van Laar, M. W., Volkerts, E. R. & van Willigenburg, A. P. (1992)：Thrapeutic effects and effects on actual driving performance of chronically administered buspirone and diazepam in anxious outpatients. J. Clin. Psychopharmacol., 12, 86-95.
68) Waller, J. A. (1965)：Chronic medical conditions and traffic safety：Review of the California experience. N. Engl. J. Med., 273, 1413-1420.
69) Woodward, L. J., Fergusson, D. M. & Horwood, L. J. (2000)：Driving outcomes of young people with attentional difficulties in adolescence. J. Am. Acad, Child. Adolesc. Psychiatr., 39, 627-634.

70) Wylie, K. R., Thompson, D. J. & Wildgust, H. J. (1993)：Effects of depot neuroleptics on driving performance in chronic schizophrenic patients. J. Neurol. Neurosurg. Psychiatr., 56, 910-913.

第9章

自動車運転と疾患と薬物療法

(Thomas Galski, Loran Vocaturo, Thomas M. Galski)

　アメリカ社会では，移動，特に自動車運転は重要な生活の一部を成している。満足のいく生活，自主性，自立や自給自足という観点からも自動車運転はやはり重要な手段となる。事実，習慣的に行っていた運転の中断が，健康の変化，孤立，抑うつなどを招き，当事者には劇的な影響を及ぼすことが報告されている（Legh-Smith et al. 1986, Marottoli et al. 1997, Fonda et al. 2001）。

　しかし，運転は身体機能，認知機能やそれらの統合力が求められる要求度の高い活動である。また，受傷，疾患への罹患あるいはその治療による運転能力の欠落や低下は，自ずと将来の運転可能性を大きく制限し，運転をする場合にも，自身だけでなく第3者の死亡や外傷へつながる事故リスクを増大させる。

　ドライバーの自立や自主性を維持すること，ドライバーや第3者の死亡や外傷リスクを軽減することを重要視して，フーヴァー第31代大統領は早期にこの問題に取り組むべく，安全な自動車社会を造るための国家会議を招集した。さらに，彼は科学者に自動車運転の指標を作成し事故との関連性を明らかにするよう求めた。以降，科学者や研究者は，実社会での自動車運転の重要性を再認識した上で，安全運転に必要な技能や能力の同定に取り組んでおり，その検討範囲は，例えば，自動車運転に必要な単一の技能から技能や能力がどのように事故と関連しているのかなど広範囲に及んでいる。

　しかしながら，結果の蓄積，その効果は十分進んでいるとは言えない現状にある。一部には下記の理由が考えられる。

a. 信頼性，妥当性のある運転行動を測定する指標を作成するには多くの問題がある。運転行動を評価するための単一もしくは複数組み合わせて用いる検査は多く存在するが，一般的に受け入れられた評価プロトコルが存在しない。

b. 実際のところ，事故発生頻度は相対的に低いため（年間に10％程度，16,000km走行当たり1～2回生じる程度），研究者がその事故発生を予測することが難しい。
c. 事故原因は多くの要因が絡んでおり，例えば，天候や車の不具合といったドライバー以外の要因が含まれる。

　研究者が事故当事者などの調査対象者へ自由に接触する機会が制限されており，データ収集が進まない現状も否めない。例えば，肥満など一般的で罹患人口も多い対象は比較的調査が容易であるが，認知症を罹患したドライバーを対象者にした調査は困難が伴う。加えて，合併症を持つ場合，複数の薬剤を服用している場合も多く，母集団からこれらの条件を統制した検討を行うことは極めて困難である。
　それ以上には医学モデルの弊害が存在する。一般的には，疾患は心疾患のように単一の臓器の障害に起因している場合や肥満のように単一の機能系（肥満の場合は，代謝系の異常）によって規定される状態である。この医学モデルは，運転に必要な核となる能力と身体機能との関連をわかりづらくし，また，ドライバーに影響を与える身体的要因と病態要因のつながりを不明瞭にしている（Nagi 1976, Retchin 1989）。結果として，個人の実際の運転能力というよりは，医学的状況や診断名という視点から運転可否を判断する傾向がある（Waller 1965, Fitten et al. 1996）。
　そのような状況の中，運転と医学的状況，服薬の関係性を検討した報告がここ10年間で多くなされている。本章では，以下にこれらの関係性を分析した報告を，調査者の専門領域ごとに，その研究種別，方法論，もっとも一般的に用いられている指標，すなわち事故，衝突，交通違反に関する知見を紹介する。

I 医学的状況

1. 心疾患による障害
　運転と心臓病，心筋梗塞，不整脈などの心疾患との関連を分析した研究がいくつか報告されている。症状や病因など詳細は疾患によって異なるが，心疾患を有する群の特徴は，その疾患を罹患したことで脳や他の臓器への血液

供給が滞り，筋力，視力，バランス，協調性や意識，認知などの機能が障害される点である．

1) 心臓病と不整脈

特に重症の場合，心血管系に問題を抱える者が自動車事故を起こす可能性が，通常より高まると考えることは不思議ではない．これに合致する報告がなされており，ワシントンとカルフォルニアの研究グループによると，心臓病を罹患している場合，事故リスクが2倍になる（Waller 1967, Crancer & O'Neall 1970）．しかしながら，Naughtonら（1982）は，虚血性心疾患により入院している患者が他のドライバーに比べて事故が多いという事実はないという結果，加えて，より重度の患者においても事故リスクが高まるという傾向は示されていないと報告している．

Akiyamaら（2001）は心室性不整脈から蘇生した患者が運転再開を希望した場合のリスクマネジメントに関する調査を行っている．彼らは，抗不整脈薬を用いた薬物治療のみを施した群と植え込み型除細動器による治療を施した群に運転習慣と運転経験に関する質問調査を行っている．興味深い結果が得られており，3ヵ月以内に運転を再開した患者は57％，6ヵ月以内で78％，1年以内では88％であった．2％は運転中に失神を起こした経験を持ち，11％の患者が，停車が必要な程度の動悸やめまいを経験している．また，植え込み型除細動器を適用された患者の8％が実際に除細動器の作動を経験している．相対的にみると非常に事故件数は少ない現状にある（例えば，フォローアップした1,619名の3.4％である）．Akiyamaら（2001）は，多くの患者は不整脈発作の後，早期に運転を再開していることを示している．重要な点は，症状を持っていることで事故につながるわけではないという点であると述べている．

植え込み型除細動器使用者の多くが運転を再開するが，事故件数は相対的に低いという結果を支持している報告がなされている．Trappeら（1998）の報告では，59％の患者が，術後ほとんど失神発作も経験することなく，また，事故につながる症状発現もなく運転を継続している．また，Finchら（1993）の質問紙調査の結果では，70％の患者が術後8ヵ月以内に運転を再開し，その半数は自動車を生活の基盤としている．さらには，91％が運転に安全と快適さを感じている．Gurtisら（1995）は，突然死の可能性がある術後患者の自動車運転の安全性について，医師を対象に調査を行っている．12年間で約

10％の除細動器が運転中に作動している。これは，除細動器使用者の死亡率，外傷受傷率の予測値であるものの，一般的な自動車事故発生率よりも低い頻度に当たる。興味深いことに，不整脈が運転事故につながる可能性は低いと結論付けている報告がある一方で，現在の医学的な問題が運転に必要な様々な技能に影響を与える，あるいは酸素飽和度や心伝導の変化がリスクを増大させる可能性を示唆する報告も散見される（Bellet et al. 1968, Waller 1992, Beauregard et al. 1995）

2）脳卒中

脳卒中に関するレビューは前章にまとめられているが，やはり，脳卒中は運転能力に影響する心血管関連疾患の中でも代表的な疾患である。一般的に，脳血管障害ないしは脳卒中を患った者は，運転技能や運転能力に関与する機能，例えば身体機能，認知機能，精神運動機能のすべての機能の低下を呈する（Frier & Wilson 1986）。これまでの研究の多くは，実車前評価，路上評価，種々の検査，運転に必要な機能低下の同定に焦点が当てられてきた（van Zomeren et al. 1987, Galski et al. 1990, Lings & Jensen 1991, Galski et al. 1992, 1993, Heikkila et al. 1999, Klavora et al. 2000）。結果として，自動車運転に必要な能力の概要がまとまりつつあり，様々な評価方法を用いることで，患者の事故リスクを同定し，そのリスクを軽減できることが明らかとなってきた。しかしながら，単一の障害や複数の障害の組み合わせがどのように自動車事故に関連しているか調査している研究はほとんどない。

2. その他の医学的問題

ここ数年で，睡眠障害，てんかん，多発性硬化症，加齢に伴う認知機能低下，認知症など神経疾患が運転に与える影響を調査した研究が増えている。上に挙げた疾患に関する研究は前の章でも取り上げたが，ここではこれらの研究についてもう少し概観する。

1）睡眠障害

眠気は自動車事故の一般的原因の一つであり，その事故により年間数十億ドルという額が消費されている。事故原因の2～3％が眠気によるものであるが，アイスランドのある報告によると，その中の15％が単独事故である（Gislason et al. 1997）。睡眠障害と運転の関係に関する統制された研究の重要

性を鑑み，Masaら（2000）は4,000人以上のドライバーを無作為に抽出し，眠気を感じた際の運転状況，特性，事故頻度についてインタビューを行っている．その結果，3.6％の対象者が習慣的に居眠り運転を行い，何らかの事故を起こしていることが明らかとなった．少なくともそれらの事故には睡眠時無呼吸症候群が関係しているようである．

その他の報告でも，種々の睡眠障害を呈する場合，事故リスクが高まることが明らかとなっている．例えば，Aldrich（1989）は健常者と睡眠障害患者（持続的な睡眠を伴うか否かに関わらず，無呼吸症候群，ナルコレプシー，その他の睡眠障害を呈する者）を比較し，患者群が1.5～4倍の頻度で事故を起こしていることを報告している．居眠りが原因で発生した事故の71％にナルコレプシーや無呼吸といった症状が関与していた．ナルコレプシーにおいては事故原因を説明しうるもっとも有力な原因であり，一方で，無呼吸症候群を呈する患者の事故も多く認めた．Findleyら（1989）は，運転シミュレーターを用いて重度の睡眠時無呼吸症候群患者と健常者の運転行動を比較している．無呼吸症候群を呈する患者は障害物に衝突することが多く，全般的に健常者に比べ成績が低かった．Findleyら（1992）の他の報告では，治療を受けていない睡眠時無呼吸症候群を呈する患者は治療を受けた者やその他のドライバーの2～3倍の頻度で事故を起こしていると報告されている．さらには，経鼻持続陽圧呼吸法の治療を受けることで運転が改善することも示されている．Barbeら（1998）は，覚醒度とシミュレーターでの運転行動の関連を分析し，睡眠時無呼吸症候群と運転の関連について検討している．眠気，不安，抑うつの症状を統制した分析の結果，患者群は事故を起こす可能性が明らかに高いこと，また，2度以上事故を起こしていることが明らかとなった．しかしながら，彼らの報告では，事故リスクを有する無呼吸症候群患者を鑑別できる臨床的，心理学的指標はなかった．

2）てんかん

てんかん発作は神経細胞の異常発火によって，突発的に行動，筋緊張，感覚，意識，精神状態が変化する状態である．てんかん発作の種類は，電気的過同期が生じた脳部位によって異なり，生じる問題も変化する．多くの場合，てんかんの原因は自律神経性であり，同定することが難しい．しかしながら，特定しうる原因から4つの種類に分類されている：神経性（例えば，先天性脳奇形，脳腫瘍，頭部外傷，神経変性），脳血管性（例えば，脳卒中），心理学

的（偽てんかん），その他（先天性代謝異常，脳皮質切除，離脱，医原性薬物反応）である（Schacter 1998）。

　Waller（1965）は，てんかん患者の自動車事故件数が通常のドライバーの2倍であることをはじめて報告している。その後も多くの研究者が同様の報告を行っている。例えば，Popkin & Waller（1998）は，100人当たりの事故件数において，患者群が一般のドライバーの1.4倍であると報告している。しかしながら，てんかんの種類や程度については記載されているものの，運転の頻度や質については記載されていない。Hansotia & Broste（1991）は，3万人を対象に，てんかんや糖尿病の有無を統制した後方視的多数例研究を行っている。その結果，てんかんや糖尿病を有する対象者は4年間に事故や違反を起こすことが多い傾向にあった。その後の研究では，意識消失状態に関する研究がHansotia（1993）によって行われている。その中で，てんかんの再発，安全運転に関わる要因を明らかにしている。同時に，彼らは，25歳以下の男性がもっとも事故を起こす頻度が高いことを報告している。また，複雑部分発作，薬物中毒の既往がある抗てんかん薬服用者，アルコール中毒，服薬コンプライアンスが低い者，精神疾患既往者は事故リスクが高いことも報告されている。

3）多発性硬化症

　多発性硬化症（MS）は，若年成人にみられる神経障害であり，中枢神経の神経を取り囲んでいる髄鞘が脱落するために生じる。脳と身体各部位との連絡が妨げられるため，髄鞘の脱落は疲労，打診痛，異常感覚，痛み，目のかすみや複視，筋力低下，平衡機能の低下，痙性，振戦，言語・嚥下障害，精神不安定など様々な症状を招く。米国多発性硬化症協会（National Multiple Sclerosis Society）（2001）によると，6％程度の多発性硬化症患者に，特に再燃時に聴覚障害が生じると報告されている。また，半数が認知機能障害，思考障害，記憶障害，注意障害，判断力低下を呈する。日常生活に影響を及ぼすような認知機能障害を呈する者はそのうちの10％程度である。

　Schultheisら（2001）は多発性硬化症患者の認知機能障害が運転に与える影響を報告している。彼らは，神経心理学的検査で精査し認知機能障害を伴う13名の多発性硬化症患者と認知機能障害を伴わない15名の多発性硬化症患者，年齢統制した17名の健常者の3群で運転シミュレーターでの運転能力の違いを検討している。結果，他の群に比べて，反応時間の遅延，衝突につな

がるような反応が観察された。

4) パーキンソン病

　パーキンソン病（PD）は，黒質ドーパミン神経の変性により基底核内のドーパミン濃度の異常低下が生じる，慢性，進行性の神経変性疾患である。振戦，四肢・体幹の固縮，動作緩慢，歩行や発語困難，協調性やバランスの障害など主として運動機能面へ影響が現れる。それだけではなく，多くのパーキンソン病患者は思考緩慢，情報処理速度低下などの認知機能の障害を呈し，パーキンソン病患者はそうでない者の約6倍認知症になりやすい（Aarsland et al. 2001）。アメリカでは100万人以上のパーキンソン病患者がおり，年間5万人以上が新たにパーキンソン病の診断を受けている。5〜10％の患者が50歳以前に発症しているが，多くの場合，50歳以上に初発症状を呈し，年齢が上がるにつれてその発症率も上昇する。

　Dubinskyら（1991）はパーキンソン病患者にインタビューを行い，日常生活で際立った事故などはないが，特に重度化するにつれ，自動車事故を起こす頻度が高まり，また，走行距離が短い中での事故も観察されるようになることを報告している。重要なことは，認知機能障害があると自動車事故リスクが高まるということである。Heikkilaら（1998）は，20名の孤発性パーキンソン病患者と20名の年齢などを統制した健常人を対象に，認知機能検査，精神運動機能評価，運転評価を行い，軽度から中等度のパーキンソン病患者でさえ，健常群に比べて，運転能力が低下していることを報告している。その他の運転とパーキンソン病の関連を報告した研究では，パーキンソン病を罹患したドライバーは当然ながら運動機能の低下を持つが，加えて，精神運動性の症状，その他の合併症，さらにはパーキンソン病治療薬としてあるいは認知機能改善薬として使用している薬の副作用として，日中の眠気を呈することが知られている（Borromei et al. 1999, Lachenmayer 2000）。

5) 加齢に伴う認知機能障害と認知症

　アメリカでは，65歳以上の高齢者人口が急速に増加している。2020年までに17％の人口がこの年齢層に突入する。そして，5,000万人の高齢者が運転免許保有者に該当すると見込まれている（Carr 1993, Retchin & Anapolle 1983）。

　加齢は心肺機能の耐久性，筋力，視力，聴力，神経機能，免疫機能，その

他の生理学的機能に大きな変化をもたらす（Moeller 1989）。加齢とともに慢性的な病気も加わる。65歳以上の高齢者の80％が少なくとも1つは慢性疾患を罹患しており，多くの者は2つ以上合併している。

事故を起こす高齢者の数は他の年齢群に比べて少ないが，1km当たりの事故件数はもっとも高い（Graca 1986）。高齢であれば，感覚機能の低下（例えば，視力や聴力），運動－認知機能，医学的状況（例えば，心疾患），運転に影響する薬剤などの要因により，事故リスクは高くなる（Waller & Goo 1969, Owsley et al. 1991, Retchin & Anapolle 1983, Koepsell et al. 1994, Abrams et al. 1995, Fitten et al. 1995, Hemmelgarn et al. 1997, Sims et al. 1998, Gallo et al. 1999, Owsley et al. 1999）。高齢者は事故を起こすだけでなく，その事故によって死亡，あるいは外傷を負うことが多い。さらには，長期入院を余儀なくされることで，2次的な障害を招くことが多い（Partyka 1983, OECD 1985, Waller 1985, Evans 1988, Reuben et al. 1988, Ball & Owsley 1991, McGwin et al. 2000）。

加齢に伴う病気と自動車運転の関連性で重要となるのが認知症である。認知症は，記憶，判断，概念化，その他の高次機能の低下を起こす病気であり，65歳以上の15％にみられるとされている（American Psychiatric Association 1999）。神経病理学の調査報告によると，50～70％の認知症はアルツハイマー型認知症であり，15～25％は多発性脳梗塞による認知症である（Mortimer 1983, Terry & Katzman 1983）。

Waller（1967）は自動車事故と交通違反の関連を健常人と認知症や脳血管障害に罹患した者を比較検討した最初の研究者の一人である。興味深いことに，運転距離を統制すると，事故頻度が認知症患者で2倍，認知症と脳血管障害が合併した場合は4倍になる。交通違反に関しては，認知症と脳血管障害を合併した場合のみ統計学的にその発生率が高まる。

その他にも，認知症患者が自動車事故の増加を示すという知見が報告されている。Friedlandら（1988）は，運転経験に違いのない30名のprobable ADと20名の健常人を対象に事故頻度を比較しており，少なくとも1回の事故を起こしたことがある者が患者群は47％に対して健常群は10％であった。診断を受けた後も運転を継続している患者の31～35％，健常者との比較では約8倍の危険性を示した。事故形態では，初期から中期の段階にある認知症の場合，交差点での事故がもっとも多かった。これらの結果から，彼らは認知症の重症度と罹患期間は直接的に事故には関係しないと結論付けている。その

後のアルツハイマー型認知症患者を対象とした事故頻度に関するメタ分析で，Carr（1997）は，診断を受けて3年以内に約半数の患者が運転を中断していることを報告している。特に男性はこの時点で事故頻度が高くなっているという特徴がある。また，事故頻度は診断を受けた後，確実に高まっている。認知症の重症度は自動車事故の直接的原因ではないが，合併症などその他の医学的状況が自動車事故に関与する。

　Lucas-Blausteinら（1988）は患者の親戚や介護者に患者の運転状況の聞き取り調査を行っており，アルツハイマー型認知症，多発性脳梗塞による認知症，その他の認知症で現在も運転を行っている者，運転を中断している者とで比較を行っている。結果，30％が衝突事故に巻き込まれており，11％が自ら衝突を起こしている。Drachman & Swearer（1993）は，診断を受けた後も運転を継続している130名のアルツハイマー型認知症患者と112名の健常人を対象に衝突事故に関する質問紙調査を行っている。結果，アルツハイマー型認知症患者は確かに健常人と比べると年間に起こす事故件数は多いが，すべての年齢層とで比較すると，大きな違いは認めなかった。さらに詳細な分析を行うと，平均事故件数は診断を受けた後，年齢による違いがあることが明らかとなった。つまり，事故頻度は運転時間に依存しているという側面が否めない。

　Trobeら（1996）は，143名のアルツハイマー型認知症患者と715名の健常者を対象に，自動車事故と交通違反について検討している。アルツハイマー型認知症患者の事故頻度と交通違反の数は対照群と大きな違いは無いという結果から，彼らは，今回の知見ではこれまで報告されているようなアルツハイマー型認知症において事故や交通違反が多いという結果は認めないと結論付けている。Rizzoら（1997）は，運転シミュレーターを用いて，衝突回避反応の調査をアルツハイマー型認知症患者と健常者を対象に行っている。その結果，ほとんどの健常者は衝突を起こさなかった一方，29％のアルツハイマー型認知症患者が衝突を起こしており，その数は約2倍であった。視空間障害，有効視野範囲の縮小，動きの知覚の低下が衝突の予測因子として挙げられた。Rizzoら（2001）は認知症患者と非認知症患者では事故頻度は大きく変わらないと報告している。運転シミュレーターでの衝突回避反応の検査結果から，認知機能の低下を示す高齢ドライバーは，特に，交差点での他の車両やドライバーの動きを検知することが苦手であると推測している。

3. 糖尿病

　米国医師会によると，糖尿病患者のおよそ1/3がインスリン依存性の1型糖尿病であり，残りがインスリン非依存性の2型糖尿病であり，後者は65歳以上の患者が多い。本人が自覚していない状況で覚醒度や見当識が低下する無自覚性低血糖症は，1型と2型の合併と考えられている。極度の低血糖は時に，意識消失や昏睡，痙攣などを引き起こす。低血糖や罹患の長期化は，特に網膜症による視力の低下につながり，通常の運転者よりも事故につながると考えられる。また，血糖コントロールを行い，腎臓，心臓，視力などの合併症を回避するような医学的治療，例えば，血糖降下薬や日常生活上の制限は，結果として，運転に影響を及ぼすような低血糖性意識障害につながる可能性がある (DCCT Research Group 1987, Ehrlich 1991)。

　多くの研究では，糖尿病ドライバーは他のドライバーに比べて衝突経験が多いと報告している (Waller 1965, Frier et al. 1980, Laberge-Nadeau et al. 2000)。ある研究ではアメリカの糖尿病ドライバーは他のドライバーの2倍の事故頻度と報告されている (Crancer & McMurray 1968)。他の研究によると，糖尿病ドライバーは事故リスクが他のドライバーよりやや高いと報告されている。しかしながらこの報告では，インスリン投与群，インスリン非投与群での区別がなされていない (Hansotia & Broste 1991)。Veneman (1996) は運転シミュレーターを用いて，中等度の低血糖状態が成績低下と関連した結果から，低血糖と自動車事故の関連性を報告している。興味深いことに，血糖値の変化に気がつかないことが問題であると認識すること，それから，血糖値の変化に気がつくような訓練をすることで，低血糖による事故インシデンスや事故が減少する（事故率6.8回（血糖値の変化に気がつく群）vs 29.8回（気がつかない群）／1,600km）。

　Coxら (1993) は，糖尿病性低血糖が事故につながる水準の情報処理速度を低下させることを考慮し，運転シミュレーター遂行中の血糖値を変化させ，そのパフォーマンスを比較している。結果，軽度の低血糖状態や，中等度でも低血糖状態から回復した後では，パフォーマンスは大きく変わらないことを示した。しかしながら，中等度の低血糖状態では，ハンドル操作ミス，脱輪，車の回転，車道からのはみ出しなどが現れ，制限時間内にコースを終了できないという結果に終わっている。さらには，その代償を取るかのように，運転スピードが極度に遅くなるという現象も観察されている。この傾向は，対象者の35％に認め，生活歴，疾患，運転経験には無関係であった。近年で

は，Cox ら（2000）は，シミュレーター運転に支障が現れた時点，患者が事故とその事故に対する修正を認識した時点の血糖値を測定している．その結果，軽度の低血糖状態であれば明らかにパフォーマンスは低下するが，基本的には神経症状が顕著になるまでは修正行動に若干の躊躇を示す程度であることが明らかになった．この結果から，糖尿病治療の遅れは，神経症状を招くため，その結果として自動車事故リスクは高くなるだろうと結論付けている．Cox ら（2001）では，低血糖症により認知機能障害が生じ，自動車運転は影響を受けることを示し，インスリン治療による重度の低血糖状態を招くことには留意する必要があると警告している．また，彼らはシミュレーターテストの結果から，運転は内因性代謝を要する作業であるため，低血糖状態を招きやすく，最終的には，事故にもつながる可能性が高いと述べている．

　低血糖が年齢とともに増加するため事故リスクも高齢者では高くなることは明らかであるが，さらには，低血糖状態をモニタする働きを持つアドレナリンの反応性が年齢とともに低下することを示唆する報告も散見される（Jennings et al. 1989）．しかしながら，高齢者の糖尿病，合併症，自動車運転事故の関連性を示した報告では，糖尿病と自動車事故には関連性を認めず，結論としては，糖尿病を罹患している高齢者の自動車事故リスクが高いとはいえないとしている（McGwin et al. 2000）．

　糖尿病患者を対象としたいくつかの検討では，糖尿病ドライバーが有意に事故を起こすという結果は得られていない．例えば，Songer ら（1988）は，糖尿病患者が有意に事故を起こすということはないが，性差があり，女性の糖尿病患者は男性に比べ事故を起こす可能性が高いと報告している．Eadington & Frier（1989）は，事故経験についてアンケート調査を行い，1型糖尿病患者と健常成人とで比較している．結果，同年齢の健常成人が事故を起こす頻度がやや低いことが示された．事故率は，1,600km 当たり，女性が6.3人に対して男性は4.9人であった．

4. 精神疾患

　うつ病，統合失調症などの精神疾患に罹患している患者は他のドライバーより事故を起こす確率が高い．理由としては，注意集中力低下，不安，精神的動揺，精神遅滞，危険認知低下，不注意，疲労，アルコール中毒，薬の副作用などが考えられる．

　統合失調症患者は他のドライバーに比べ，交通違反を犯す場合が多いとす

る報告もあるが，両者に違いは無いとする報告も散見される。Edlund ら (1989) は，103 名の地域在住統合失調症患者と年齢統制された 123 名を比較している。その結果，確かに全体としては運転をしている統合失調症患者は少ないが，1km 当たりの事故率は他群より高かった。この結果を受け，彼らは，統合失調症の 1km 当たりの事故率は高いであろうと結論付けている。イスラエルの Schlosberg (1990) は，82 名の統合失調症患者を対象に事故について検討を行い，他の群と大きな違いは無いとしている。また，幻覚・妄想を呈する群とそうでない群においても違いは認めないとしている。

スイスの研究では，Niveau & Kelly-Puskas (2001) は，統合失調症患者の運転履歴を健常ドライバーと比較し，事故件数や違反件数に違いがないかを検討している。結果，客観的な記録ではないが，記録を参照する限りでは，統合失調症患者と健常群では，事故や違反に違いがあるとは言えなかった。

Kazniak ら (1991) は 21 名の中等度アルツハイマー型認知症と年齢，性別，教育年数で統制された 18 名の大うつ病，記憶障害患者を比較している。うつ病患者は認知症患者に比べ明らかに多くの患者が運転を継続していた（うつ病 72 ％，認知症 14 ％）。一方で，事故率は認知症患者のほうがやや高かった（うつ病 11 ％，認知症 29 ％）。

II 薬物療法

急性期から慢性期，時期に関わらず，多くの人が，単一あるいは複数の薬剤を服用している。症状の改善，健康状態の回復，病気からの回復，あらゆるものが薬剤の効果として現れる。しかしながら，服薬効果とは対照的に，身体機能，特に中枢神経機能を阻害し，身体症状を出現させるなど，運転に影響を及ぼすような副作用が生じることがある。

成人を対象とした実験研究，疫学研究によると，中には運転そのものに影響し，事故リスクを高める薬剤がある（Seppala et al. 1979, Cowart & Kandela 1985, Linnoila et al. 1986, Polen & Friedman 1988, McGwin et al. 2000)。アメリカでは 65 歳以上の人口が増加するに従い，この年齢層の服薬が運転に与える影響を懸念する動きが年々増加している。

一般的に知られていることであるが，服薬は加齢とともに増加し，また 65 歳以上になれば誰もが服薬をすることに疑問を感じないであろう。アメリカ

では全人口の12％を占めるこの年齢層の人々の薬剤処方量は，薬剤処方全体の32％を占め，一人当たり年間20件の処方を受けている（HCFA 1988）。また，おそらくは，高齢者は加齢に伴う体内での薬剤への感受性の変化や薬剤を体外に排泄するための腎臓・肝臓機能の低下に起因した薬剤の中枢神経系への影響を受けやすいため，副作用を生じる確率が高まり，またその副作用の重症化が生じやすい（Ray et al. 1992, Ray et al. 1993）。そのような事実に加え，現在服薬している複数の薬剤の相加的，相乗効果による中枢神経系への影響も懸念される（Salzman 1985）。高齢であれば，せん妄による入院の原因となることも一般的である（Kurfee & Dotson 1987, Francis et al. 1990, Kroenke & Pinholt 1990）。報告によると65歳以上の高齢者の80％以上が2つ以上の薬剤を処方されている（例えば，ベンゾジアゼピン，三・四環系抗うつ薬，抗精神病薬，抗ヒスタミン薬，麻薬性薬物，血糖降下薬など）（Moeller & Mathiowetz 1989）。

1．ベンゾジアゼピン（抗不安薬）

　ベンゾジアゼピンは不安や不眠の症状に処方される一般的な薬である（Ray et al. 1992）。基本的には2群に分類される。一つは，長時間作用型，ジアゼパム（例えば，バリウム），クロルジアゼポキシド（例えば，リブリウム），クロラゼペイト（例えば，トランゼン），フルラゼパム（例えば，ダルメーン）などが挙げられ，半減期が少なくとも24時間，排泄までに肝臓での複雑な生体内変換が要求されるタイプの薬剤である。もう一方は，短時間作用型，アルプラゾラム（例えば，ゼイナックス），オキサゼパム（例えば，セラックス），ロラゼパム（例えば，アチバン），トリアゾラム（例えば，ハルシオン），テマゼパム（例えば，レストリル）などが挙げられ，24時間以内の半減期であり比較的単純な代謝回路で代謝される。これらベンゾジアゼピンは中枢神経系に作用し，眠気，錯乱，失調，めまい，運動協調性低下，記憶や想起能力の低下を招くことが知られている。

　ベンゾジアゼピンは，精神の安定や睡眠を促す効果はあるが，精神運動機能を障害し，自動車事故につながることが示唆されている（Barbone et al. 1998, McGwin et al. 2000）。この結論を支持する報告もあり，運転技能検査と運転関連能力検査（例えば，選択反応時間課題，分配性注意，視覚刺激検知課題，目と手の協調課題）を行っている研究では，ベンゾジアゼピン注射後，間もない時間帯では，運転パフォーマンスが低下するという結果が得られて

いる (Palva et al. 1982, Hindmarch 1986, Seppala et al. 1986)。薬剤用量を組み合わせた研究によると，Mortimer & Howat (1986) はベンゾジアゼピンの影響は血中アルコール濃度0.1％の運転状況に匹敵する。別の研究では，路上運転への薬剤の影響を調べるために，道路側方位置，左右への蛇行を算出している (Menzin et al. 2000)。その結果，約2.5cmの変化がみられ，これは血中アルコール濃度0.05％に等しく，結果としては自動車事故リスクを25％上昇させる (Menzin et al. 2000)。Skeggら (1998) は，何らかの薬剤を服用中の一般人43,000人を対象とした前方視的研究を行っている。その結果，緩和精神安定剤使用は自動車事故リスクを5倍に上昇させることが明らかになった。Thoman (1998) は，ベンゾジアゼピン服用者と事故の関係について比較症例研究を行い，服用者は自動車事故リスクを2倍程度上昇させることを報告している。

　加齢に伴う薬物代謝経路の効率性低下やこれらの薬物の継続的服用により，半減期が延長し，薬物の効果持続時間が延長し，副作用の強さが増す (Reidenberg et al. 1978, Regestein 1984, Salzman 1984)。ベンゾジアゼピンの服用開始後1週間で自動車事故リスクが約50％高まる (Hemmelgarn et al. 1997)。長半減期ベンゾジアゼピンの服用は催眠性あるいは"二日酔い"に似た状態を翌日に引き起こし，認知や運動に影響をもたらす。また，少なくとも数日は後遺症が残る程度の自動車事故を起こすことが多い (O'Hanlon & Volkerts 1986, Hemmelgarn et al. 1997)。

　さらには，特に大量もしくは長半減期のベンゾジアゼピン服用による，高齢者の安全性を懸念する報告も散見される (Reidel et al. 1988, Thomas 1998, Ray et al. 1993)。O'Hanlon & Volkerts (1986) は，ニトラゼパム（例えば，モガドン）とテマゼパム，2つの長期作用型の睡眠薬が高速道路や一般道路での実際の運転に及ぼす影響を調査している。その結果，ニトラゼパムは運転パフォーマンスを低下させるが，テマゼパムは影響を与えないことが明らかとなった。また，別の報告では，クロロジアゼポキシドとジアゼパムは高次脳機能に大きな影響を与えないが，単純反復運動（これはおそらく運転時に行う運動に該当する）のパフォーマンスを低下させることが示されている (Murray 1984)。

2. 抗ヒスタミン

　抗ヒスタミンはアレルギー症状の軽減，稀に睡眠導入薬として処方される。

これらの薬は第1世代抗ヒスタミンに分類される：ジフェンヒドラミン（例えば，ベナドリル），ドキシラミン（例えば，ユニサム），あるいは第2世代としてはロラタジン（例えば，クラリチン），フェキソフェナジン（例えば，アレグラ），セチリジン（例えば，ジルテック），テルフェナジン（例えば，セルデーン）。第1世代抗ヒスタミンは直ちに血液脳関門を通過し中枢神経系へ鎮静作用をもたらす。副作用として，眠気，気分の変調，覚醒度の低下，認知機能や精神運動協調性の低下を招く（Kay & Harris 1999）。鎮静作用を持つ抗ヒスタミンはまた，高い覚醒や集中を要する精神運動課題のパフォーマンスを低下させる（Philpot 2000, Settipane 1999）。Meltzer（1990）によると，この鎮静作用は10〜25％の服用者に生じる。第2世代（H1受容体アンタゴニスト）抗ヒスタミンは血液脳関門を通過しないため，中枢神経系に鎮静作用を起こすことはない（Gengo et al. 1989）。

　この第1世代の抗ヒスタミン剤（例えば，ジフェンヒドラミン）は，鎮静作用を起こすということが知られながらも，投薬を続ける医師が存在し，その説明や承諾，鎮静作用の影響のモニタリングがないまま服薬を続けるアレルギー患者が存在する。鎮静効果を持つ抗ヒスタミン剤は実は死亡事故の原因になることも知られており，興味深い事例としては，事故を起こしたパイロットの病理解剖でヒスタミンが検出されている（Kay & Quig 2001）。

　Kay & Harris（1999）は，第1世代抗ヒスタミン剤は覚醒度，分配性注意，ワーキングメモリ，精神運動パフォーマンスなど運転に関連する能力に有害な影響を与えることを報告している。O'Hanlon & Ramakers（1995）は，抗ヒスタミンが運転に与える影響を検討し，特に蛇行運転につながりやすいと報告している。抗ヒスタミン自体が運転パフォーマンスに影響することは明らかだが，他にも服薬状況，服薬期間などの要因も関連している。その他の知見としては，実は抗ヒスタミンの鎮静作用を自覚する前に，認知機能，精神運動機能の低下は始まっている。すなわち，ドライバーは薬の作用だと気がつかないうちに，車間距離や車線感覚の保持，ハンドル操作に困難を感じているのである（Gengo & Manning 1990, Kay & Harris 1999, Bloomfield et al. 2000）。

　一般的に処方される第2世代の抗ヒスタミンはロラタジン，フェキソフェナジン，セチリジンである。ロラタジンとセチリジンは鎮静作用や認知運動パフォーマンスに影響しないことが報告されている（Gengo & Manning 1990, Hansen 1990, Kay & Harris 1999, Phipot 2000）。同様にフェキソフェナジン

も運転には影響しない。また，フェキソフェナジン単独処方のほうが，プラセボ使用より運転パフォーマンスが良好という結果も得られている（Vermeeren & O'Hanlon 1998）。第2世代でも古い部類になるテルフェナジン，アステミゾール（例えば，ヒズマナール）でさえ，単独，あるいは他の薬剤との併用でも運転能力には影響しない。しかしながら，これらの薬剤は現在使用されていない（Aaronson 1993）。

3. 抗てんかん薬

てんかんや発作性の障害の治療に適用される抗てんかん薬は，神経機能を調整する働きを持つ。双極性障害のような気分障害，三叉神経痛のような慢性疼痛の治療にも使われることがある。フェノバルビタールやフェニトイン（例えば，ディランチン）は現在でもてんかん治療に用いられる古典的な抗てんかん薬である。カルバマゼピン（例えば，テグレトール），バルプロ酸（例えば，デパコート）はてんかんだけではなく，抑うつや疼痛にも用いられている。近年では，第2世代の抗てんかん薬（フェルバメート（例えば，フェルバトール），ガバペンチン（例えば，ニューロチン），ラモトリギン（例えば，ラミクタール），トピラメート（例えば，トピマックス），チアガビン（例えば，ガビトリル））が利用されるようになってきた。服薬している薬剤にも違いはあるが，抗てんかん薬の神経性副作用として，眠気，めまい，失調，目のかすみや複視，認知的変化や錯乱状態などが挙げられている（Albers et al. 2001）。

抗てんかん薬が運転に与える影響が調べられているが，その研究の結論は対象者や測定された指標が異なるため様々である（Novak 1991）。そんな中でも，Hansotia（1993a，1993b）は，てんかん患者の場合，他の一般成人や同年代の群より，自動車事故や交通違反のリスクが2倍も上昇すると報告している。また，てんかんや発作性の障害を有する場合，自動車事故リスクが上昇すると述べる報告も数多く散見される（Barolin & Haslinger 1991, Fukushima 1991, Laubichler 1992）。Hasegawaら（1991）はてんかん患者72名の調査を行い，25％が発作のために事故を起こした経験を持ち，その事故の10％は部分発作による事故であったことを報告している。Hashimoto（1991）はてんかん患者81名の9％は，過去5年で事故経験を持っているが，いずれも発作による事故ではなかったと報告している。

4. 抗うつ薬

抗うつ薬は，その薬理学的機序の捉え方によりいくつかのクラスに分類することができる。いわゆる古典的な分類としては，三環系抗うつ薬（TCAs：アミトリプチリン（例えば，エラビル），クロミプラミン（例えば，アナフラニール），ノルトリプチリン（例えば，パメラー），ドキセピン（例えば，セネクアン），イミプラミン（例えば，トフラニール））とモノアミン酸化酵素阻害薬（MAOIs：イソカルボキサジド（例えば，マープラン），トラニルシプロミン（例えば，パルネート），フェネルジン（例えば，ナーディル））の2つである。近年では，選択的セロトニン再取り込み阻害薬（SSRIs：シタロプラム（例えば，セレクサ），フルオキセチン（例えば，プロザック），フルボキサミン（例えば，ルボックス），パロキセチン（例えば，パキシル），セルトラリン（例えば，ゾロフト））が広く使用されている。その他SSRIのようにセロトニン神経伝達を向上させる作用に加え，別の作用を持つクラスもある。ミルタザピン（例えば，レメロン），ネファゾドン（例えば，サーゾン），トラゾドン（例えば，デジレル）がその代表であり，新薬として選択的にノルエピネフリンやドーパミン再取り込みを阻害し，セロトニン系には一切作用しない群も近年使用されている：ブプロピオン（例えば，ウェルブトリン）(Stahl 1998)。さらには，気分安定剤（例えば，リチウム，カルバマゼピン）が気分障害，特に双極性障害の回復を促進するような抗うつ薬と併用されることもある。

抗うつ薬や気分安定剤の副作用は服薬している薬のクラスや服薬量の影響を大きく受ける。しかしながら，副作用発現は年齢にも影響されると考えられている。一般的には，抗うつ薬の副作用として鎮静作用や眠気，姿勢筋緊張の低下，めまい，目のかすみあるいは複視，精神運動遅延，認知機能の変容などが生じる。

Harvey (1985) は，三・四環系抗うつ薬の薬理作用は精神運動機能に障害を与えると主張している。Hindmarch & Subhan (1986) は，アミトリプチリンやトラゾドンなどのTCAsは，認知機能，精神運動機能，運転技能を障害すると述べている。Van Laarら (1995) は，ネファゾドンやイミプラミンは鎮静と日中の眠気を生じると報告している。また，Robbe & O'Hanlon (1995) はパロキセチンが路上運転や精神運動機能に同様の影響を与えると報告している。

抗うつ薬の中でも新しいクラスに該当するSSRIsは従来の抗うつ薬に比べて

行動面に与える影響は少ないとされている（Soyka et al. 1998）。したがって，SSRIsは副作用も少なく，運転技能には大きな影響は与えないだろうと考えられている（Hindmarch & Easton 1990）。しかしながら，近年の実験室レベルの研究によると，この見解に疑問が向けられている。例えば，O'Hanlonら（1998）は，ベンラファキシン（エフェクサー）の路上運転と実験室レベルでの運転技能計測結果から，運転中の覚醒状態に影響を与えていると報告している。彼らは5-HT伝達の妨害が，環境変化の少ない課題や運転環境での覚醒度を下げるのではないかと推測している。同様の報告としてHatcherら（1990）は，気分安定剤（リチウム）が運転シミュレーターの結果に与える影響を検討し，反応時間遅延，視覚物の追跡におけるミスがみられることを報告している。

5. 抗精神病薬

　抗精神病薬，メジャートランキライザーは幻覚や妄想を呈することを特徴とする統合失調症やその他の精神疾患の治療，あるいは器質性の異常行動（認知症の徘徊など）の軽減に対して主として処方される薬剤である（Spira et al. 1984）。抗精神病薬は受容体での薬理作用，臨床特性によって分類することができる。定型抗精神病薬は主としてドーパミン受容体に作用する。代表的なものとしてハロペリドール（例えば，ハルドール），チオリダジン（例えば，メラリル），クロルプロマジン（例えば，ソラジン），チオチキセン（例えば，ナーベン），トリフロペラジン（ステラジン）が挙げられる。一方，非定型抗精神病薬はセロトニンなど他の神経伝達物質に作用し，特定のドーパミンに対して選択的親和性を持つ（Abrams et al. 1995）。三・四環系抗うつ薬に類似する構造を持つ定型抗精神病薬は広い範囲の副作用をもたらす。鎮静作用，疲労，虚弱などが共通する副作用であり，頭のふらつき，めまい，目のかすみなどの副作用をもたらす抗コリン作動性効果と同様である。加えて，これらの服薬，特に定型抗精神病薬はいわゆるパーキンソン症候群（固縮，振戦，動作緩慢，ジストニア）や無目的な運動を特徴とする遅発性ジスキネジアなど錐体外路系の副作用が現れる。痙攣の危険性を高める場合もある。

　抗精神病薬は広く用いられる治療薬であるが，Judd（1985）は，通常の投薬治療で必ず生じる鎮静作用への耐性と覚醒度の低下が，実際のところ自動車事故や事故死とどのような因果関係にあるのか明らかとなっていないと述べている。しかしながら，教習所内のテストや運転技能検査で成績が低下す

ることを報告している研究がある。例えば，Wylieら（1993）は，注射型の抗精神病薬（持効性定型抗精神病薬）の処方を受けている慢性統合失調患者22名と対照群16名の運転シミュレーションの結果を比較し，患者群の成績が不良であったことを報告している。Grabeら（1999）は，クロザピン併用群と典型的な抗精神病薬治療を受けている患者を対象に，抗精神病薬と他の薬剤を併用している場合の運転適性について検討を行っている。結果，両群は同等に，反応時間，覚醒度，視知覚，ストレス耐性が不良であった。

6. 抗パーキンソン病治療薬

　残念ながらパーキンソン病を完治させる治療はないため，薬物療法での目的は運動機能やバランス機能の調整が主となる。レボドパ／カルビドパ（例えば，メネシット），デプレニル（例えば，セリジーン），ブロモクリプチン（例えば，パーロデル），ペルゴリド（例えば，ペルマックス），プラミペキソール（例えば，ミラペックス），ロピニロール（例えば，レキップ）などが使用（処方）される。加えて，副作用に対する薬剤として抗うつ薬や抗ヒスタミン剤が処方される。

　多くの抗パーキンソン病治療薬には重度の副作用が伴う。全身性疾患，不随意運動，うつ，錯乱，妄想，不安，誇大妄想，認知機能障害などである。また，副作用治療のために処方される薬剤の継続的使用により，記憶障害，目のかすみ，精神活動の変容，錯乱などが生じる。

　さらには，パーキンソン病自体の病理，治療のために使用するドーパミン作動性薬剤のために，不眠症，夜間の異常行動（夜驚，夜歩きなど），日中の過睡眠や"睡眠発作"などの日中の眠気などの種々の睡眠障害を生じることがある（Moller et al. 2000）。事実，日中の過睡眠はパーキンソン病では共通してみられる症状である（Hauser et al. 2000, Larsen & Tandberg 2001）。単独の薬剤でこのような症状が生じるというわけではなく，すべてのドーパミンアゴニストが鎮静や睡眠障害を引き起こすことは認識されている。念頭に置かなければならないことは，副作用によって生じる日中の過睡眠は加齢やその他の合併症の影響を受けると同時に，併用薬剤をさらに増やすという悪循環となる（Lachenmayer 2000, Pals et al. 2001）。

　Ling & Dupont（1992）は，運転シミュレーターで健常者109名とパーキンソン病患者28名の成績を比較している。その結果，服薬で十分に調整をうけているパーキンソン病患者もそれほど厳格な薬物調整を受けていない患者も，

あらゆる場面での刺激への無反応，特定の方向の刺激に対する誤反応，筋出力や運動スピードの減少，特に高速運転を行っているときの反応距離の延長などを示した。

パーキンソン病患者の睡眠発作に関する近年の研究では，ドーパミンアゴニストを服薬しているパーキンソン病患者が自動車事故の危険性が高まることが明らかにされている（Frucht et al. 1999, Lachenmayer 2000, Miranda et al. 2001, Moller 2001）。ドーパミンアゴニストが自動車事故に関連することに警鐘を鳴らしているOndoら（2001）は，320名のパーキンソン病患者を対象に，一般的な3種類の薬剤（プラミペキソール，ロピニロール，ペルゴリド）が日中の睡眠に与える影響を3ヵ月間に渡り調べている。結果，3つの薬剤の睡眠作用は同様であった。運転中に眠気に襲われる患者は23％に達し，一般的には高い頻度であることが明らかとなった。

7. 鎮痛剤

医学の発展は結果として，種々の治療法の発展ならびに急性期，慢性期の悪性や良性の疼痛を軽減する薬剤の発展をもたらした。主な鎮痛剤としては，非アスピリン系鎮痛剤（例えば，アセトアミノフェン），抗炎症剤（アスピリン），ステロイド剤（例えば，コルチゾール，プレドニゾン），非ステロイド系抗炎症剤（NSAIDs：例えば，イブプロフェン）が用いられる。一般的には，これらの薬剤は自動車運転に影響するような副作用はない。オピオイド（例えば，コデイン，ヒドロモルホン（例えば，ジラウジッド），プロポキシフェン（例えば，ダルフォン），オキシコドン（例えば，オキシコンチン），メペリジン（例えば，デモロール），メサドン）と呼ばれるモルヒネ系薬剤は中等度から重度の急性疼痛や癌による疼痛の緩和，時に慢性疼痛や非癌性疼痛の緩和を目的に処方される。オピオイドの副作用は広範である。共通して現れる副作用には，便秘，吐き気，嘔吐，軽度の鎮静作用がある。

オピオイド単独服薬における研究では，自動車運転に関する一致した結果は報告されていない。例えば，Sjogrenら（1994）は精神運動機能には影響しないとしている一方で，Vainioら（1995）は，健常者への投与が反応時間，協調運動，注意，短期記憶に影響したことから，十分に自動車運転にも影響すると報告している。

また，オピオイド経口投与患者や疼痛コントロールが必要な癌患者や良性疼痛症候群患者は増えているにも関わらず，オピオイドの長期服薬が運転に

与える影響はほとんど明らかにされていない（Larsen et al. 1995）。長期のオピオイド服薬が多かれ少なかれ自動車運転に必要とされる精神運動機能や認知機能に影響するとする報告がいくつか散見される（Vainie et al. 1995, Zancy 1995）。ある疫学調査では，オピオイド服薬者と非服薬者では自動車事故の頻度は変わらず，また，薬剤の種類によっても変わりはないという結果が得られている（Babst et al. 1973, Blomberg & Preusser 1974, Gordon 1976, Budd et al. 1989, Ray et al. 1992, Galski et al. 2000, Meijler 2000）。

一方で，鎮痛剤が自動車運転に必要な精神運動機能，協調運動，反応時間，認知機能を阻害することも報告されている。また，鎮痛剤の長期服用により，怪我，交通違反，骨折などが増加するとする疫学調査も散見される（Blomberg & Preusser 1974, Gordon 1976, Budd et al. 1989, Kerr et al. 1991, Ray et al. 1992, Sjogren et al. 1994, Vainio et al. 1995, Meijler 2000）。

自動車運転は鎮痛剤の中でも特定の薬剤に限られるのではないかと主張する報告も散見される。例えば，Startmer（1986）は鎮痛剤と自動車運転に関するレビューを行い，コデイン，メペリジン，メサドンが運転シミュレーターでは運動技能を低下させることを示している。この影響は，プロポキシフェンでは現れなかった。

8. 脳血管治療薬

脳血管治療薬は，高血圧，心拍異常，冠動脈疾患，狭心症，その他の心循環系の障害に対して用いられる。主要な薬剤としては，βアドレナリン遮断薬（アテノロール（例えば，テノーミン），メトプロロール（例えば，ロプレッサー），プロプラノロール（例えば，インデラル），ソタロール（例えば，ベタペース））とアンギオテンシン変換酵素阻害薬（ベンゼプリル（例えば，ロテンシン），キナプリル（例えば，アキュプリル），エナラプリル（例えば，バソテック））の2種類がある。自動車運転に関連する副作用としては，眠気，軽度のふらつき，めまいであり，特に素早く血液脳関門を通過し高濃度に達するプロプラノロールやメトプロロールにこの症状が出現しやすい。

脳血管治療薬，つまりβ遮断薬の影響に関する研究は限られている。Betts（1981）はこのクラスの薬剤はおそらく視覚的走査能力，覚醒度，反応能力の低下を引き起こし，運転に影響を及ぼすであろうと述べている。その他の研究では，自動車運転への明らかな影響を報告しているものはないが，特にアテノロールのクラスに該当する降圧剤は血液脳関門をゆっくりとしか通過し

ないため，運転には大きな影響は与えないことが明らかとなっている（John 1980, Willumeit et al. 1984, McGwin et al. 2000）。また，ある研究では，アテノロールなどの降圧剤を用いることで，運転中の主観的なストレスが軽減され，運転技能の改善がみられたと報告されている（Clayton et al. 1977, Dunn et al. 1979, Panizza & Lecasble 1985）。

まとめと結語

以下の目的で文献レビューを行った。
(a) 医学的状況やそれに対する薬剤が，自動車事故や交通違反など実生活における個人の安全運転に与える影響について言及した研究を収集すること。
(b) 可能であれば，それらの研究の中から，疾患や薬剤によって制限を受ける範囲を決定すること。
以下に，その結果をまとめた。

- 今回のレビューの範囲では，ここ10年で他国でも関心が高まっている中，アメリカで行われた多くの研究が交通安全には人間のもろさや疾患だけでなく，それを治療あるいは改善させるための薬剤の影響が極めて密接に関わっている。
- 事故や交通違反など限られた指標でみた場合，疾患やそれに関わる服薬は明らかに危険性を高める。しかしながら，診断名や薬剤名が具体的な危険性を予測するものではない（Mola 1995）。
- 医学的状況や服薬が，解剖学的，生理学的機能ではなく，身体機能と認知機能の低下を招き，自動車運転に影響を与える（Retchin 1989, Wallace & Retchin 1992）。
- 矛盾した事実ではあるが，運転，医学的状況，服薬の関連性に関して懐疑的な意見を持つ医療従事者が存在しており，この点は，結論の妥当性，結果の共通認識，最終的には運転適性判断に影響する主要な問題であることを認識する必要がある。この現状の背景には，研究方法論上の問題がある。誤診あるいはあいまいな診断，現在の手続き上の限界のために対象者の分類に用いる基準に根拠がない，疾患の重症度を決定することが難しい場合がある，合併症を有していることが多いため純粋な疾患の影響が検討できない，経時的な検討を行う場合に合併症の変化，合併症に与える服薬の影

響までは検討できない，医学的問題に加え服薬しており，かつ運転を行っている対象者のコホート調査が困難，薬剤の種類や服薬期間，その服薬量や頻度に関する情報すべてを把握することが困難，複数の疾病，複数の薬剤，複数の薬剤の相互作用が混沌さを招いている（Waller 1992）。
● 多くの調査，質問紙，実車前運転評価，路上運転評価で明らかなように，運転技能を評価する標準化された方法がなく，他の研究結果との比較ができない。

❖ 参考文献 ❖

1) Aaronson, D. W. (1993)：Effects of tenfenadine on psychomotor performance. An overview. Drug Saf., 8 (4), 321-329.
2) Aarsland, D., Anderson, K., Larsen, J. P., Lolk, A., Nielsen, H. & Kragh-Sorensen, P. (2001)：Risk of dementia in Parkinson's disease. A community-based, prospective study. Neurology, 56 (6), 730-736.
3) Abrams, W., Beers, M. & Berkow, R. (1995)：Older drivers. In：Merk Manual of Geriatrics (Second edition) (p. 1420). Whitehouse Station, NL：Merck & Company, Inc.
4) Akiyama, T., Powell, J. L., Mitchell, L. B., Ehlert, F. A. & Baessler, C. (2001)：Resumption of driving after life-threatening ventricular tachyarrhythymia. N. Eng. J. Med., 345 (6), 391-397.
5) Albers, L. J., Hahn, R. K. & Reist, C. (2001)：Handbook of Psychiatric Drugs (pp. 33-49 ; 67-75). Laguna Hills：Current Clinical Strategies.
6) Aldrich, M. S. (1989)：Automobile accidents in patients with sleep disorders. Sleep, 12 (6), 487-494.
7) American Medical Association (1986)：Drug Evaluations (Sixth edition) (pp. 81-110). Philadelphia：Saunders.
8) Anonymous (2001)：The MS Information Sourcebook. National Multiple Sclerosis Society.
9) American Psychiatric Association (1999)：Diagnostic and Statistical Manual of Mental Disorders (Fourth edition). Washington, DC：American Psychiatric Association.
10) Babst, D. V., Newman, S., Gordon, N. & Warner, A. (1973)：Driving records of methadone maintenance patients in New York State. J. Drug Issues, 3, 285-292.

11) Ball, K. & Owsley, C. (1991)： Identifying correlates of accident involvement for the older driver. Hum. Factors., 33 (5), 583-595.
12) Barbe, P. J., Munoz, A., Findley, L., Anto, J. M. & Agusti, A. G. (1998)： Automobile accidents I patients with sleep apnea syndrome. An epidemiological and mechanistic study. Am . J. Respir. Crit. Care Med., 158 (1), 18-22.
13) Barbone, F., McMahon, A. D., Davey, P. G., Morris, A. D., Reid, I. C., McDevitt, D. O. & MacDonald, T. M. (1998)： Association of road-traffic accidents with benzodiazepine use. Lancet, 352 (9137), 1331-1336.
14) Barolin, G. S. & Haslinger, A. (1991)： Seizures and driver's license. Wiener medizinische Wochenschrift Suppl., 109, 9-19.
15) Beauregard, L. A., Barnard, P. W., Russo, A. M. & Wazman, H. L. (1995)： Perceived and actual risks of driving in patient with arrhythmia control devices. Arch. Intern. Med., 155 (6), 609-613.
16) Bellet, S., Roman, L., Kostis, J. & Slater, A. I. (1968)： Continuous electrocardiographic monitoring during automobile driving. Am. J. Cardiol., 22, 856-862.
17) Betts, T. (1981)： Effects of beta blockade on driving. Aviat. SpaceEnviron. Med., 52 (11 Pt 2), S40-S45.
18) Blomberg, R. D. & Preusser, D. F. (1974)： Narcotic use and driving behavior. Accid. Anal. Prev., 6, 23-32.
19) Bloomfiled, J. R., Woodworth, G. G., Grant, A. R., Laytohn, T. A., Brown, T. L., McKenzie, D. R., Baker, T. W. & Watson, G. S. (2000)： Effects of fexofenadine, diphenhydramine, and alcohol on driving performance. A radamized, placebo-controlled trial in th Iowa driving simulator. Ann. Intern. Med., 132 (5), 354-363.
20) Borromei, A., Caramelli, R., Chieregatti, G., d'Orsi, U., Guerra, L., Lozito, A. & Vargui, B. (1999)： Ability and fitness to drive in Parkinson's disease patients. Functional. Neurology, 14 (4), 227-234.
21) Budd, R. D., Muto, J. J. & Wong, J. K. (1989)： Drugs of abuse found in fatally injured drivers in Los Angeles County. Drug Alcohol Depend., 23, 153-158.
22) Carr, D. B. (1993)： Assessing older drivers for physical and cognitive impairement. Geriatrics, 48, 46-51.
23) Carr, D. B. (1997)： Motor vehicle crashed and drivers with DAT. Alzheimer Dis. Assoc. Disord., 11 (Suppl. 1), 38-41.
24) Clayton, A. B., Harvey, P. G. & Betts, T. A. (1977)： The psychomotor effects of

atenolol and other antihistamine agents. Postgrad. Med. J., 53 (3), 157-161.
25) Cowart, V. & Kandela, P. (1985) : Prescription drugs and driving performance. J. Am. Med. Assoc. (Medical News), 254, 15-27.
26) Cox, D. J., Clarke, W., Gonder-Frederick, L. & Kovatchev, B. (2001) : Driving mishaps and hypoglycemia : Risk and prevention. Int. J. Clin. Pract., 123, 38-42.
27) Cox, D. J., Gonder-Frederick, L. & Clarke, W. (1993) : Driving performance in Type I diabetes during moderate hypoglycemia. Diabetes, 42 (2), 239-243.
28) Cox, D. J., Gonder-Frederick, L. A., Kovatchev, B. P., Julian, D. M. & Clarke, W. L. (2001) : Progressive hypoglycemia's impact on driving simulation performance. Occurance, awareness and correction. Diabetes Care, 23 (2), 163-170.
29) Crancer, A. & McMurray, L. (1968) : Accident and violation rates of Washington's medically restricted drivers. J. Am. med. Assoc., 205, 272-276.
30) Crancer, A. & O'Neall, P. A. (1970) : A record analysis of Washington drivers with license restrictions for heart disease. NW. Med., 69, 409-416.
31) Curtis, A. B., Conti, J. B., Tucke, K. J., Kubilis, P. S., Reilly, R. E. & Woodward, D. A. (1995) : Motor vehicle accidents in patients with an implantable cardioverter-defribillator. J. AM. Coll. Cardiol., 26 (1), 180-184.
32) DCCT Research Group (1987) : Diabetes control and complications trials (DCCT) : Results of feasibility study. Diabetes Care, 10, 1-18.
33) Drachman, D. A. & Swearer, J. M. (1993) : Driving and Alzheimer's disease : The risk of crashes. Neurology, 43 (12), 2448-2456.
34) Dubinsky, R. M., Gray, C., Husted, D., Busenbark, K., Vetere-Overfield, B., Wiltfong, D., Parrish, D. & Loller, W. C. (1991) : Driving in Parkinson's disease. Neurology, 41 (4), 517-520.
35) Dunn, F. G., Lorimer, A. R. & Lawne, T. D. (1979) : Objective measurement of performance during acute stress in patients with essential hypertension : Assessment of the effects of propranolol and metoprolol. Clin. Sci., 57 (Suppl. 5), S413-S415.
36) Eadington, D. W. & Frier, B. M. (1989) : Type I diabetes and driving experience : An eight-year cohort study. Diabetes med., 6 (2), 137-141.
37) Edlund, M. J., Conrad, C. & Morris, P. (1989) : Accidents among schizophrenic outpatients. Compr. Psychiatr., 30 (6), 522-526.
38) Ehrlich, E. N. (1991) : Diabetes and the license to drive. Wis. Med. J., 90 (3),

115-118.
39) Evans, L. (1988) : Risk of fatality from physical trauma versus sex and age. J. Trauma, 28, 368-378.
40) Finch, N. J., Leman, R. B., Kratz, J. M. & Gillette, P. C. (1993) : Driving safety among patients with automatic cardioverter-defribillators. J. Am. Med. Assoc., 270 (13), 1587-1588.
41) Findley, L. J., Fabrizio, M. J., Knight, H., Norcross, B. B., LaForte, A. J. & Suratt, P. M. (1989) : Driving simulator performance in patients with sleep apnea. Am. Rev. Respir. Dis., 140 (2), 529-530.
42) Findley, L. J., Levinson, M. P. & Bonnie, R. J. (1992) : Driving performance and automobile accidents in patients with sleep apnea. Clin. Chest Med., 13 (3), 427-435.
43) Fitten, L. J., Perryman, K. M., Wilkinson, C. J., Little, R. J., Burns, M. M., Pachana, N., Mervis, J. R., Malmgren, R., Siembieda, D. W. & Ganzell, S. (1995) : Alzheimer and vascular dementias and driving. A prospective road and laboratory study. J. Am. Med. Assoc., 273 (17), 1360-1365.
44) Fonda, S. J., Wallace, R. B. & Herzog, A. R. (2001) : Changes in driving patterns and worsening depressive symptoms among older adults. J. Gerontol. B. Psychol. Sci. Soc. Sci., 56 (6), 343-351.
45) Francis, J., Martin, D. & Kapoor, W. N. (1990) : A prospective study of delirium in hospitalized elderly. J. Am. Med. Assoc., 263 (8), 1097-1101.
46) Friedland, R. P., Koss, E., Kumar, A., Gaine, S., Metzler, D., Haxby, J. V. & Moore, A. (1988) : Motor vehicle crashes in dementia of the Alzheimer type. Ann. Neurol., 24 (6), 782-786.
47) Frier, B. M. & Wilson, I. M. (1986) : Driving after stroke. Lancet., 2 (8518), 1280.
48) Frier, B., Matthews, D. M., Steel, J. M. & Duncan, L. J. (1980) : Driving and insulin-dependent diabetes. Lancet, 1 (8180), 1232-1234.
49) Frucht, S., Rogers, J. D., Green, P. E., Gordon, M. F. & Fahn, S. (1999) : Falling asleep at the wheel : Motor vehicle mishaps in persons taking praminpezole and ropinirole. Neurology, 52 (9), 1908-1910.
50) Fukushima, Y. (1991) : Discussion on the problem of driving license for people with epilepsy. Jpn. J. Psychiatr. Neurol., 45 (2), 333-341.

51) Gallo, J. J., Rebok, G. W. & Lesikar, S. E. (1999) : The driving habitsof adults aged 60 years and older. J. Am. Geriatr. Soc., 47 (3), 335-341.
52) Galski, T., Bruno, R. L. & Ehle, H. T. (1992) : Driviing after cerebral damage : A model with implications for evaluation. Am. J. Occup. Ther., 46 (4), 324-332.
53) Galski, T., Bruno, R. L. & Ehle, H. T. (1993) : Prediction of behind-the-wheel driving performance in patients with cerebral damage : A discrimination function analysis. Am. J. Occup, Ther., 47 (5), 324-332.
54) Galski, T., Ehle, H. T. & Bruno, R. L. (1990) : Critical assessment of measures to predict outsome of driving evaluations in patients with cerebral damage. Am. J. Occup. Ther., 44 (8), 709-713.
55) Galski, T., Williams, J. B. & Ehle, H. T. (2000) : Effects of opioids on driving ability. J. Pain Symptom Manag., 19 (3), 200-208.
56) Gengo, F. M. & Manning, C. (1990) : A review of the effects of antihistamines on mental processes related to automobile driving. J. Allergy Clin. Immunol., 86 (6), 1034-1039.
57) Gengo, F., Gabos, C. & Miller, J. K. (1989) : The pharmacodynamics of diphenhydramine-induced drowsiness and changes in mental performance. Clin. Pharmacol, Therapeut., 45 (1), 15-21.
58) Gislason, T., Tomasson, K., Reynisdottir, H., Bjornsson, J. K. & Kristbjarnarson, H. (1997) : Medical risk factors amongst drivers in single-car accidents. J. Int. Med., 24 (3), 213-219.
59) Gordon, N. B. (1976) : Influence of narcotic drugs on highway safety. Accid. Anal. Prev., 8, 3-7.
60) Grabe, H. J., Wolf, T., Gratz, S. & Laux, G. (1999) : The influence of clozapine and typical neuroleptics on information processing of the central nervous system under clinical conditions in schizophrenic disorders : Implications for fitness to drive. Neuropsychobiology, 40 (4), 196-201.
61) Graca, J. (1986) : Driving and aging. Clin. Geriatr. Med., 2, 577-589.
62) Hansen, G. R. (1999) : Loratadine in the high performance aerospace environment. Aviat. Space Environ. Med., 70 (9), 919-924.
63) Hansotia, P. (1993a) : Epilepsy and traffic safety. Eplepsia, 34, 852-858.
64) Hansotia, P. (1993b) : Seizure disorders, diabetes mellitus, and cerebrovascular disease : Considerations for older drivers. Clin. Geriatr. Med., 9 (2), 323-339.

65) Hansotia, P. & Broste, S. K. (1991)：The effect of epilepsy or diabetes mellitus on the risk of automobile accidents. New Eng. J. Med., 324 (1), 22-26.
66) Harvey, S. C. (1985)：Hypnotics and sedatives. In：A. G. Glinman, L. S. Goodman, T. W. Rall & F. Murad (Eds.), The Pharmacologic Basis of Therapeutics (Seventh edition) (pp. 339-371). New York：Macmillan.
67) Hasegawa, S., Rumnagai, K. & Kaji, S. (1991)：Epilepsy and driving：A survey of automobile accidents attributed to seizure. Jpn. J. Psychiatr. Neurol., 45, 327-331.
68) Hashimoto, K. (1991)：A study on driving status in 98 epileptic patients with driving licenses. Jpn. J. Psychiatr. Neurol., 45, 323-326.
69) Hatcher, S., Sims, R. & Thompson, D. (1990)：The effects of chronic lithium treatment on psychomotor performance related to driving. Br. J. Psychiatr., 157, 275-278.
70) Hauser, R. A., Gauge, rL., Anderson, W. M. & Zesiewicz, T. A. (2000)：Pramipexole induced somnolence and episodes of daytime sleep. Mov. Disord., 15 (4), 658-663.
71) Health Care Financing Administration Office of National Cost Estimates (1988)：National health expenditures. Health Care Financing Review, 11 (1), 290.
72) Heikkila, V. M., Korpelainen, J., Turkka, J., Kallanranta, T. & Summala, H. (1999)：Clinical evaluation of the driving bility in stroke patients. Acta Neurol. Scand., 99 (6), 349-355.
73) Heikkila, V. M., Turkka, J., Korpelainen, J., Kallanranta, T. & Summala, H. (1998)：Decreased driving ability in people with Parkinson's disease. J. Neurol. Neurosurg. Psychiatr., 64 (3), 325-330.
74) Hemmelgarn, B., Suissa, S., Huang, A., Boivin, J. F. & Pinard, G. (1997)：Benzodiazepine use and the risk of motor vehicle crash in the elderly. J. Am. Med. Assoc., 278 (1), 27-31.
75) Hindmarch, I. (1986)：The effects of psychoactive drugs on car handling and related psychomotor activity. In：J. F. O'Hanlon & J. J. de Gier (Eds.), Drugs and Driving (pp. 71-82). Philadelphia：Taylor and Francis.
76) Hindmarch, I. & Subhan, Z. (1986)：The effects of antidepressants taken with and without alchohol on information processing, psychomotor performance and car handling. In：J. F. O'Hanlon & J. J. de Gier (Eds.), Drugs and Driving (pp.

231-240). Philadelphia : Taylor and Francis.
77) Hindmarch, I. & Eastan, C. (1990) : A placebo controlled assessment of mequitazine and astemizole in tests of psychomotor ability. Int. J. Clin. Pharmacol. Res., 6 (6), 457-464.
78) Jennings, A. M., Wilson, R. M. & Ward, J. D. (1989) : Symptomatic hypoglycemia in NIDDM patients treated with oral hypoglycemic agents. Diabetes Care., 12, 203-208.
79) John, H. (1980) : Hypertension treatment and ability to drive a large vehicle. Zietschrift fur Gesamte Inn Medizin, 35 (Suppl. 21), 143-144.
80) Judd, L. L. (1985) : The effect of antipsychotic drugs on driving and driving related psychomotor functions. Accid. Anal. Prev., 17 (4), 319-322.
81) Kay, G. G. & Harris, A. G. (1999) : Loratadine : a non-sedating antihistamine. Review of its effects on cognition, psychomotor performance, mood and sedation. Lin. Exp. Allergy, 29 (3), 147-150.
82) Kay, G. G. & Quig, M. E. (2001) : Impact of sedating antihistamines on safety and productivity. Allergy Asthma Proc., 22 (5). 281-283.
83) Kazniak, A. W., Keyl, P. M. & Albert, M. S. (1991) : Dementia and the older driver. Hum. Factors., 33, 527-537.
84) Kerr, B., Hill, H., Coda, B., Calogero, M., Chapman, C. R., Hunt, E., Buffington, V. & Mackie, A. (1991) : Concentration-related effects of morphine on cognition and motor control in human subjects. Neuropsychopharmacology, 5 (3), 157-166.
85) Klavora, P., Heselgrave, R. J. & Young, M. (2000) : Driving skills in elderly persons with stroke : Comparison of two new assessment options. Arch. Phys. Med. Rehabil., 81 (6), 701-705.
86) Koepsell, T. D., Wolf, M. E., McCloskey, L., Buchner, D. M., Wagner, E. H. & Thompson, R. S. (1994) : Medical conditions and motor vehicle collision injuries in older adults. J. Am. Geriatr. Soc., 42 (7), 695-700.
87) Kroenke, K. & Pinholt, E. M. (1990) : Reducing polypharmacy in the elderly. A controlled trial of physician feedback. J. Am. Geriatr. Soc., 38 (1), 31-36.
88) Kurfees, J. F. & Dotson, R. L. (1987) : Drug interactions in the elderly. J. Fam. Pract., 25 (5), 477-488.
89) Laberge-Nadeau, C., Dionne, G., Ekoe, J. M., Hamet, P., Desjardins, D., Messier,

S. & Maag, U. (2000) : Impact of diabetes on crash risks of truck-permit holders and commercial drivers. Diabetes Care., 23 (5), 612-617.
90) Lachenmayer, L. (2000) : Parkinson's disease and the ability to drive. J. Neurol., 247 (Suppl. 4), 28-30.
91) Larsen, J. P. & Tandbeerg, E. (2001) : Sleep disorders in patients with Parkinson's disease : Epidemiology and management. Cent. Nerv. Syst. Drug., 15 (4), 267-275.
92) Larsen, J. P., Otto, H., Dorsecheid, E. & Larsen, R. (1999) : Effects of long-term opioid therapy on psychomotor function in patients with cance pain or non-malignant pain. Anaesthesist, 48 (9), 613-624.
93) Laubichler, W. (1992) : The driver's license and epilepsy. Blutalkohol, 29 (2), 139-146.
94) Legh-Smith, J., Wada, D. T. & Hewer, R. L. (1986) : Driving after stroke. J. Roy. Soc. Med., 79 (4), 200-203.
95) Lings, S. & Dupont, E. (1992) : Driving with Parkinson's disease. A controlled laboratory investigation. Acta Neurol. Scand., 88 (1), 33-39.
96) Lings, S. & Jensen, P. B. (1991) : Driving after stroke : a controlled laboratory investigation. Int. Disable. Stud., 13 (3), 74-82.
97) Linnolia, M., Guthrie, S. & Lister, R. (1986) : Mechanisms of drug-induced impairement of driving. In : J. F. O'Hanlon & J. J. de Gier (Eds.), Drugs and Driving (pp. 29-50). Philadelphia : Taylor and Francis.
98) Lucas-Blaustein, M. J., Filipp, L., Dungan, C. & Tune, L. (1988) : Driving in patients with dementia. J. Am. Geriatr. Soc., 36, 1087-1092.
99) Marottoli, R. A., Mendes de Leon, C. F., Glass, T. A., Williams, C. S., Cooney, L. M., Berkman, L. F. & Tinetti, M. E. (1997) : Driving cessation and increased depressive symptoms : Prospective evidence from the New Haven EPESE. J. Am. Geriatr. Soc., 45, 202-206.
100) Masa, J. F., Rubio, M. & Findley, L. J. (2000) : Habitually sleepy drivers have a high frewuency of automobile crashes associated with respiratory disorders during sleep. Am. J. Respir. Crit. Care Med., 162 (4 Pt 1), 1407-1412.
101) McGwin, G., Sims, R. V., Pulley, L. & Roseman, J. M. (2000) : Relation among chronic medical conditions, medications, and automobile crashed in the elderly : A popukation-based case-control study. Am. J. Epidemiol., 152 (5), 424-431.

102) Meijler, W. J. (2000) : Driving ban for patients on chronic opipid therapy unfounded. Nederlands Tijdscrift Voor Geneeskunde, 144 (34), 1644-1645.
103) Meltzer, E. O. (1990) : Performance effects on antihistamines. J. Allergy clin, Immunol., 86 (4), 613-619.
104) Menzin, J., Lang, K. M., Levy, P. & Levy, E. (2000) : A general model of the effects of sleep medications on the risk and cost of motor vehicle accidents and its application in France. Pharmacoeconomics, 19 (1), 69-78.
105) Miranda, M., Diaz, V., Venegas, P. & Villagra, R. (2001) : Sleepiness attacks while driving : adverse effects of new antiparkinson's drugs. Revista Medica de Chile, 129 (5), 585-586.
106) Moeller, T. P. (1989) : Sensory changes in the elderly. Dent. Clin. N. Am., 33 (1), 23-31.
107) Moeller, J. & Mathiowetz, N. (1989) : Prescribed medications : A summary of use and expenditures by Medicare beneficiaries (DHHS Publication NO. PHS 89-3448). National Medical Expenditure Survey Research Findiings 3, National center for Health Services Research and Health Care Technology Assessment, Rockville, MD : Public Health Service.
108) Mola, S. (1995) : Neurological diseases and driving. Rev. Neurol., 23 (120), 334-350.
109) Moller, H. (2001) : Antiparkisonian drugs and "sleep attacks". Can. Med. Assoc. J., 164 (7), 1038-1039.
110) Moeller, J. C., Stiasny, K., Cassel, W., Petr, J. H., Kruger, H. P. & Oertel, W. H. (2000) : "Sleep attacks" in Parkinson's patients. A side effects of nonergoline dopamine agonists or a class effect of dorpamine agonists? Der Nervenartz, 71 (8), 670-676.
111) Mortimer, J. A. (1983) : Alzheimer's disease and senile dementia : Prevalence andincidence. In : B. Reisberg (Ed.), Alzheimer's disease (pp. 141-148). New York : Free Press.
112) Mortimer, R. G. & Howat, P. A. (1986) : Effects of alcohol and diazepam, singly and in combination, on some aspects of driving performance. In : J. F. O'Hanlon & J. J. de Gier (Eds.), Drugs and Driving (pp. 163-178). Philadelphia : Taylor and Francis.
113) Murray, J. B. (1984) : Effects of valium and libriium on human psychomotor and

coginitive functions. Genet, Psychol. Monogr., 109 (2D half), 167-197.
114) Nagi, S. Z. (1976) : An epidemiology of disability among adults in the United States. Milbank Memorial Fund Quarterly, 54, 439-468.
115) Naughton, T. J., Pepler, R. D. & Walker, J. (1982) : Investigate road accident risklevels for heart attack (myocardial infraction) victims. Final Report on NHT SA Contract No DTNH-22-80-C-07325. Darien, CT : Dunlap and Associates, Inc.
116) Niveau, G. & Kelley-Puskas, M. (2001) : Psychiatric disorders and fitness to drive. J. Med. Ethics, 27 (1), 36-39.
117) Novak, A. J. (1991) : Driving and epilepsy : The effects of medication. J. Am. Med. Asoc., 265 (22), 2961-2962.
118) Ondo, W. G., Dat Wong, K., Khan, H., Atasi, F., Kwak, C. & Jankvic, J. (2001) : Daytime sleepiness and other sleep disorders in Parkinson's disease. Neurology, 57 (8), 1392-1396.
119) Organization for Economic Cooperation and Development (OECD) (1985) : Traffic Safety of Elderly Road Users. Paris : OECD.
120) Owsley, C., Ball, K., Sloane, M. E., Roenker, D. L. & Bruni, J. R. (1991) : Visual/cognitive correlates of vehicle accidents in older drivers. Psychol. Aging, 6, 403-415.
121) Owsley, C., Stalvey, B., Wells, J. & Sloane, M. E. (1999) : Older drivers and cataract ; driving habits and crash risk. J. Gerontol., 54 (4), M203-M211.
122) O'Hanlon, J. F. & Ramaekers, J. G. (1995) : Antihistamine effects on actual driving performance in a standard test : A summary of Dutch experience, 1989-94. Allergy, 50 (3), 234-242.
123) O'Hanlon, J. F., Robbe, H. W., Vermeeren, A., van Leeuwen, C. & Danjou, P. E. (1998) : Venlafaxine's effects on healthy volunteer's driving, psychomotor, and vigilance performance during 15-day fixed and incremental dosing regimens. J. Clin. Psychopharmacol., 18 (3), 212-221.
124) O'Hanlon, J. F. & Volkerts, E. R. (1986) : Hypnoticsand actual driving performance. Acta Psychiatr. Scand. Suppl., 332, 95-104.
125) Pals, S., Bhattacharya, K. F., Agapito, C. & Chauahuri, K. R. (2001) : A study of excessive daytime sleepiness and its clnical significance in three groups of Parkinson's disease patients taking pramipexole, cabergoline and levodopa mono

and combination thepary. J. Neural Transm., 108 (1), 71-77.
126) Palva, E. S., Linoila, M., Routledge, P. & Seppala, T. (1982): Actions and interactions of diazepam and alcohol on psychomotor skills in young and middle-aged subjects. Acta Pharmacol. Toxicol. (Copenhagen), 50 (5), 363-369.
127) Panizza, D. & Lecasble, M. (1985): Effects of atenolol on car drivers in a prolonged stress situation. Eur. J. Clin. Pharmacol., 28, 97-99.
128) Partyka, S. C. (1983): Comparison by Age of Drivers in Two-Car Fatal Crashes. Washington, DC: National Highway Traffic Safety Administration.
129) Philpot, E. E. (2000): Safety of second generation anthihistamines. Allergy Asthma Proc., 21 (1), 15-20.
130) Polen, M. R. & Friedman, G. D. (1988): Automobile injury — Selected risk factors andprevention in the health care setting. J. Am. Med. Assoc., 259, 77-80.
131) Popkin, C. L. & Waller, P. F. (1988): Epilepsy and driving in North Carolina: An Exploratory study. In: 32nd Annual Proceedings of the Association for the Adavancement of Automotive Medicine (pp. 347-358). Des Plaines, IL.
132) Ray, W. A., Fought, R. I. & Decher, M. D. (1992): Psychoactive drugs and the risk of injurious motor vehicle crashes in elderly drivers. Am. J. Epidemiol., 136 (7), 873-883.
133) Ray, W. A., Gurwitz, J., Decker, M. D. & Kennedy, D. L. (1992): Medications and the older driver. Clin. Geriatr. Med., 9 (2), 413-438.
134) Regestein, Q. R. (1984): Treatment of insominia in the elderly. In: C. Salzman (Ed.), Clinical Geriatric Psychopharmacology (pp. 149-170). New York: McGraw-Hill.
135) Reidel, D. B., Quasten, R., Hausen, C. & O'Hanlon, J. F. (1988): A study comparing the hypnotic efficacies and residual effects on actual driving performance of midazolam 15mg, triazolam 0.5mg, temazepam 20mg, and placebe in shiftworkers on night duty. Maastricht, the Netherlands: Institute for Drugs, Safety and Behavior.
136) Reidenberg, M. M., Levy, M., Warne, R. H., Coutinho, C. B., Schwartz, M. A., Yu, G. & Cheripko, J. (1978): Relationship between diazepamdose, plasma level, age, and central nervous system depression. Clin. Pharmacol. Ther., 23 (4), 371-374.
137) Retchin, S. M. (1989): Using a severity of illness model for predicting driving

capabilities for older drivers. Paper presented at Natinal Institute on Aging/National Highway Traffic Safety Administration Workshop, Research and Development Needed to Improve Safety and Mobility of Older Persons, Bethesda, MD.

138) Retchin, S. M. & Anapolle, J. (1983) : An overview of the older driver. Clin. Geriatr. Med., 9, 279-296.
139) Reuben, D. B., Silliman, R. A. & Traines, M. (1988) : The aging driver, Medicine, policy and ethics. J. Am. Geriatr. Soc., 36 (12), 1135-1142.
140) Rizzo, M., McGhee, D. V., Dawson, J. D. & Anderson, S. N. (2001) : Simulated car crashes at intersections in drivers with Alzheimer's disease. Alzheimer Dis. Assoc., 15 (1), 10-20.
141) Rizzo, M., Reinach, S., McGhee, D. V. & Dawson, J. (1997) : Simulated car crashes and crash predictors in drivers with Alzheimer's disease. Arch. Neurol., 54 (5), 545-551.
142) Robbe, H. W. & O'Hanlon, J. F. (1995) : Acute and subchronic effects of paroxetine 20 and 40 mg on actual driving, psychomotor performance and subjective assessments in healthy volunteers. Eur. Neuropsychopharmacol., 5 (1), 35-42.
143) Salzman, C. (1985) : Geriatric psychopharmacology. Annual Review of Medicine, 36, 217-228.
144) Salzman, C. (1984) : Pharmacokinetics of psychotropic drugs and the aging process. In : C. Salzman (Ed.), Clinical Geriatric Psychopharmacology (pp. 32-45). New York : McGraw-Hill.
145) Schacter, S. C. (1998) : Iatrogenic seizures. Neurol. Clin., 16 (1), 157-170.
146) Schlosberg, A. (1990) : Traffic violations in schizophrenics before and after hospitalization. Harefuah, 119 (10), 307-308.
147) Schultheis, M. T., Garay, E. & DeLuca, J. (2001) : The influence of cognitive impairment on driving performance in multiple sclerosis. Neurology, 56 (8), 1089-1094.
148) Seppala, T., Linnoila, M. & Mattila, M. J. (1979) : Drugs, alcohol and driving. Drugs, 17 (5), 389-408.
149) Seppala, T., Mattila, M. J., Palva, E. S. & Aranko, K. (1986) : Combined effects of anxiolytics and alcohol on psychomotor performance in young and middle-aged subjects. In : J. F. O'Hanlon & J. J. de Gier (Eds.), Drugs and Driving (pp. 179-

190). Philadelphia : Taylor and Francis.
150) Settipane, R. A. (1999) : Complications of allergic rhinitis. Allergy Asthma Proc., 20 (4), 209-213.
151) Sims, R. V., Owsley, C., Allman, R. M., Ball, K. & Smoot, T. M. (1998) : A preliminary assessment of the medical and functional fators associated with vehicle crashes by older adults. J. Am. Geriatr. Soc., 46, 556-561.
152) Sjogren, P., Banning, A. M., Christensen, C. B. & Pederson, O. (1994) : Continuous rection time after single does, long-term oral and epidural opioid administration. Eur. J. Anaesthesiol., 11 (2), 95-100.
153) Skegg, D. C. G., Richards, S. M. & Dol, R. (1979) : Minor tranquilizers and road accidents. Br. Med. J., 1 (6168), 917-919.
154) Songer, T. J., LaPorte, R. E., Dorman, J. S., Orchard, T. J., Cruickshanks, K. J., Becker, D. J. & Drash, A. L. (1988) : Motor vehicle accidents and IDDM. Diabetes Care, 11 (9), 701-707.
155) Soyka, M., Dittert, S., Gartenmeier, A., & Schafer, M. (1998) : Driving fitness in therapy with antidepressive drugs. Versicherungsmedizin, 50 (2), 59-66.
156) Spira, N., Dysken, M. W., Lazarus, L. W., Davis, J. M. & Salzman, C. (1984) : Treatment of agitation and psychosis. In : C. Salzman (Ed.), Clinical Geriatric Psychopharmacology (pp. 49-76). New York : MacGraw-Hill.
157) Stahl, S. M. (1998) : Basic psychopharmacology of antidepressants. J. Clin. Psychiatr, 59 (Suppl. 4), 5-14.
158) Starmer, G. A. (1986) : A review of the effects of analgesics on driving perfomrnace handling. In : J. F. O'Hanlon & J. J. de Gier (Ed.), Drugs and Driving (pp. 251-270). Philadelphia : Taylor and Francis.
159) Terry, R. & Katzman, R. (1983) : Senile dementia of the Alzheimer's type : Defining a disease. In : R. Katzman, & B. R. Terry (Eds.), The Neurology of Ageing (pp. 51-84). Philadelphia : FA Davis.
160) Trappe, H. J., Wenzlaff, P. & Grellman, G. (1998) : Should patients with implantable cardioverter-defribillators be allowed to drive? Observation in 291 patinets from a single center over an 11-year period. J. Intervent. Card. Electrophisol., 2 (2), 193-201.
161) Trobe, J. D., Waler, P. F., Cook-Flannagan, C. A., Teshima, S. M. & Bieliauskas, L. (1996) : Crashes and violations among drivers with Alzheimer's disease. Arch.

Neurol., 53 (5), 411-416.
162) Vainio, A., Ollilia, J., Matikainen, E., Rosenberg, P. & Kalso, E. (1995) : Driving ability in cacer patients receiving long-term morphin analgesia. Lancet, 346, 667-670.
163) Van Laar, M. W., van Willigenburg, A. P. & Vovkert, E. R. (1995) : Acute and subchronic effects of nefazodone and imipramine on highway driving, cognitive functions, and daytime sleepiness in healthy adult and elderly subjects. J. Clin. Psychopharmacol., 15 (1), 30-40.
164) Veneman, F. (1996) : Diabetes mellitus and traffic accidents. Neth. J. Med., 48 (1), 24-28.
165) Vermeeren, A. & O'Hanlon, J. F. (1998) : Fexofenadine's effects, alone and with alcohol, on actual driving and psychomotor performance. J. Investig. Allergol. Clin. Immunol., 101 (3), 306-311.
166) Wallace, R. B. & Retchin, S. M. (1992) : A geriatric and gerontologic perspective on the effects of medical conditions on older drivers : Discussion of Waller. Hum. Factors, 34 (1), 17-24.
167) Waller, J. A. (1965) : Chronic medical conditionsand traffic safety : A review of California Experience. New Eng. J. Med., 273, 1413-1420.
168) Waller, J. A. (1967) : Cardiovascular disease, ageing, and traffic accidents. J. Chron. Dis., 20, 615-620.
169) Waller, P. E. (1985) : Preventing injury to the elderly. Aging and Public Health (pp. 103-146), Springer.
170) Waller, J. A. (1992) : Research and other issues concerning effects of medical conditions on elderly drivers. Hum. Factors, 34 (1), 3-15.
171) Waller, J. & Goo, J. T. (1969) : Highway crash and citation patterns and chronic medical conditions. L. Safety Res., 1, 13-27.
172) Willumeit, H. P., Ott, H., Neurbert, W., Hemmerling, K. G., Schratzer, M. & Fichte, K. (1984) : Alcohol interaction of lormetazepam, mepindolol sulphate and diazepam measured by performance on the driving simulator. Pharmacopsychiatry, 7 (2), 36-43.
173) Wylie, K. R., Thompson, D. J. & Wildgust, H. J. (1993) : Effects of depot neuroleptics on driving performance in chronic schizopherenic patients. J. Neurol. Neurol. Neurosurg. Psychiatr., 56 (8), 910-913.

174) Zacny, J. P. (1995) : A review of the effects of opioids on psychomotor and cognitive functioning in humans. Exp. Clin. Psychopahrmacol., 3, 432-466.
175) van Zomeren, A. H., Brouwer, W. H. & Minderhoud, J. M. (1987) : Acquired brain damage and driving : A review. Arch. Phys. Med. Rehabil., 68 (10), 697-705.

第10章

自動車運転と関連法規

(Thomas Galski and Mary Anne McDonald)

　自動車運転は人間として，また，法の下で生活する人間としての権利である。自動車運転は国民の生活，自由，幸福を保証するために与えられた権利である一方で，国民の健康や安全や福祉を保証することもまた国の責任である。これら社会的権利の均衡を図りながら，障害により事故を起こす危険がある場合には，早急にそれらを予測し，早期予防や早期発見の策を講じる必要がある（State v Zoppi, 196 NJ Super 596, Law Div 1984，DMV v Granziel, 236 NJ Super 191, App Div 1989）。

　Galski ら（2000）に要約されているとおり，個人はこの権利を活用することができるが，逆に国として知らなくてはならないことは個人の運転能力がどのように証明できているかである。通常，国から権限を受けている陸運局あるいはそれに該当する機関や当局が個人の自動車運転可否を決定する責任と法的権限を有している。陸運局は免許交付条件，運転適性について記された法規，運転免許を取得するための手続きに従わなくてはならない。一般的には，国が安全な運転を行うための妥当な指標として，運転希望者に身体検査，筆記試験，実車前試験を義務付けている。これらの試験には，視力測定（例えば，視力0.4），基礎知識（例えば，制動距離），運転操作技能（例えば，ハンドル操作，車線変更，右左折，駐車），道路標識の理解（例えば，赤信号で止まる）が含まれる。

　一度有免者となると，その免許証によって，基本的には自動車を安全に運転する能力を有することを証明できる。アメリカでは身体的にも精神的にも運転責任を有する16，17歳で免許保有資格を持つ。試験に合格すると永久免許として運転資格を得ることができ，免許更新以外，生涯再試験などを受ける必要はない。免許更新は，州によって異なるが2〜12年の間隔で行うことが義務付けられており，手数料を支払い免許停止や取り消しの確認や更新のみであれば電子手続きやメールでの更新が可能である。しかし，もし，警察やその他の公的情報，事故歴や違反歴，更新時の個人の外見や態度，精神機

能障害，身体機能障害に基づき，個人の運転適性が疑わしいと判断された場合，いくつかの法的処置が講じられる。例えば，個人の運転免許を停止，取り上げ，あるいは運転条件の制限をかけることができる。その他，運転免許試験の再受験を命じる，免許の有効期間の短縮を行う，外見や態度を確認するために更新を強制的に窓口で行うよう命じる，身体検査，精神機能検査の受験を命じるなどがある。

運転免許資格取得に関する法的手続きには共通した種々の側面が存在することは確かであるが，手続き方法は州によって異なる。このような背景から，本章では，法的問題に触れる可能性のある臨床的運転評価の側面に対して，読者の意識を高めるために州の違いを概観する。医師は運転に関連する障害を国に報告することが義務付けられているが，疾病の複雑さゆえ，個人の治療段階によって運転適性の可否判断を行う段階もまた異なってくる。有疾患ドライバーを報告する事項は，医師のみで決定するのではなく，心理士や作業療法士などの他の医療従事者の意見も参考にされなくてはならない。我々の最終目標は，医療従事者のみならず，家族への情報も提供することにある。

I 医学的状況の定義：運転関連法規の側面から

すべての州がリスクドライバーに対する運転可否の決定，調整方法を模索している。歴史的には，てんかんや心血管障害（脳卒中や糖尿病），その他の神経障害（頭部外傷など）で現れるような意識状態，身体能力と協調性に影響するか否かという点に焦点が当てられている。おそらく，他の医学的状況，障害や脆弱性（例えば，糖尿病，低血糖，視覚障害，睡眠障害，パーキンソン病，認知症，加齢に伴う認知機能低下）を有しているドライバーにおいても，事故や交通違反の頻度が高まることを示す近年のいくつかの研究を根拠に，多くの州が運転を制限すべき条件の範囲を広げてきている（Waller 1965, 1967, Crancer & McMurray 1968, Waller & Goo 1969, Crancer & O'Neall 1977, Frier et al. 1980, Popkin & Waller 1988, Friedland et al. 1988, Aldrich 1989, Hansotia & Broste 1991, Owsley et al. 1991, Hemmelgarn et al. 1997, Gallo et al. 1999, Laberge-Nadeau et al. 2000, Masa et al. 2000, Aarsland et al. 2001)。

例えば，ニューヨーク州では「てんかん，失神，カタプレキシー（情動脱

力発作),ナルコレプシー,その他意識や自己制御に影響する医学的状況によって,内省力や環境認知能力,感覚刺激を受容,解釈,反応する能力が欠落した状態」と定義して意識の消失(loss of consciousness;LOC)に焦点を当てている(New York Comprehensive Codes, Rules and Regulations, Title 15, Section 9.2 a)。同様に,アリゾナ州の法規(Arizona regulations)では,意識状態の変容を「突如,予測しない部分的あるいは完全なる意識の消失……部分的あるいは完全なる環境との相互作用を図る精神機能の消失……突然起こる混乱……突然の現在進行中の事象の把握困難」と定義している(Arizona Administrative Code Regulations 17-4-522 A1)。ニュージャージー州(New Jersey statutes)では,安全運転可能な個人を「反復する痙攣性発作がなく……意識を消失することがなく……1年以内に運動協調性の障害や喪失がなく……医学的根拠があるないに関わらず……自動車運転を行うに足る身体的状況にある者」と定義している(New Jersey Administrative Code 13：19-4.1-5.10)。ネバダ州(Nevada regulations)では,てんかん,糖尿病,医学的状況や頭部外傷から生じる反復性失神,めまい発作など意識状態の低下に影響を与える状況について触れている(Nevada Administrative Code Chapter 483.330)。

　メリーランド州などの他州の法規でも,反復する意識消失が起こる心血管疾患,後遺症として人格変化,覚醒度や判断能力の低下を招く脳出血や脳梗塞,頭部外傷などの神経障害といった,やはり意識の消失に焦点が当てられている(Code of Maryland Regulations 11.17.03.04)。ミシガン州では,意識の低下,喪失,発作,めまい発作,失神,その他意識状態に影響する医学的状況……運転判断や反応時間の遅延……自動車運転に影響する暴力性,強暴性に焦点が当てられている(Michigan Administrative Code, Regulations 257.851)。

　同様に,ペンシルベニア州ではてんかんをもっとも決定的な状況と位置づけた上で,さらに,四肢の切断,症状に変動のある糖尿病や低血糖,脳血管疾患や心疾患,間歇的意識消失,精神機能不全,器質性・機能性の精神・情動障害,治療目的か否かに関わらず運転技能に影響する薬物の摂取,その他,医師から診断された運転に影響する状況など,免許の返還や再取得が止むを得ない身体的,医学的状況を加えている(75Pa Stat 1518)。

　このように,州が定める運転に影響する決定的な医学的状況は様々である。州が認識している状況に違いがあるだけではなく,それぞれの医学的状況の

基準，一つの疾患のどの症状に着目するのか，未だはっきりとした基準はない。意識の消失の様々な定義がこの事実を如実に表している。ニューヨーク州のように明確な定義とてんかんやナルコレプシーなど意識の消失が生じる医学的状況のリストを提示している州もあるが，抽象的な定義に留めている州もある。また，ニュージャージー州のように，症状に期限を設けている州もあるが（例えば，1年以内に意識を消失したことがある），実際には多くの州がそのような基準を設けてはいない。

運転可否判断を日々迫られている現場の人間は，自分の専門領域の中で関与する特定の症状に対する知識を持つ努力をすることが重要である。条件が多様なため，共通のガイドラインや推奨条件を作成することは困難と思われる。これらの点への一助として，各州の法規要約，免許取得要件，免許更新情報を提示した（Appendix A 参照）。表には各州の運転免許交付の必要条件，更新手続き方法を記載した。

Ⅱ 運転能力評価

科学論文には，感覚障害（視力，聴力，輝度と光感度など），運動障害（筋力，協調性，反応時間など），認知機能障害（路上や周辺環境の探索能力，空間知覚，注意集中力）を含む，自動車運転に関連する障害の基礎的事項や概論的内容が記載されている（Gurgold & Harden 1978, Sivak et al. 1981, Evans & Ginsburg 1985, Hopewell & van Zomeren 1990, Galski et al. 1992, Galski et al. 1993, Ball et al. 1993, Schultheis et al. 2001）。

しかしながら，国どころか州や研究レベルにおいても，運転評価の統一した基準，個人の運転可否を判定する標準値，それらの結果を解釈するガイドラインは存在しない。さらには，運転困難と判定される神経疾患患者の医学的状態の分類もほとんど進んでいない（Galski et al. 2000）。

法的には医師は病気や障害のために安全に自動車運転を行うことが困難になった個人の運転可否判断の権利を担う者とされている。医師も彼らが運転可否決定の過程で中心的な役割を担っていることを認識している。すなわち，臨床業務，倫理的，法的関連業務の中で患者，家族，州，関連機関と共同し自動車運転リスクを同定する役割を担っている（Fitten 1997, Kakaiya et al. 2000）。

米国医師会倫理裁判審議会（the American Medical Association's Council on Ethical and Judicial Affairs）の障害を負ったドライバーと医師に関する報告の中で，医師は運転に影響する患者の身体的，精神認知的障害を評価する倫理的責任を有すると記載されている．同時に，「医師が即利用できるような運転可否判断の基準や妥当な評価指標がほとんどない」とその報告書でも述べられている．したがって，実際的には運転可否決定の責任は各州の免許交付機関（例えば，陸運局，公安省）の方針に従うこととなる．

　このような状況にあるにも関わらず，過去の事例にも現れているように，この倫理的責任は法的責任へと転換してきている．例えば，医学的状況（服薬も含め）の影響を十分に患者に説明しなかったことが，怠慢行為と捉えられた事例があった（Freese v Lemmon 1973，Gooden v Tips 1983，Wilshinsky v Medina 1989）．さらには，患者が事故を起こした場合や患者が起こした事故によって第3者に危害が加わった場合にも，医師が法的責任を負う可能性があることが過去の事例で示されている（Duvall v Goldin 1984，Calwall v Hassan 1996）．

　医師やその他の医療従事者はドライバーの潜在的事故リスクを同定する責任があると考えられているが，国は免許停止，運転制限，取り消し（あるいは再交付）などの決定の前に基本的な評価を行うよう推奨している．運転能力を評価するこの手続きは州によって大きく異なる．さらには，多くの場合，運転適性判定に関わる者は，行政上あるいは業務上，同じかあるいは類似した情報を有している人間である．一般的に，これらの判断を行う者は，免許交付機関の職員であり，この機関自体は医師，多くは医師以外の委員で構成されている．運転可否判断の資料には必ず医師からの文書と記録が含まれており，医学的情報，運転能力との関連，治療と服薬，違反や事故の履歴などの情報が記載されている．

　ニューヨークの運転可否判断の手続きは他の州に類似している（例えば，District of Columbia Manicipal Regulations, Title 18, Section 106；Kansas Administrative Regulations 92-52-11；Nevada Administrative Code, Chapter 483, Section 330；New Jersey Administrative Code 13：19-5.1）．これまでに意識を消失した経験がある者においても，前回の免許更新から意識消失を経験した有免者，免許が必要となる事由が記載された医師の文書の申請を義務付けられた者，意識を消失したことの証明を陸運局から得ている有免者には特例が適用される（New York Comprehensive Codes, Rules and Regulations

Title 15, Section 9.1)。

　上記の法的手続きに加え，多くの医師が事故リスクの疑われる患者の運転能力の臨床的評価を参考にしている。したがって，第1，2章で網羅されている評価項目が運転能力に関する有益な情報を与えるとともに，行政情報と医療情報との境界で機能する。

　この法規に関わる状況に個人で，ある条件が該当し（例えば，1年以内に意識消失の経験がない），それが医師の文書で証明された場合は，免許取得が可能となると考えられる。あるケースでは（例えば，医師が処方変更を行ったことで意識消失が生じている場合，判定委員会は局内部の医療コンサルタントの推薦の上，医師の文書を認めない場合あるいは再審査を求めることがある（New York Comprehensive Code, Rules and Regulations, Title 15, Section 9.3 a-c）。意識消失経験があるが運転適性を有すると判定された個人への免許交付の場合には，医師から判定委員会へ，継続的な免許交付が必要あるいは望まれる旨が記載された定期的な文書提出を義務付けることもある（New York Comprehensive Codes, Rules and Regulations, Title 15, Section 9.5）。再度強調するが，限定条件や制限条件がどのように規定され，適用されているかは州によって異なる。

　例えば，メイン州では，州務長官がドライバーに，運転能力に影響する医学的状況になった場合，その情報が記載された報告書を作成するよう求めている（Code of Maine Regulations 29-250, Chapter 3, Section 2C）。もしその報告書が提出されない場合，もしくは運転能力を欠く旨が記載された場合，州務長官は医療諮問評議会に助言を請うことがある。例えば，運転評価を依頼，ヒアリングの実施，運転可否判断の延期（Code of Maine Regulations 29-250, Chapter 3, Section 2D）などである。

　興味深いことに，医療諮問評議会が頭部外傷，脳卒中，神経疾患の患者や筋骨格機能の状態に何らかの問題を有する者の運転可否判断を行う際のガイド資料として機能的能力特性評価表（Functional Ability Profiles）の開発を進めている（Code of Maine Regulations 29-250, Chapter 3, Section 2）。機能的能力特性評価表（Functional Ability Profiles）には疾患や障害の分類（例えば，聴力障害，平衡機能障害，頭部外傷，神経学的状態，精神疾患，心血管疾患）が記載されている。各項目が，その状態の有無，回復や代償の程度，症状の程度（軽度，中等度，重度）を問う形式になっており，総合的に機能レベルを予測できるようになっている。これらの結果から，免許交付や定期的な報

告の義務化などが推奨される．例えば，軽症の頭部外傷患者の場合は，おそらく特別な制限のない条件で運転許可が下りるが，重度で回復の見込みもない場合は，運転許可は下りないであろう．

　イリノイ州では，医療諮問評議会が認知機能，精神・身体機能，視力測定の結果をもとに運転適性判定を行うための有効な枠組みを作成している．イリノイ州で特徴的な点は，個人の感情面や自動車運転に必要な知的能力を評価項目に取り入れている点であり，以下のような項目が挙げられる．
(a) 幻覚に影響されないこと，衝動的行動がないこと，殺人・犯罪につながるような医学的状況にないこと．
(b) 運転前にどこに行くのか決定できるといった自己オリエンテーションが可能．
(c) 道路標識や言語の意味を理解し，それに対して適反応を起こせる認知能力がある．
(d) 目的地を記憶する能力や道路標識を理解し，ハザードランプなどの車内装備を利用する能力がある．
(e) 左右判別能力，距離感やスピード感覚を有する．加えて，個人の感覚・運動機能も評価される．
(f) 座位能力を有する．
(g) 頭部を少なくとも25度は左右へ向けることができる．
(h) ハンドルを握って操作ができる．
(i) 通常の運転操作が時間帯や時期に関わらず安定し，協調的な動きで，かつ筋骨格系の変形に影響されること無く平均的な反応時間で遂行できる．
(j) 運転中は意識状態が保つことができる．
(k) 運転操作が不能になるほどの痛みがない．

Ⅲ 免許交付機関からの通知

　ドライバーの健康状態や外傷に関して免許交付機関が関与に至る過程は州によって異なる．基本的にはドライバー個人からの自己報告書か公的報告書の2種類である．公的報告書は，健康状態の変化や悪化が記された医師や関連医療職，そして個人の運転能力の変化を察知できる家族や近隣住民の情報をもとに作成される．自己報告書は，免許更新時などに免許交付機関が個人に

報告書を作成するよう指示し、作成されるものである。

　自己報告書は、通常は州がドライバー個人に免許交付機関に健康状態を報告するよう求めるものであり、免許交付時か免許更新時に個人はその手続き義務を知ることになる。ドライバーは、交付や更新時にいくつかの該当質問を受け、正確に真実を返答することが求められる。免許更新までの期間に何らかの医学的症状が発生した場合も、自己報告書の提出条件は明確なものではなく、もし仮に前もって免許交付機関がその状況を把握していた場合、機械的に報告書を求められることになる。多くが、免許取り消しや条件付与を避けるために、この時点で報告書を提出しない。自己報告書を提出しないことで、例えば、事故を起こした際に保険が適応されない、法的責任の免責が受けられないといった不利益を招くことがある。例えば、Jacobs (1978) は、事故には少なからずドライバーに責任があるため、自己報告書を提出していないドライバーは、法廷判断による支払い命令を受ける、怪我や障害、後遺症、長期入院、無収入に対する保険を受けられないことがある点は念頭に置かなくてはならないと述べている。

　医師や医療機関からの公的報告書に関しては、ドライバーや公の安全に影響する医学的状況を報告することを求めている州はほとんどなく、多くの州は医師に医学的に運転が許容できるか否かを報告する権利を与えているにすぎない (Pidikiti & Novack 1991, Malinowski & Petrucelli 1997, Reuben et al. 1998)。しかしながら、カルフォルニア州、デラウェア州、ネバダ州、ニュージャージー州、オレゴン州、ペンシルベニア州の6つの州では、潜在的なリスクドライバーに関する報告書を委任する法規を定めている。この法規の名目は州によって異なるが、法規に記載されている疾患や障害の治療や診断に携わった医師には、患者の名前、年齢、管轄機関の住所（大抵は陸運局や交通安全課）を報告するよう義務付けている。また、義務化の詳細は州によって異なり、報告すべき患者を「該当疾患の診断（例えば、てんかん）を受けたすべての患者」とする州や「運転能力を阻害する状態にあるすべての患者」とする州、利用する情報を規定している州、どのような事情であれ報告を怠った場合の罰則規定を設けている州など様々である。

　適切な医学的ケアやマネジメントの一環として、医師が患者に警告やカウンセリングを行うよう定めている法規もある。法的見解の広がりは、医師が、医学的状況や治療が自動車運転に与える影響を説明するなど、適切なケアを怠ることに責任が伴うことを示唆している。患者のケア全体を担当している

医師は，患者の治療や回復過程からあらかじめ予測できる，一般人も含めた潜在的な犠牲者を保護する法的責任がある．この責任は，卓越した医療知識を持ち生活の中で特別な立場にある医師が患者の自動車運転における危険可能性を知っているあるいは知るべきであるという仮定に立ったものである（Tarasoff v Regents of University of California, 17 Cal 3d 425, Sup Ct 1976, Antrim & Engum 1989, Bor 1990）．判例法でも医師が患者への警告を行う責任を持つことが示されている（Freese v Lemmon, 210 NW 2d 576, Iowa 1973, Gooden v Tips, 651 SW 2d 364, Tex App Tyler 1983, Naidu v Laird, 539 A 2d 1064, Del Sup 1988, Galski et al. 2000）．

　報告書に義務や任意性があろうとなかろうと，過去に事例がない場合や根拠に乏しい場合は，医師は安全運転に影響する可能性があることを患者に伝えることはしない．報告書を提出する過程には，医師が免許の取り消しや制限を求めることで患者の現実的あるいは潜在的な公的責任を軽減することができるという確信を持っている場合もあれば，患者の現状や既往歴から推察して，運転能力を評価するための時間やコストを患者に強いることを躊躇している場合もあるかもしれない．また，名誉毀損による訴訟を懸念することもあれば，特に国が必要としていないケース報告を行う責任を持つことへの躊躇もあるかもしれない（Pierce 1993）．

　一方で，報告を行わない場合は，関連法規，医学的制限，臨床経験など医師の知識不足が伺われ，いくつかの関連した研究も散見される．特に，Kingら（1992）の報告は，一般臨床医400名と病院勤務医246名を対象に質問紙調査を行い，関連法規に関する知識の乏しさを証明している．Mclachlan（1997）は，おそらくは他科の医師よりは運転適性を考慮しなくてはならない患者の治療やケアに関わっている神経内科医を対象に調査を行い，報告経験や報告することへの姿勢には個人差が非常に多いことを報告している．興味深いことに，てんかんは他の疾患よりも報告件数が多いが，50％の医師しか免許交付機関にてんかんの届出をしていなかった．認知症においては26％が報告されており，脳卒中やその他の神経障害患者においては4～8％が報告されているにすぎない．

　医師は個人情報保護の観点から，法的，倫理的責任を果たさず，個人情報や患者と交わした会話内容を報告することに慎重になることがある（Galski et al. 2000, Pierce 1993）．背景には，ヒポクラテスの誓いや米国医師会慣習法（America medical association and common laws）が隠れている（Hague v

Williams, 37NJ328 1962, AMA 1971)。

　事実，安全運転を目的とした報告義務を対峙した時，医師は患者の秘密性を破らざるを得ず，「医療行為の医師－患者関係の中で医師に委ねられた秘密は公開され得る……」と明示せざるを得ない環境下にあるといえる。個人情報保護の違反は，患者は「個人情報の開示に対して絶対的ではなく相対的な権利を有している。すなわち，その時代の社会から求められる事項により，患者の拒否権が及ぶ範囲は変化する」という文言，さらには，過去の例として，裁判所があらゆる責任を医師に帰すことはないという事実から，情報開示に関する個人情報保護違反は緩和されると考えられる（AMA 1971）。

　運転に関わる医学的状況の報告を強く奨めてはいる一方で，自動車運転に影響する医学的状態にある個人を報告することを求めていない州では，医師は明確な法的保護を受けておらず，個人情報無断開示という法的リスクを犯してまで情報の報告は行わないかもしれない。また，そのようなリスクを負った上で運転可否判断を誤って報告した場合に生じる責任問題や医師－患者関係の悪化を好まない場合も容易に想像できる。さらには，医師－患者関係の悪化の懸念に加え，「医療保険の相互運用性と説明責任に関する法律（1966）」（Health Insurance Portability and Accountability Act of 1966（HIPAA））にみられる個人情報を過度に重要視する近年の法改正が報告業務を停滞させている。

　しかしながら，患者情報の報告業務を行う医師は，その情報の公的重要性という観点から免許交付機関等から免責特権を付与されることが多い。たとえ，法規で規定されていない場合においても，裁判所がこの報告義務の履行が妥当に行われていると判断した場合には，医師には免責特権が付与される（Illinois Vehicle Code, m 625 ILCS5/6-109；Minnesota Regulations 7410. 2500, R 7410.2600；Nevada Administrative Regulations 14-050-040；Washington Administrative Code 308-104-014）。しかしながら，現実的には，免責特権が付与されるとはいえ，やはり，患者の医学的状況を関連機関に報告し，仮に患者の運転免許資格が取り消され場合の，医師－患者関係の悪化を懸念するのが自然であろう。

Ⅳ 免許交付機関の業務

　ドライバーから及ぶ公的安全性への脅威やドライバーと社会へ課せられた

責任の均衡を図る必要性に応じて，免許交付機関は免許発行，停止，取り消し，また，多くの州では個人に運転制限を課している。医学的問題を抱えている場合，免許交付機関の責任者あるいは運転可否判定に関わる者は，免許交付の公平な判断を行うために，医療諮問評議会より医学的情報の収集を行う。

医療諮問評議会は，免許交付機関に準ずる権限を持つ諮問機関として機能し，専門医師（例えば，神経内科医，脳神経外科医，心血管医，内科医，家庭医，眼科医，精神科医，整形外科医，老年医，リハビリテーション医など），関連職種（例えば，視能訓練士，心理士，作業療法士など），数名の弁護士から構成される（Code of Alabama, Section 32-6：40-46；Code of Maine Statues, Title 29-A, Chapter 11, Section 1258；New Jersey Statues, Title 39：2 13-15；New York State Consolidated Laws, Vehicle and Traffic Article 21-B, Section 540-545；Vermont Title 23, Chapter 9, Section 637）。医療諮問評議会の構成員は免許交付機関より推薦され，通常2～3年任期，代替要員なしでその任につく。また，構成員は免許交付に関わる手続き上のあらゆる行為に対して免責権を付与される。一般的に，医療諮問評議会は，運転を再開するに当たり何らかの注意が必要な個人の評価，安全な自動車運転を行うための医学的基準に関する助言，身体あるいは精神障害者への免許交付手続きやガイドラインの推奨における責任を持つ。

ほとんどの州がこの諮問機関がどのような業務や手続きを行っているのかはっきりと把握しておらず，また，個人の評価を行う際の文書化された基準を所持していない中，イリノイ州では医療諮問評議会の責任を明記している。例えば，免許の新規交付あるいは更新交付に際して，免許交付機関が安全運転を実施する上での疑義報告書を受け取った場合，医療諮問評議会に評価を依頼する必要がある（Illinois Administrative Code 1030.16）。医療諮問評議会の各委員は，必要な医学的情報に基づいて個人の概要を把握する。各委員は，免許交付判定を行うためのあらゆる情報を要求できる幅広い裁量権を持っている。情報収集ならびに検討を重ねた後，医療諮問評議会としての運転適性の仮判定を下すことになる。続いて，免許交付機関が医療諮問評議会の決定をさらに検討し，免許交付，免許停止，免許取り消しの最終判定を下す。そして，個々のドライバーに通知が届く。

ドライバー個人には，再検討を依頼する正式な文書を提出することで，下された決定に異議を申し立てる権利が付与されている。イリノイ州では，医

療諮問評議会の長が選定した3名の委員の再評価を申請する権利を持っている。異議を申請した場合は，根拠資料を求められることもある。

興味深いことには，免許交付機関は医療諮問評議会が委員の規則に則って判定を行わず，社会の安全性の確保が得られなかった場合，相当の責任が課せられることになっており，過去の個人ドライバーからの異議，第3者機関からの異議事例を蓄積している（Ormond v Garrett, 8 NC App 662, 1970 ; First Insurance Company of Hawaii, Ltd. v International Harvester Company, 66 Haw 185, 1983 ; Peterson v State of Washington, 100 Wash 2d 421, 1983 ; White v State Department of Public Safety and Corrections, 664 So 2d 684, La, 1994 ; written denied 684 So 2d 927, La, 1995）。

まとめ

本章では運転技能の評価における現行の法的手続きについて触れた。この手続きは，医学的な事情を有している個人，そうでない個人双方に通じるものである。もっとも重要なことは，これらの法的手続きが州によって異なる多様性を有している点である。この事実は，神経学的障害を負った個人の運転技能を評価するという課題に直面している臨床家に明らかに不便さをもたらしている。この状況の中でも，いくつか重要な結論が引き出せたものと考えられる。

- 運転は身体，認知，知覚，心理技能や能力の相互作用が求められる複雑な活動である。それらの機能のうち，複数の場合は当然であるが，一つでも機能が低下した場合は，安全な自動車運転が困難となる。この点に関しては，すべての州の免許交付の関連法規に盛り込まれている。
- 安全な運転とは，主として事故頻度によって定義されるものである。事故の危険性は，その診断群の特性や重症度，治療や合併症，その他の因子の複合要因が影響し，同じ診断を受けた個人，また医学的診断によっても個々によって大きく異なる。
- てんかんは従来から安全運転を行う上で，免許交付機関，臨床医，ドライバーの間で重要視されてきた疾患である。安全運転に影響し，事故の危険性を高めるような機能障害につながる，あるいは関係する多くの医学的状況，治療法が存在する。

- 免許交付機関が考慮すべき医学的状況，その他の状況は，種々の関連法規に記載されている．しかしながら，これらの法規には，(1) 免許交付機関が，どのような状況の場合に注意を要し，他機関（医療諮問評議会など）に精査を依頼しなければならないのか統一した条件がない，(2) 医師や当事者，第3者機関からの報告書の提出義務に関して意識統一が成されていない，(3) 機関に報告書を提出する際の手続きが不明確，などの問題がある．
- すべての州において，医師が，患者の運転適性評価を行うこと，義務としてあるいは任意に機関に運転適性に関する医学的な意見書を提出することにおいて，法的責任を持つと認識されている．しかし，(1) 患者への責任と社会への責任が衝突した際の妥協点の不明確さ，(2) 医学的状況に伴う事故リスクを決定するためのガイドラインの欠如，(3) 路上での運転パフォーマンスを予測する標準化され，低コストで実施可能な評価方法の欠如，(4) 患者の評価を実施し，報告書を記載するための法規の認知度の低さ，(5) 運転という種々の要因が関与する活動を予測評価するための医師の経験や教育の不十分さなどの理由から医師はその業務を妥協している状況にある．
- 免許交付に関わるすべての機関は，医師，ドライバー，その他機関から得られる，疾患やその治療過程に起因する事故を予測するような運転に関連する情報を必要としている．しかしながら，法規上，事故リスクの高さが定義されておらず，免許交付を判断するための操作的基準も明記されていない．
- 医療諮問評議会の意見が個人の運転適性と地域で運転する際の基準に影響することがある．しかしながら，医療諮問評議会の役割，個人の運転する権利を認可，否認，制限するための基準が各州で法規の中に記載されていない．
- 安全運転に支障をきたす治療過程にある患者が，事故リスクを持ちながらも運転を継続していることがある．また，法的に必要であることを知らないもしくはそれを無視して，患者は免許交付機関に定期的な自己報告を行っていない場合がある．

❖ 参考文献 ❖

1) Aarsland, D., Anderson, K., Larsen, J. P., Lolk, A., Nielsen, H. & Kragh-Sorensen, P. (2001)：Risk of dementia in Parkinson's disease. A community-based,

prospective study. Neurology, 56 (6), 730-736.
2) Aldrich, M. S. (1989) : Automobile accidents in patients with sleep disorders. Sleep, 12 (6), 487-494.
3) American Medical Association (1971) : Code of Ethics. Chicago : AMA.
4) Antrim, J. M. & Engum, E. S. (1989) : The driving dilemma and the law : Patinets' striving for independence vs. public safety. Cognit. Rehabil. (Mrach-April), 16-19.
5) Arizona Adinistrative Code, Regulations 17-4-522 A1.
6) Ball, K., Owsley, C., Sloane, M. E., Roenker, D. L. & Bruni, J. R. (1993) : Visual attention problems as a predictor of vehicle crashes in older drivers Investig. Opthalmol. Vis. Sci., 34, 3110-3123.
7) Bor, F. L. (1990) : A physician's warning and a warning to physician. NJ Rehabil. (March), 20-22.
8) Calwell v Hassan, 925 P. 2d 422 (Kan 1996).
9) Code of Alabama, Section 32-6 : 40-46.
10) Code of Maine Regulations 29-250, Chapter 3, Section 2C-2D.
11) Code of Maine Statutes, Title 29-A, Chapter 11, Section 1258.
12) Code of Maryland Regulations 11.17.03.04.
13) Council on Ethical and Judicial Affairs (CEJA), American Medical Association. (1999) : Report 4-A-99 : Impaired drivers and their physicians.
14) Crancer, A. & McMurray, L. (1968) : Accident and violation rates of Washington's medically restricted drivers. J. Am. Med. Assoc., 205, 272-276.
15) Crancer, A. & O'Neall, P. A. (1970) : A record analysis of Washington drivers with license restrictions for heart disease. Northwest Med., 69, 409-416.
16) DC MunicipalRegulations, Title 18, Sec 106.
17) DMV v Granziel, 236 NJ Super 191. Appellate Division, 1989.
18) Duvall v Goldin, 362 NW 2d 275 (Mich Ct App 1984).
19) Evans, D. W. & Ginsburg, A. P. (1985) : Constrast sensitivity predicts age-related differences in highway sign discriminability. Hum. Factors, 27, 637-642.
20) Federal Rules of Evidence, Article VII, Rules 702-703.
21) First Insurance Company of Hawaii, Ltd. V International Harvester Company, 66 Haw 185, 1983.
22) Fitten, L. J. (1997) : The demented driver : The doctor's dilemma. Alzheimer

Dis. Assoc. Disord. (Suppl. 1), 57-61.
23) Freese v Lemmon, 210 NW 2nd 576, Iowa, 1973.
24) Friedland, R. P., Koss, E., Kumar, A., Gaine, S., Metzler, D., Haxby, J. V. & Moore, A. (1988) : Motor vehicle crashed in dementia of the Alzheimer type. Ann. Neurol., 24 (6), 782-786.
25) Frier, B., Matthews, D. M., Steel, J. M. & Duncan, L. J. (1980) : Driving and insulin-dependent diabetes. Lancet, 1 (8180), 1232-1234.
26) Gallo, J. J., Rebok, G. W. & Lesilar, S. E. (1999) : The driving habits of adults aged 60 years and older. J. Am. Geriatr. Soc., 47 (3), 335-341.
27) Galski, T., Bruno, R. L. & Ehle, H. T. (1992) : Driving after cerebral damage : A model with implications for evaluation. Am. J. Occup. Ther., 46, 324-332.
28) Galski, T., Ehle, H. T. & Bruno, R. L. (1993) : Prediction of behind-the-wheel driving in patients with cerebral brain damage : A discriminant function analysis. Am. J. Occup. Ther., 47 (5), 391-396.
29) Galski, T., Ehle, H. T., McDonald, M. A. & Mackevich, J. (2000) : Evaluating fitness to drive after cerebral injury : Basic issues and recommendations for medical and legal communities. J. Head Trauma Rehabil., 15 (3), 895-908.
30) Gooden v Tips, 651 SW 2d 364, Tex App Tyler, 1983.
31) Gurgold, G. D. & Harden, D. H. (1978) : Assessing the driving potential of the handicapped. Am. J. Occup. Ther., 32, 41-46.
32) Hague v Williams, 37 NJ 328, 1962.
33) Hansotia, P. & Broste, S. K. (1991) : The effect of epilepsy or diabetes mellitus on the risk of automobile accidents. New Eng. J. Med., 32 (1), 22-26.
34) Hemmelgarn, B., Suissa, S., Huang, A., Boivin, J. F. & Pinard, G. (1997) : Benzodiazepine use and the risk of motor vehicle crash in the elderly. J. Am. Med. Assoc., 278 (1), 27-31.
35) Hopewell, C. A. & van Zomeren, A. H. (1990) : Neuropsychological aspects of motor vehicle operations. In : D. E. Tupper & K. Ciccerone (Eds.), The Neuropsychology of Everyday Life : Assessment and Basic Competencies, (pp. 72-90). Norwell, MA : Kluwer Academic Publishers.
36) Illinois Administrative Code 1030.16.
37) Illinois Vehicle Code, m 625 ILCS 5/6-109.
38) Jacobs, S. (1978) : Reporting the handicapped driver. Arch. Phys. Med. Rehabil.,

59, 387-390.
39) Kakaiya, R., Tisovec, R. & Fulkerson, P. (2000) : Evaluation of fitness to drive. The physician's role in assessing elderly or demented patients. Postgras. Med. J., 107 (3), 229-236.
40) Kansas Administrative Regulations 92-52-11.
41) Kingm, D., Bennow, S. J. & Barrett, J. A. (1992) : The law and medical fitness to drive — A study of doctors' knowledge. Postgrad. Med. J., 68 (802), 624-628.
42) Laberge-Nadeau, C., Dionne, G., Ekoe, J. M., Hamet, P., Desjardins, D., Messier, S. & Maag, U. (2000) : Impact of diabetes on crash risks of truck-permit holders and commercial drivers. Diabetes Care, 23 (5), 612-617.
43) Malinowski, M. & Petrucelli, E. (1997) : Update of medical review practices and procedures in US and Canadian Driver License Program. Federal Highway Administration, Washington, DC (DTFH61-95-P01200).
44) Masa, J. F., Rubio, M. & Findley, L. J. (2000) : Habitually sleepy drivers have a high frequency of automobile crashes associated with respiratory disorders during sleep. Am. J. Respir. Crit. Care Med., 162 (4 Pt 1), 1407-1412.
45) Mclachlan, R. S. (1997) : Medical conditions and driving : Legal requirements and approach of neurologists. Medical Law, 16 (2), 269-275.
46) Michigan Administrative Code, Regulations 257.851.
47) Minnesota Regulations 7410. 2500, R 7410.2600.
48) Naidu v Laird, 539 A 2nd 1064, Del Sup, 1988.
49) Nevada Administrative Code Chapter 483, Sec 330.
50) New Jersey Administrative Code 13 : 19-4.1-5.10.
51) New Jersey Statutes, Motor Vehicles and Traffic, Title 39 : 3 10.5.
52) New Jersey Statutes, Motor Vehicles and Traffic, Title 39 : 2 13-15.
53) New Yorl Comprehensive Codes, Rules and Regulations. Title 15, Section 9.1-9.3
54) New York State Consolidated Laws, Vehicles and Traffic, Article 21-B, Section 540-545.
55) Ormond v Garrett, 8N. C. App 662, 1970.
56) Owsley, C., Ball, K., Sloane, M., Roenker, D. & Bruni, J. (1991) : Visual/cognitive correlates of vehicle accidents in older drivers. Psychol. Aging, 6, 403-415.
57) Peterson v State of Washington, 100 Wash 2d 421, 1983.
58) Pidikiti, R. D. & Novack, T. A. (1991) : The disabled driver : An unmet chal-

lenge. Arch. Phys. Med. Rehabil., 72 (2), 109-111.
59) Pierce, S. (1978) : Legal considerations for a driver rehabilitation program. Phys. Disabil. (Special Issue on Driver Rehabilitation), 16 (1), 1-4.
60) Pierce, S. (1993) : Legal considerations for a driver rehabilitation program. Special Interest Section Newsletter. AOTA, 72, 109-111.
61) Popkin, C. L. & Waller, P. F. (1988) : Epilepsy and driving in North Carolina : An exploratory study. In : 32nd Annual Proceedings of the Association for the Advancement of Automotive Medicine (pp. 347-358). Des Plaines, IL.
62) Reuben, D. B., Silliman, R. A. & Traines, M. (1998) : The aging driver : Medicine, policy and ethics. JAGS, 36, 1135-1142.
63) Schultheis, M. T., Garay, E. & DeLuca, J. (2001) : The influence of cognitive impairment on driving performance in multiple sclerosis. Neurology, 56 (8), 1089-1094.
64) Sivak, M., Olson, P. L., Kewman, D. G., Won, H. & Henson, D. L. (1981) : Driving and perceptual/cognitive skills : Behavioral consequences of brain damage. Arch. Phys. Med. Rehabil., 62, 476-483.
65) State v Zoppi, 196 NJ Super596, Law Division, 1984.
66) Tarasoff v Regents of University of California, 17 Cal 3d 425, Sup Ct, 1976.
67) Vermont Code, Regulations 14-050-040.
68) Vermont Title 23, Motor Vehicles, Chapter 9, Section 637.
69) Waller, J. A. (1965) : Chronic medical condtions and traffic safety : A review of California Experience. New Eng. J. Med., 273, 1413-1420.
70) Waller, J. A. (1967) : Cardiovascular disease, ageing, and traffic accidents. J. Chron. Dis., 20, 615-620.
71) Waller, J. & Goo, J. T. (1969) : Highway crash and citation patterns and chronic medical conditions. J. Saf. Res., 1, 13-27.
72) Washington Administrative Code 308-104-014.
73) White v State Department of Public Safety and Corrections, 664 So 2d 684, La, 1994 ; written denied 684 So 2d 927, La, 1995.
74) Wilschinsky v Medina, 775P. 2d 713 (NM 1989).

第11章

まとめと今後の方向性

(Maria T. Schultheis)

　有疾患者の運転パフォーマンスの評価には多くの職種が関与するようになってきているが，まだやるべき多くの課題が残されている．本書の目的は運転に関する知見の包括的レビューを行うことであったが，その過程で，「運転」に関わる医療分野以外の領域からも，有疾患者の運転について我々の理解を助ける多くの情報が得られることが認識できた．例えば，高齢者と若年者の調査，ADHDや精神疾患など有疾患者を対象とした研究，輸送機関や運転補助装置に関する調査などである．あらゆる知見から，運転評価について将来検討を重ねる必要性がある事項について，いくつかの結論を導き出すことができたと考えている．本章では，これらの知見から得られた教訓をまとめ，今後取り組むべき課題について考察を行う．

I これまでの教訓

1. 運転可否決定における包括的運転評価の推奨

　様々な疾患群を対象にした研究結果から，運転は複雑な活動であり，したがって何らかの疾患により能力低下をきたした場合，自ずと運転行動の評価は複雑なものになるという証拠が示されている．これまで示してきたように，運転再開の確率は，身体機能，感覚機能，認知機能，感情機能，罹患後の行動変容などの機能障害に大きく左右される．とは言うものの，診断名や疾患によっては，着目すべき側面はおよそ明確であり，すべての機能領域の評価が必要になるわけではない．

　1990年代，Katzらは包括的運転評価の重要性を唱え，運転適性を評価するゴールドスタンダードとして実車前運転評価を位置づけている．また，運転能力評価を担当する臨床家が包括的評価を行う責務があることを訴えている．ここでは特に，専門教育を受けたそれぞれの臨床家が含まれている．例えば，

作業療法の専門教育を受けた者は，介入過程で患者の視覚機能障害が疑われた場合，眼科への精査を依頼するかもしれない。同様に，臨床心理士が認知機能評価を行い，医師がより包括的な医学的評価を行うのである。

まとめるならば，これまで得られた研究結果は，医学的側面，視覚機能，認知機能，運転技能，教育的側面などの要素を含む運転評価が必要であることを示している。特に，もっとも基本的な評価として，視覚機能，医学的状態の評価が挙げられる。これらは自動車運転を行うために必要最低限の基準を満たしているかを確認するために必須である。加えて，包括的な医学的検査が，服薬や二次的障害による事故リスクを予測するために有益な情報を提供してくれる。包括的な認知機能検査もまた，そのような予測に役立つはずである。第2の評価は，実車前評価，路上運転評価から構成される実際の自動車運転技能の評価である。可能であれば，あらゆる交通場面が想定されたシミュレーションを用いた評価が望まれる。最終段階の評価としては，現状あまり考慮されていない要素であるが，教育である。教育は関連する領域を概観する形で理解を提供できるだけでなく，他の移動手段の検討や再評価や運転技能練習の余地が残された分野を提供することが可能となるであろう。

2. 各疾患の認知機能障害が運転に与える影響

自動車運転は身体機能を多く要求する活動（例えば，ハンドル操作，アクセルやブレーキ操作）であると捉えられがちであるが，認知機能が運転技能や能力に与える影響は計り知れないほど大きい。神経疾患患者を対象とした研究からこの事実は明らかである。中等度から重度の認知機能障害を持つ頭部外傷患者（van Zomeren et al. 1987, Galski et al. 1993），脳卒中患者（Mazer et al. 1998, Akinwuntan et al. 2006），認知症患者（Cox et al. 1998）を対象とした先行研究で実証されている。近年では，注意欠陥多動性障害（ADHD）（Woodward et al. 2000, Barkley et al. 2002）やHIV（Marcotte et al. 2004），多発性硬化症（Schultheis et al. 2001）など，軽度の認知機能障害を呈する疾患群においても認知機能障害が運転に与える影響が調査されている。これらの研究結果を総括すると，認知機能と運転との間には幅広い認知スペクトラムが形成されていることが読み取れる。具体的に挙げられている認知機能には以下のものが含まれている。注意，情報処理速度，ワーキングメモリ，視空間，視知覚，それらに加え，認知機能が運転に与える影響が過小評価されている現状も見過ごしてはならない。

3. 運転能力に影響する他の要因

　身体機能や認知機能に加え，多くの研究は2次的あるいは主診断名とは独立した形で運転に影響する要因があることが示されている。特に議論の多かったものは，うつや不安に対する薬剤（Wingen et al. 2005），神経損傷後の服薬など，薬物治療に関するものであった。選択できる薬物治療の多様性を考慮すると，薬剤が個人に与える影響だけではなく，複数の薬剤による薬理学的作用にも目を向ける必要がある。また，鎮静剤のように運転には悪影響を及ぼすものもあれば，注意集中力を高め運転能力を高める薬剤（特定の疾患に限られるが，例えばADHD）も存在する。このような知見がある中で，臨床家には患者個人に薬剤が運転にどのような影響を与えるのかを伝えることが求められている（Summers 2004）。

　運転評価を行う上でもう一つの重要な要素は，合併症の潜在的影響についてである。例えば，睡眠障害は個人の運転能力に大きな影響を及ぼす（Volna & Sonka 2006）。ナルコレプシーのような重篤な睡眠障害の場合，運転の許可が下りることは極めて少ない。しかしながら，軽度の睡眠障害でも運転に悪影響を及ぼし，頭部外傷につながる高いリスクをはらんでいる（Mahmood et al. 2004）。多動性，糖尿病，緑内障などの眼疾患等，その他の疾患も運転能力に影響を及ぼす認知的，身体的，感覚的障害をもたらす場合がある。

　感情が運転に与える影響はうつや不安に関連して検討されるところであるが，実際の多くの研究は健常人を対象にしたものである。例えば，近年の研究では，怒りを持ちながら運転を行うことでスピードが速くなり，違反につながりやすい（Mesken et al. 2007），悲壮感を持ちながらの運転は運転ミスにつながりやすい（Taylor et al. 2007）などと報告されている。これらの研究に沿うと，感情に関する研究は運転に影響する個人的要因や性格に焦点が当てられている。例えば，成人1,037名を対象とした縦断的コホート調査によると，男性の攻撃性，固執性，社会的孤立状態がもっとも自動車事故リスクにつながる個人的要因であることが示されている（Gulliver & Begg 2007）。衝動的でリスクを伴うような行為が，この領域の研究の主たる焦点のようである。

　運転能力の評価において考慮しなくてはならない最後の要因は，社会的環境と個人を取り巻く地域的環境である。運転への依存的生活，他人からの影響，実質的には虐待と考えられる問題などが含まれるかもしれない。近年の研究においても，例えば，何らかの後遺症を持ち（例えば頭部外傷による後遺症），家族等から運転を止められている場合が運転再開できるか否かのもっ

とも重要な因子であるともいわれている（Rapport et al. 2006）。結果として，自己認識や病識の低下（例えば，認知症）を持つような患者は，運転を再開できないという暗黙の了解が生じる可能性があり，運転適性を判断する側の人間は，個人だけでなくその個人を取り巻く家族や環境への働きかけも必要になってくる。

　まとめとして，多くの研究が運転に関わる認知機能の同定や罹患後の運転能力の予測に注目しているが，決して避けてはならない他の考慮すべき要因がある。その要因に関して調査を行っているものの，対象者は健常人であり，それらの知見を疾患群に応用しているのが現状である。薬剤，感情，パーソナリティ，社会的環境などを含めた，包括的，階層的な評価が運転適性判断においては重要である。さらに，運転評価の多要因性はそれぞれの領域の専門家に（薬剤であれば医師，認知機能であれば神経心理学に精通した者，社会・感情面であれば心理士）評価を仰ぐ必要性を示しており，専門家はその専門領域における個人の状態のみならず，対象を取り巻く環境を含めたより相互関連性をもった包括的評価を行わなければならない。

4. 運転評価における法的問題の重要性

　運転評価に関する法規制に関して唯一コンセンサスの得られている事項はその多様性についてである。実際，連邦規則（federal regulations）がないため，免許交付手続き，報告手続きが州により大きく異なり，対象者の運転可否判断において考慮しなくてはならない点がすべて臨床家の判断に任せられている。

　運転評価を直接的に行う医師，間接的にでも関与する臨床医は，報告業務の委任，報告業務の匿名性，報告手続き方法に関する州法に精通せざるを得ない現状にある。加えて，例えば，病院やリハビリテーション施設などで，運転の問題を抱える対象者を担当する医師はその対象者が抱える問題に対応した具体的医療計画を立てなければならない。

　法的に，臨床医は自分が所属する州で定められている運転に関わる法規を理解しておくべきである。例えば，すべての州が報告業務を医師に委任しているわけではない。また，各州が運転に障害を与える状況を独自に定義している。報告が求められる状況として，てんかんなどの特定の疾患名を挙げている州もあれば，運転に影響する医学的状態を挙げている州もある。さらに，報告業務を怠った場合に罰金を科す州や，例えばペンシルベニア州のように，

臨床医が後に事故を起こした患者の報告業務を怠った場合にはその怠慢さを指摘される州もある。各州の概略的な法規制は巻末付録に記してあるが，臨床医は所属する州の州法を各自で確認していただきたい。

　医師やその他の医療従事者に法的責任が存在する一方で，安全運転が保障できない症例に関する報告業務においては倫理的責任が存在する。それらを含め，運転評価に関わる以下の事項に関して必要最低限の取り組みを行う必要がある。

　a．法を知る
　b．専門機関への患者情報の照会方法を理解する
　c．潜在的事故リスクを予見する
　d．対象者の運転習慣を知る
　e．個々の運転技能へ介入あるいはそれに対する教育を行う
　f．その他の移動手段を確認する

5．運転評価における運転教育とフォローアップの重要性

　当然のことであるが，運転可否判定を迫られた場合，その焦点は対象者が継続的な運転が可能か否かに向けられる。逆に，注目され難い事項としては，運転訓練やフォローアップすることでの運転再開の可能性，あるいは再評価の余地があるかないかを検討することである。アメリカやカナダにおける調査では，臨床医は評価に時間を割くことが多く，ほとんど対象者の運転の練習に時間を割くことがない（Korner-Bitensky 2006）。

　先行研究を眺めてみても，運転訓練や運転教育について触れているものはごく僅かである。運転訓練という視点に立ち，コンピューター上での視覚性注意の訓練や反応時間の訓練が報告されている（Mazer et al. 2003）。また，運転行動の改善を目的にシミュレーターを用いた運転訓練を行う場合もある（Akinwuntan et al. 2005）。このような報告のほとんどが明確な結論に至れず，より正確な定義や指標，再訓練の方法論について検討の余地が残されている。しかし，高齢者を対象とした近年のレビューからは，有益な知見も得られている。特に，高齢者においては運転訓練方法に根拠ある効果が示されている。しかし，身体訓練や視知覚再訓練に焦点を当てたモデルの有用性を支持するものはほとんどないことが示されている（Kua et al. 2007）。一方で，運転に対する意識や運転行動そのものを再教育することで，その後の事故リスクが減少する（Kua et al. 2007）。現状では，医師は運転で生じる困難さやその要

因に対して介入し，運転の困難さを対象者に聞き，患者とともに運転について検討する立場に立っている。

　運転評価の一部としてあまり取り上げられないもう一つの要因は，再評価とフォローアップという視点である．通常，受傷後あるいは診断を受けた後，患者は一つの評価結果報告書を受け取るだけである．しかし，中にはある一定期間後に再評価やフォローアップを受けることで，結果的には最良の選択を選べる患者も存在する．その代表が，認知症や多発性硬化症のような進行性の病気に罹患している場合である．多発性硬化症の経過は医学的にも明らかにされている部分が多く，多発性硬化症の認知機能障害と運転パフォーマンスの関連も報告されている（Schultheis et al. 2001）．しかし，両者の関連が病期の進行でどのように変化するのかについてはほとんど報告がない．同様に，認知症に関しては，進行に伴い日常生活能力の低下も生じる特徴を持っている．しかしながら，いつ初回評価を行い，再評価はどのタイミングで行うかという指針がない状況にある．疾患特有の進行パターンに加え，加齢がその疾患に与える影響も考慮した再評価はより重要な視点のように思われる．進行性の疾患に加齢に伴う合併症が加わり，認知機能や身体機能の低下が加速し，自動車事故リスクの増加を招くことは多くの研究で指摘されている（Brenner et al. 2008）．

　まとめとして，運転評価に関わる医療従事者は例えば初回評価だけといった"単発評価"で終わることのないよう努めなくてはならない．日常生活の変化に対応した評価を行う必要がある．そうすることで，対象者に合った運転技能の再教育を行う機会をみつけることができ，同時に対象者の変化に合わせた適切な評価や訓練の提供が可能となるであろう．

Ⅱ 今後の課題

　これまでみてきたように運転に関わる研究はその領域が非常に広く，また，多くの知見が蓄積されてきている．しかしながら，特に神経障害を患った患者の運転行動の評価精度を向上させるために残された課題も多い．

1. 運転適性判断における適切な基準の決定

　運転能力を定義するという作業は一見容易にみられるが，それを量的に正

確に示すことは容易なことではない。運転可否判定に関わる分野の人間は，その標準値や受け入れられる基準を作成することに長きに渡り努力を費やしてきた。結果として，多くの基準が生まれ，それに伴い許容される運転行動と許容できない運転行動との境界も不明確なものになってしまった。

現在では，実車前評価と路上運転評価の2つが運転可否判定の主要評価項目とされている。実際，多くの運転に関する研究で用いられている運転行動の評価はこの2点に関して評価している（Galski et al. 1990, Fox et al. 1998, Mazer et al. 1998）。しかしながら，この評価においても妥当性を欠く点がいくつか指摘されている。まず，路上運転評価に関しては，主観的な観察評価であり，試験官が任意に選択したコースを1時間という限られた時間内で評価する点である。したがって，共通の観察項目が設けられることなく評価が完了し，おそらく2つとして同じ評価観察項目はないと推測できる。主観的評価の特性上，合否を判定する基準が曖昧になることは当然である。2つ目は，路上評価はドライバーの運転能力のほんの一部分しか評価できないことを念頭に置くことが重要である。限られた時間で，試験官は安全性を考慮しながら観察を行っているため，仮にドライバーが一人で運転した場合の能力は推測の域をでない。また，運転評価中はドライバーの不慣れな道を運転することが多いため，慣れた道での運転能力を直接的に評価することも難しい。すなわち，路上運転評価の結果を用いて運転可否判定を行うには明らかな限界があり，実際の日常的な能力を推測するに留まるのが現状である。実際，多くの研究がこの路上評価を指標として検討を行っているが，運転を再開し真の路上運転能力を示しているとはいえない。確かに，路上運転評価は重要な評価項目であるが（あらゆる階層の評価を行うという視点からは），運転可否判定の基準としての役割には限りがある。

2つ目の評価指標は事故と交通違反の数である。この指標は"日々の運転状況"を容易に示してくれる。この指標は客観的であり，陸運局の書類にも一つの指標として用いられている。しかし，この指標にも欠点がないわけではない。もっとも大きな理由は，そもそもこの指標が実際の事故や違反の報告書に用いられる頻度が低いことである。また，この指標は，長期間（1年以上）を網羅しているわけではなく，短期間（例えば，6ヵ月）の調査結果である。さらには，事故や違反の詳細（例えば，誰が原因など）を得ることが難しく，陸運局の多くの書類にもそれらについては言及されていない。中には事故報告書の詳細記載情報を参考にしている研究者もいるが，その内容の信憑性に

は疑問を持たれることが多い。

患者群を対象にした研究をレビューする限りでは，受け入れられている運転行動を量的に示す基準がないのが現状である。一致した基準がないことは，種々の研究の結果や主張を解釈する際の支障になるだけではなく，研究間の比較も困難になる。解決策としては，ある研究で用いている指標（例えば，路上運転結果や陸運局報告書）を共通して使用することである。他の策としては，ドライバーの実際の運転状況をより長い期間経過観察を行うことである。運転評価の基準作成を目的とした研究，主観的評価の客観化を目指した研究があらゆる疾患を対象とした運転研究の今後の知見を統合するのに役立つものと考えられる。これまでの研究は限られた範囲の検討のものが多く，科学的発展になかなか寄与しているとは言いがたい。

2．新しい科学技術と運転評価との融合

科学技術の進歩はあらゆる分野においても大きな発展をもたらしてきた。運転研究の領域でもこれは当てはまり，特に運転評価においても大きな変革をもたらしてきた。一つの例は，シミュレーターを用いた運転評価である。運転シミュレーターを用いた評価の利点は多くの研究で報告されており，**表11.1**に示した（Schultheis & Mourant 2001 から引用）。

カナダの研究者が，バーチャル・リアリティを用いた運転シミュレーション評価を世界ではじめて報告しており，DriVRと呼ばれる（Lie et al. 1999, Wald et al. 2000, Wald & Liu 2001）。DriVRはコンピューターを基礎とした相互干渉式運転システムであり，あらゆる運転シーンを提示できる。また，運転能力を測定し，運転技能，運転行動の特徴をまとめることができる。いくつかの研究がDriVRの妥当性を示し，評価法としての有用性を報告している。また，宣伝的に研究手段として利用することも可能である（www.driVR.com）。

アメリカでは，SchultheisらがVRDSを臨床的に使用可能なVRDSを開発している。彼らの研究では，費用がかかり，装置の場所をとり，個人的負担も大きいようなシミュレーターを作成するのではなく，より臨床的に使用できるシミュレーターの作成を目指している。

近年の自動車運転評価に関する研究の焦点は，心理学あるいは認知的指標からドライバーの能力を推測できるスクリーニングツールを作成する点に向けられており，その成果にあやかりVRDSを作成している。これまでの評価方法とは異なり，VRDSでは運転評価をあらゆる認知機能が複雑に絡み合った

表11.1 VRを用いた運転評価と既存の運転評価プロトコルの比較

既存の運転評価プロトコル	限界	VRDSの限界の解決
認知テスト	●複雑な行為や技能ではなく，個々の能力を測定 ●生活環境から考えた妥当性への疑問	●運転のような"複雑な"行為の評価が可能 ●"実生活"での運転技能評価が可能
コンピューターを用いた課題	●単純な映像 ●被検査者との相互作用が不十分	●相互作用があり，詳細な"実生活"の映像が提供できる ●被検査者の相互作用を実現可能
既存の運転シミュレーター	●多様な相互作用の難易度 ●経済的に高価	●相互作用の難易度を制御可能 ●科学技術の発展により，安価な設備が設置可能
路上運転評価	●主観的観察 ●安全性を考慮し運転場面が限られる ●手続きが標準化されていない	●あらゆる運転評価指標や行為を客観的に記録可能 ●容易に運転場面の設定が変更可能 ●標準化した評価が可能

ものであるという視点に立っている．また，運転シミュレーターを用いることでより詳細な情報を得ることが可能で，ドライバーへのフィードバックやその後の訓練に効率的に応用可能という特性を有している．さらには，VRDSは日常生活に近く，これまでの評価より高い妥当性を有しており，臨床的には異なる障害様式を示す対象者を詳細に評価できる利点がある．

VRDSではあらゆる道路環境（例えば，高速道路，住宅地，市街地，学校周辺）のコースを"ドライブ"することができる．バーチャルのコースは30分程度で完遂可能で，コース途中にはアクシデントをわざと生じさせ，咄嗟の判断を要求するような設定ができる．例えば，歩行者や自転車の飛び出し等である．VRDSは，運転スピード，車線内位置，右左折感覚，車間距離（停止線，信号を含む）など，主に4つの指標を計測する．これらの指標は先行研究（Mourant & Ge 1999, Mourant et al. 2001）と臨床的観察視点に基づいて選択されている．この4つの指標を任意に組み合わせ，その他の使用を作成することも可能である．現在は，健常人，通常運転者，神経障害患者（脳卒中や頭部外傷）を対象としたデータ収集が継続的に行われている．

Schultheisら（2006）はVRDSを用いて，交差点での停止する際の反応など，ある特定の運転動作を計測している．交差点での停止反応が不適切な者は事故リスクが高いという仮定のもと，15名の頭部外傷患者と9名の健常人との結果を比較している（Schultheis et al. 2006）．何度も同じコースを走ることで学習効果を認めると考えられる．予測どおり，両群は開始当初は通常運転とは異なる反応を示した（停止サイン1）．これはVRDSに不慣れなためであり，バーチャルで生成された距離感や奥行き感が通常とは異なるからであろう．興味深いことは，3度ほど繰り返すと学習効果が現れ，両群の違いが明らかとなった．極めて顕著な違いはないが，頭部外傷患者が被検査時に困難さを示していた．実は，この頭部外傷患者は以前に運転可能という判断を下され，現在も運転を行っている対象者である．それにも関わらず，健常群とのパフォーマンスの違いを認めたことは大変興味深い．

VRDSの2つ目の利点は，検査自体の妥当性が高いということである．VRで設定している環境が実生活に近いものであるため，患者，家族，臨床家に受け入れられやすい．実際，脳卒中患者，頭部外傷患者，健常人を対象に，VRDSの快適性，受け入れやすさについてアンケートを行っている（Schultheis et al. 2007）．その結果，健常人がVRDSをもっとも高く評価していたが，脳卒中患者，頭部外傷患者もその使いやすさなどを高く評価していた．

将来的に期待は大きいが，実際運転能力の臨床評価法として運転シミュレーターの開発が進んでいるものの，まだ発展途上であり，技術向上に伴いどのような改良を行うか等，残された課題は多い．重要な点は，"実生活"により近い環境設定を可能にするシミュレーターを作成できるか否かにある．シミュレーターを使うメリットについては多くの議論が重ねられているが，逆にシミュレーターを使うことでのデメリットについても知見をまとめていく必要がある．特に，この技術を用いることで患者群に警告すべき事項があるかもしれない．例えば，"バーチャル酔い（simulation sickness）"というシミュレーターを使うことで生じる不快感，吐き気，めまい状態である．"バーチャル酔い"につながる素因を対象者が持っているか否かを使用前に評価することが望まれる．もう一つの例は，"工学技術への慣れ（familiarity with technology）"である．現代の比較的若い世代はコンピューターの使用に慣れているが，高齢の対象者の場合不慣れなことが多く，シミュレーターのような機器自体に馴染みを示さない可能性がある．結果として，高齢の対象者のシミ

ュレーター結果は、実際の能力よりもかなり低く評価してしまう可能性がある（Simone et al. 2006）。

工学技術を用いた研究の多くは運転シミュレーターの開発に力を注いでいる。ただし、現段階の運転評価法としてはいくつかの課題があることが明らかとなっている。臨床的汎用性、設定環境の妥当性などを考慮した改良が待たれる。

3. 学際的な運転評価

人・物、あらゆる情報の流れが速い現代では、運転は個人の自由、自律を保証する一つの権利である。そして、運転に関する知識や情報を持つことは、個人においてはもちろん、社会的にも非常に重要なことである。本書では、神経疾患の運転評価に焦点を当ててある多くの研究を概観した。しかしながら、本書で概観した内容は、移動手段としての自動車運転に関する莫大な量の研究のごく一部を概観したに過ぎない。自動車運転という同じ土台のもと行われた研究ではあるものの、失望せざるを得ない事実、前向きになれる事実、この両側面が見え隠れするのがこの研究領域の特徴である。

輸送研究には長い歴史があり、そもそもは、軍隊や工場のオートメーション、高速道路や運送会社から端を発している。この領域に職を持っていた者、認知心理学、エンジニアリング、コンピューター科学などの様々な経歴を持った者がこの研究領域に参入しているのである。各々の研究内容や研究手法は異なるが、輸送研究として同じ方向性で研究を進めているのである。例えば、人的要因で生じる運転ミス、運転による注意散漫、運転による疲労について検証を行う研究、運転に関わる認知機能について検討している研究などが含まれる。また、初心者ドライバーと熟練ドライバーの違い、加齢に伴う運転変化、性格と運転傾向について検討を行う領域もある。これらはほんの一例であるが、臨床的関心に基づく共通領域が存在することは明白である。

臨床研究とは異なり、輸送研究で用いられる工学技術は決して新しいものではなく、従来から受け入れられていた技術である。例えば、計測車の使用は、運転中の視覚探索の監視（Recarte & Nunes 2000）、性格と運転傾向の関連（Boyce & Geller 2002）、初心者と熟練者の運転の違い（Witman et al. 1998）、ドライバーの疲労（Veeraraghavan & Papaniklopoulos 2001）などを検討する研究で用いられてきた。近年においては、事故リスクの疑われる高齢ドライバーの運転を監視カメラで撮影した観察研究がいくつか報告されている

(Crowe et al. 2001)。同様に，運転シミュレーターを用いて個人の運転評価を行うという研究も報告されている。シミュレーターの結果は実際の路上での運転能力をある程度予測でき，事故につながる個別の因子の特定も可能な場合がある。例えば，衝突事故を引き起こす因子の特定（Cox et al. 1999, Fiorentino et al. 1997），事故につながるあらゆる人的要因の特定（Ivancic & Hesketh 2000），運転能力を低下させる要因の特定（Menefee et al. 2004），衝突事故リスクを軽減したり，ドライバーを補助する新しいデバイスの開発（Ben-Yaacov et al. 2002）などあらゆる研究領域に貢献している。最近のある研究では，例えば，シミュレーターを用いてドライバーの注意を測定し，日常品（例えば，携帯）が運転に与える影響について検討されている（Greenberg et al. 2003）。

　これまで，多くの輸送研究が健常者の運転行動に焦点を当ててきたことで，健常成人の運転を反映する変数が特定されてきた。しかしながら，明らかとなった指標が，疾患を有した対象にどこまで適用できるかは今後検討を深めなければならない。疾患を有しても見るべき指標は同じなのか，あるいは健常とは異なる指標が必要なのか，これらを明らかにしていく必要がある。

　輸送研究とは異なり，運転に関する臨床研究はそれほど重要性が高くないようにみえるかもしれない。しかし，逆に運転の臨床研究の知見が移輸送研究にいくつかの示唆を与えていることも事実である。例えば，臨床研究を行うことで，いわゆる"正常な"運転を検証するだけではなく，広い意味での人の行為というスペクトラムの理解の助けとなる可能性がある。輸送研究のように短期間の成績を検討することと異なり，臨床研究では，有疾患対象者をフォローアップするなかで，時間経過で人の運転行動がどのように変化するのか，また，個人にどのような変化をもたらすのかを明らかにすることができる。

　まとめとして，一つの研究領域で生まれた新たな知見が近隣領域の運転研究に派生し，学際的な知識が蓄積されていく。このような共同性が無い限り，各領域の知見は無用のものとなり，本当の意味での有疾患者への応用は困難なものになる。特に，臨床研究においては，運転可否判断を迫られたときにそれを実証する評価方法の開発に寄与する必須情報を失うことになる。

結語

　本書の目的は臨床家のための参考知識を提示することであった。運転能力の評価方法の現状を概観し，運転研究の実態や有疾患者の運転評価に関連する諸問題について触れた。運転研究のすべてを網羅するには程遠いことは否めないが，運転可否判断を迫られる日々の臨床実践のヒントとなる点に光を当てることが本書の最終目的であった。

❖ 参考文献 ❖

1) Akinwuntan, A. E., De Weedt, W., Feys, H., Pauwels, J., Baten, G., Arno, P. & Kiekens, C. (2005)：Effect of simulator training on driving after stroke：A randomized controlled trial. Neurology, 65 (6), 843-850.
2) Akinwuntan, A. E., Feys, H., De Weerdt, W., Baten, G., Arno, P. & Kiekens, C. (2006)：Prediction of driving after stroke：A prospective study. Neurorehabil. Neural Repair., 20 (3), 417-423.
3) Barkley, R. A., Murphy, K. R., Dupaul, G. J. & Bush, T. (2002)：Driving in young adults with attention deficit hyperactivity disorder：Knowledge, performance, adverse outcomes, and the role of executive functioning. J. Int. Neuropsychol. Soc., 8, 655-672.
4) Ben-Yaacov, A., Maltz, M. & Shinar, D. (2002)：Effects of an in-vehicle collision avoidance warning system on short and long-term driving performance. J. Hum. Fact. Ergon. Soc., 44 (2), 335-342.
5) Brenner, L., Homaifer, B. & Schultheis, M. T. (2008)：Driving, Aging and Traumatic Brain Injury：Integration findings from the literature. Rehabilitaion Psychology, 53 (1), 18-27.
6) Boyce, T. E. & Geller, E. S. (2002)：An instrumented vehicle assessment of problem behavior and driving style：Do younger males take more risks?　Accid. Anal. Prev., 34, 51-64.
7) Cox, D. J., Quillian, W. C., Thorndike, F. P., Kovatchev, B. P. & Hanna, G. (1998)：Evaluating driving performance of outpatients with Alzheimer disease. J. Am. Board Fam. Pract., 11, 264-271.
8) Cox, D. J., Taylor, P. & Kovatchev, B. (1999)：Driving simulation performance predicts future accidents among older drivers. JAGS, 47 (3), 381-382.

9) Crowe, A., Smyser, T., Raby, M., Bateman, K. & Rizzo, M. (2001) : Visual attention and road-way landmark detection in at-risk older drivers. In : Proceeding frim "Driver Assessment, 2001". Aspen, Colorado.
10) Fiorentino, Dary D. & Zareh Parseghian. (1997) : "Time-to-collision : A sensitive measure of driver interaction with traffic in a simulated driving task." In : Proceedings of the Human Factors and Ergonomics Society, 41st Annual Meeting (pp. 1028-1031). Albuquerque, New Mexico.
11) Fox, G., Bowden, S. & Smith, D. (1998) : On-road assessment of driving competence after brain impairment : Review of current practice and recommendations for standardized examination. Arch. Phys. Med. Rehabil., 79 (10), 1288-1296.
12) Galski, T., Bruno, R. L. & Ehle, H. T. (1993) : Prediction of behind-the-wheel driving performance in patients with cerebral bran damage : A discriminant function analysis. Am. J. Occup. Ther., 47, 391-396.
13) Galski, T., Ehle, H. T. & Bruno, R. L. (1990) : An Assessment of measures to predict the outcome of driving evaluations in patients with cerebral damage. Am. J. Occup. Ther., 44, 709-713.
14) Greenberg, J., Tijerina, L., Curry, R., Artz, B., Cathey, L., Kochhar, D., et al. (2003) : Driver distraction evaluation with event detection paradigm. Transportation Research Record : Journal of the Transportation Research Board, 1843, 1-8.
15) Gulliver, P. & Begg, D. (2007) : Personality Factors as Predictors of Persistent Risky Driving Behavior and Crash Involvement among Young Adults. Injury Prevention, 13 (6), 376-381.
16) Ivancic, K. & Hesketh, B. (2000) : Learning from erros in a driving simulation : Effects on driving skill and self-confidence. Ergonomics, 43 (12), 1966-1984.
17) Katz, R. T., Golden, R. S., Butter, J., Tepper, D., Rothke, S., Holmes, J. & Sahgal, V. (1990) : Driving safety after brain damage : follow-up of twenty-two patients with matched controls. Archieves of Physical Medicine & Rehabilitation, 71 (2), 133-137.
18) Korner-Bitensky, N., Bitensky, J., Sofer, S., Man-Son-Hing, M. & Gelinas, I. (2006 Jul.-Aug.) : Driving evaluation practices of clinicians working in the United States and Canada. Am. J. Occup. Ther., 60 (4), 428-434.
19) Kua, A., Korner-Bitensky, N., Bitensky, N., Desrosiers, J., Man-Son-Hing, M. &

Marchall, S. (2007) : Older driver retraining : A systematic review of evidence of effectiveness. J. Safety Res., 38 (1), 81-90.
20) Liu, L., Miyazaki, M., Watson, B. (1999) : Norms and validity of the DriVR : A virtual reality driving assessment for persons with head injuries. Cyberpsychology and Behavior, 2 (1), 53-67.
21) Mahmood, O., Rapport, L. J., Hanks, R. A. & Fichtenberg, N. L. (2004 Sep.-Oct.) : Neuropsychological performance and sleep disturbance following traumatic brain injury. J. Head Trauma Rehabil., 19 (5), 378-390.
22) Marcotte, T. D., Wolfson, T., Rosenthal, T. J., Heaton, R. K., Gonzalez, R., Ellis, R. J., et al. (2004) : A multimodal assessment of driving performance in HIV infection. Neurology, 63, 1417-1422.
23) Mazer, B. L., Korner-Bitensky, N. A. & Sofer, S. (1998) : Predicting ability to drive after stroke. Arch. Phys. Med. Rehabil., 79, 743-750.
24) Mazer, B. L., Sofer, S., Korner-Bitensky, N., Gelinas, I., Hanley, J. & Wood-Dauphinee, S. (2003 Apr.) : Effectiveness of a visual attention retraining program on the driving performance of clients with stroke. Arch Phys. Med. Rehabil., 84 (4), 541-550.
25) Menefee, L. A., Frank, E. D., Crerand, C., Jalali, S., Park, J., Sanschagrin, K. & Besser, M. (2004) : The effects of transdermal fentanyl on driving, cognitive performance, and balance in patients with chronic nonmalignant pain conditions. Pain Med., 5 (1), 42-49.
26) Mesken, J., Hagenzieker, M. P., Rothengatter, T. & de Waard, D. (2007) : Frequency, Determinants, and consequences of different drivers' emotions : An on-the-road study using self-reports, (observed) behavior, and physiology. Transportation Research Part F : Traffic Psychology and Behaviour, 10 (6), 458-475.
27) Mourant, R. R. & Ge, Z. (1999) : Measuring attentional demand in a virtual environment driving simulator. Proceedings of the 41st Annual Meeting of the Human Factors and Ergonomics Society, 1268-1272.
28) Mourant, R. R., Tsai, F-J., Al-Shihabi, T. & Jaeger, B. K. (2001) : Measuring dvided attention capacity among young and older drivers. Transportation Research Record, No. 1779, 40-45.
29) Rapport, L. J., Hanks, R. A. & Bryer, R. C. (2006 Jan.-Feb.) : Barriers to driving

and community integration after traumatic brain injury. J. Head Trauma Rehabil, 21 (1), 34-44.
30) Recarte, M. A. & Nunes, L. M. (2000)：Effects of verbal and spatial imagery tasks on eye fixations in driving. J. Exp. Psychol. Appl., 6 (1), 31-43.
31) Schultheis, N. T. & Mourant, R. R. (2001)：Virtual reality and driving：The road to better assessment of cognitively impaired populations. Presence：Teleoperators and Virtual Environments, 10 (4), 436-444.
32) Schultheis, M. T., Garay, E. & DeLuca, J. (2001)：The influence of cognitive impairment on driving performance in multiple seclerosis. Neurology, 56, 1089-1094.
33) Simone, L., Shultheis, M. T., Rebimbas, J. & Millis, S. R. (2006)：Head Mounted Display for Clinical Virtual Reality Applications：Pitfalls in understanding user behavior while using technology. CyberPsychology and Behabior, 9 (5), 591-602.
34) Shultheis, M. T., Garay, E., Millis, S. R. & DeLuca, J. (2002)：Motor vehicle violations and crashes in drivers with multiples sclerosis. Arch. Phys. Med. Rehabil., 83 (8), 1175-1178.
35) Schultheis, M. T., Rebimbas, J., Mourant, R. & Millis, S. R. (2007)：Examining the usability of a virtual reality driving simulator. Assintive Technology, 19 (1), 1-8.
36) Schultheis, M. T., Simone, L. K., Roseman, E., Nead, R., Rebimbas, J. & Mourant, R. (2006)：Stopping behavior in a VR driving simulator：A new clinical measure for the assessment of driving? IEEE Eng. Med. Biol. Sci., 4921-4924.
37) Summers, J. B. (2004 Feb.)：Avoid lawsuits ; Warn patients that medication may make them drowsy and not to drive. J Emerg. Nurs., 30 (1), 7-8.
38) Wingen, M., Bothmer, J., Langer, S. & Ramaekers, J. G. (2005 Apr.)：Actual driving performance and psychomotor function in healthy subjects after acute and subchronic treatment with escitalopram, mirtazapine, and placebo：A crossover trial. J. Clin. Psychiatr., 66 (4), 436-443.
39) Witman, A., Nieminen, T. & Summala, H. (1998)：Driving experience and time-sharing during in-car tasks on roads of different width. Ergonomics, 41, 358-372.
40) Woodward, L. J., Fergusson, D. M. & Horwood, L. J. (2000)：Driving outcomes of young people with attentional difficulties in adolescence. J. Am. Acad. Child. Adolesc. Psychiatr., 39, 627-634.
41) van Zomeren, A. H., Brouwer, W. H. & Minderhoud, J. M. (1987)：Acquired brain

damage and driving : A review. Arch. Phys. Med. Rehabil., 68, 697-705.
42) Veeraraghavan, H. & Papaniklopoulos, N. P. (2001) : Detecting driver fatigue through the use of advanced face monitoring techniques. Special report for the National Technical Information Service. Available at : http://www. ntis. gov.
43) Volna, J. & Sonka, K. (2006) : Medical factors of falling asleep behind the wheel. Prague Med. Rep., 107 (3), 290-296.

APPENDIX A
州ごとの適格要件

(APPENDIX A　州ごとの適格要件)

					適格要件			
						その他視機能に関する適格要件		
		必要両眼視視力(※1)	絶対最少視力	眼鏡等使用	必要最低視野	色盲	テレスコープの着用	更新期間
AL	アラバマ州	20/40	良い方の視力 20/60夜間運転制限	可	両眼 110°	あり	可	4 年間
AK	アラスカ州	20/40	20/100。要診断書	可			可：医師の推奨が必要	5 年間
AZ	アリゾナ州	20/40	良い方の視力 20/60夜間運転制限	可	耳側 70°,鼻側 35°		不可	12 年間
AR	アーカンソー州	矯正にて 20/50	良い方の視力 20/40	可	両眼 105°		可：テレスコープ・キャリアレンズ着用にて視力 20/50 以上、視野 105°以上	4 年間
CA	カリフォルニア州	20/40	矯正にて良い方の視力 20/200	可			可：日中のみ	5 年間
CO	コロラド州	20/40	20/70	可			可	10 年間
CT	コネチカット州	20/40	良い方の視力 20/7020/200 運転制限	可	片眼 100°,両眼 140°		不可	6 年間
DE	デラウェア州	20/40	20/50 運転制限	可			可	5 年間
DC	ワシントン D.C	良い方の視力 20/40、反対側視力 20/70	良い方の視力 20/40一方の視力 20/70水平視野 140°以上	可	両眼 130°		不可	5 年間
FL	フロリダ州	矯正無しにて 20/40	20/70	可	水平 130°		不可	運転歴により4～6 年間
GA	ジョージア州	20/60	片側 20/60（矯正可）	可	両眼 140°		可：テレスコープ・キャリアレンズ着用にて視力 20/50 以上、視野 105°以上。20/200 では制限下にて可	4 年間
HI	ハワイ州	20/40	良い方の視力 20/40	可	片眼 70°		可：運転時のみ	6 年間
ID	アイダホ州	20/40	良い方の視力 20/40	可			可：レンズ着用にて 20/40、キャリア着用にて 20/60	4 年間
IL	イリノイ州	20/40	良い方の視力 20/40	可	片眼 105°,両眼 140°		日中のみ可：キャリアレンズ着用にて良い方の目が 20/100、テレスコープ着用にて 20/40、両眼視野 140°	4 年間
IN	インディアナ州	20/40	良い方の視力 20/40	可	片眼 70°,両眼 120°		可：良い方の視力 20/200 でテレスコープ着用にて 20/40 に改善する場合は制限にて可	4 年間
IA	アイオワ州	20/40	20/50 夜間運転制限20/200 運転制限	可	両眼 140°		不可	5 年間
KS	カンザス州	20/40	良い方の視力 20/603 年以上の視機能維持を証明する診断書が必要	可	片眼 110°,両眼 55°		可：眼科医の診断書が必要	6 年間
KY	ケンタッキー州	20/40	20/200	可	耳側 120°,鼻側 80°		可：テレスコープ着用にて 20/60、キャリアレンズ着用にて 20/200	4 年間
LA	ルイジアナ州	20/40	20/100 運転制限	可			不可	4 年間
ME	メイン州	20/40	20/70、運転制限	可	両側 140°,110°では制限あり		不可	6 年間
MD	メリーランド州	20/40	20/100 以下の場合は行政の許可が必要	可	両眼 140°（欠損部分無し）、110°では制限あり		可：日中のみ、アウトサイドミラー着用。テレスコープ着用にて 20/70、キャリアレンズ着用にて 20/200	5 年間

更新手続き					報告義務					
更新申請・状態	一定年数ごとの更新手続きの必要性	更新試験			医師の申告/診断書提出			本人以外の診断書提出	匿名性	免責
		視機能検査	筆記試験	路上評価	必要	推奨	不要			
直接申請					○			可	なし	あり
直接申請/郵送	○	○					自己申告	可	なし	なし
該当せず	○	○		必要に応じて(適宜)	○			可	可	あり
直接申請、州外にいる場合のみ郵送		○				○		可	なし	なし
直接申請、郵送	○	直接申請時に実施	直接申請時に実施	必要に応じて	○			可	可	あり
直接申請、条件を満たした場合は隔更新期間おきに郵送	○	直接申請時に実施	累積違反点数によっては保留	前回更新時になかった疾患を有した場合	○			可	なし	なし
直接申請	○					○		可	なし	あり
直接申請		○			○			可	可	あり
オンライン申請(資格制限あり)	○	○	あり	○		○		可	可	なし
3期更新おきに直接申請	○	直接申請時に実施	運転歴に応じて実施	運転歴に応じて	○			可	可	なし
直接申請		○			○			可	なし	なし
直接申請/郵送	○	○		必要に応じて		○		可	なし	なし
郵送	○	○		必要に応じて	○			可	なし	なし
直接申請/郵送(資格制限あり)	○	○	違反歴がない場合、8年おきに実施	75歳以上の者に実施	○			可	可	あり
直接申請	○	○	該当せず	非実施			必要なし、ただし60日以内に衛生局に診断書を提出	可	なし	なし
直接申請	○	○				○		可	なし	あり
直接申請	○	○	あり	○			○	可	なし	なし
直接申請					○			可	なし	あり
直接申請/郵送/オンライン申請	○	○	期限切れから1年以上経過した者	期限切れより2年以上経過した者に実施	○			可	なし、ただし裁判所の命令があれば可	あり
該当せず	○	40・52・65歳の者、4年おきに実施			○			可	なし	なし
直接申請	○	○			○			可	可	なし

(APPENDIX A 続き)

		適格要件						
					その他視機能に関する適格要件			
		必要両眼視視力 (※1)	絶対最少視力	眼鏡等使用	必要最低視野	色盲	テレスコープの着用	更新期間
MA	マサチューセッツ州	20/40	20/70, 運転制限	可	120°	あり	可：視野120°, テレスコープ着用時 20/40, キャリアレンズ着用時 20/100	5年間
MI	ミシガン州	20/40	20/70, 運転制限	可	両眼 110～140°, それ以下では他の状態を考慮。		可：路上試験にて判定	4年間
MN	ミネソタ州	20/40	20/80 以下の場合は要評価	可	105°		不可	4年間
MS	ミシシッピ州	20/40	20/80, 運転制限	可	両眼 140°		可	4年間
MO	ミズーリ州	20/40	20/160, 運転制限	可	片側 85°, 制限あり		可	6年間
MT	モンタナ州	20/40	20/100, 運転制限	可			可：良い方の目がキャリアレンズ着用にて 20/100	4年目は郵送, 8年目は直接申請
NE	ネブラスカ州	20/40	20/70	可	両眼 140°		可：テレスコープ着用にて 20/70 以上	5年間
NV	ネバダ州	20/40	20/50, 運転制限	可	両眼 140°	なし	可：テレスコープ着用にて 20/40, キャリアレンズ着用にて 20/120, 視野130以上	4年間
NH	ニューハンプシャー州	20/40	20/70, 運転制限	可			可	5年間
NJ	ニュージャージー州	20/50	20/50	可			可：テレスコープ着用にて 20/50	4年間
NM	ニューメキシコ州	20/40	20/40	可	外側 120°, 鼻側 30°		不可	4年または8年間
NY	ニューヨーク州	20/40	20/40	可	水平 140°		可：矯正視力が最低 20/80～20/100, 水平視野140°でありテレスコープ着用時 20/40	8年間
NC	ノースカロライナ州	20/40	20/100	可	片眼 60°		不可	5年間
ND	ノースダコタ州	20/40	良い方の視力 20/80, 一方の視力 20/200	可	両眼 140°		可：キャリアレンズ着用時 20/130, テレスコープ着用 20/40 であり, 周辺視野欠損無し	4年間
OH	オハイオ州	20/40	20/70 運転制限	可	外側 70°	あり	可	4年間
OK	オクラホマ州	20/60	20/100 運転制限	可	片眼水平 70°		不可	4年間
OR	オレゴン州	20/40	20/70 運転制限	可	片眼もしくは両眼にて 110°		可：キャリアレンズのみ	8年間
PA	ペンシルバニア州	20/40	20/70 運転制限	可	両眼 120°		可：運転時・キャリアレンズのみ可. 着用時良い方の目にて 20/100	4年間
RI	ロードアイランド州	20/40	20/40	可			不明	5年間
SC	サウスカロライナ州	20/40	良い方の視力 20/40	可	両眼 140°以上		可	5年間
SD	サウスダコタ州	20/50	良い方の視力 20/40	可			可：運転技能試験への合格が条件	5年間
TN	テネシー州	20/40	20/60 運転制限	可			可：良い方の目にてキャリアレンズ着用時 20/200, テレスコープ着用時 20/60, 視野150°以上, 倍率4倍以下	5年間
TX	テキサス州	20/40	20/70 運転制限	可		新規取得者のみ	可：テレスコープ着用時 20/40, 路上試験での合格が必要	6年間

更新手続き						報告義務					
			更新試験			医師の申告/診断書提出					
更新申請・状態	更新手続きの必要性	一年齢での更新手続きの必要性	視機能検査	筆記試験	路上評価	必要	推奨	不要	本人以外からの診断書提出	匿名性	免責
直接申請/オンライン申請			○			○			可	なし	なし
違反歴のない場合、隔期間おきに郵送			○	○	期限切れより4年以上経過した者に実施	○			可	なし、ただし裁判所の命令があれば可	なし
直接申請			○	期限切れから1年以上経過した者	期限切れより5年以上経過した者に実施	○			可	なし、ただし裁判所の命令があれば可	あり
直接申請/オンライン申請			○	非実施	非実施	○			可	なし	なし
直接申請、州外にいる場合のみ郵送	○	○	期限切れから6ヵ月以上経過した者	期限切れより6ヵ月以上経過した者に実施	○			可	可	あり
郵送/直接申請	○	○	試験官の判断にて実施	試験官の判断により実施	○			可	なし	あり
直接申請/郵送			○	期限切れから1年以上経過した者、免許停止・取り消し処分を受けた者	期限切れから1年以上経過した者、免許停止・取り消し処分を受けた者	○			可	なし、免許保有者が裁判にて報告書の無効を求めた場合を除く	なし
隔期間おきに郵送	○	○	免許種類の変更時に実施	免許種類の変更時に実施	○			可	可	あり
該当せず	○	○				○		可	なし	なし
直接申請			定期的に実施	試験官の判断にて実施	試験官の判断にて実施	○			可	なし	あり
該当せず	○	○	必要に応じて実施	必要に応じて実施	○			可	なし	あり
直接申請/郵送			○				○		可	なし	なし
直接申請	○	○	○				○		可	なし	あり
直接申請			○				○		可	なし	あり
直接申請、州外にいる場合のみ郵送			○				○		可	なし	なし
直接申請	○						○		可	なし	あり
隔期間おきに郵送		○	50歳以上の者のみ実施			○			可	なし	あり
オンライン申請、郵送、直接申請	○					○			可	可	あり
不明	○	○				○			可	なし	あり
直接申請			○	違反点数5点以上の者に実施			○		可	なし	なし
直接申請			○				○		可	なし	あり
直接申請/郵送/オンライン申請							○		可	なし	あり
直接申請、基準を満たした場合、オンライン申請、電話による申請、郵送			直接申請時に実施				○		可	行政審判において公開	あり

APPENDIX A

（APPENDIX A　続き）

		適格要件			その他視機能に関する適格要件				
		必要両眼視力	絶対最少視力	眼鏡等使用	必要最低視野	色盲	テレスコープの着用	更新期間
		（※1）						
UT	ユタ州	20/40	良い方の視力 20/100 運転制限	可	両眼 90°、左右 45°		不可	5年間
VT	バーモント州	20/40	良い方の視力 20/40	可	片眼耳側・鼻側 60°		可：日中のみ、車両重量制限（5000 kg）、路上試験での合格が必要	2～4年間
VA	バージニア州	20/40	良い方の視力 20/40	可	片眼または両眼 100° 片眼または両眼、70° では制限あり		可：キャリアレンズ着用時 20/200、テレスコープ着用時 20/70。試験にて合格が必要	5年間
WA	ワシントン州	20/40	良い方の視力 20/40	可	水平 110°	あり	可	5年間
WV	ウェストバージニア州	20/40	20/40	可		あり		5年間
WI	ウィスコンシン州	20/40	良い方の視力 20/40	可	良い方の眼 70° にて制限なし		可：視力の改善がない場合、運転時のみ可	8年間
WY	ワイオミング州	20/40	良い方の視力 20/100、運転制限	可	両眼 120°、新規取得・更新・職業運転可		可：両眼キャリアレンズ着用時 20/100 以上、最低一年間の運転距離制限	4年間

※1　日本の視力「0.5」は、アメリカでは「20/40」（20÷40＝0.5）などと表記される。この表記は、40 フィート離れた位置では視認できないが、20 フィートのところからであれば視認できることを意味する。

更新手続き					報告義務					
		更新試験			医師の申告/診断書提出					
更新申請・状態	必要更新年齢までの手続性の	視機能検査	筆記試験	路上評価	必要	推奨	不要	本人以外からの診断書提出	匿名性	免責
直接申請，隔期間おきに郵送（資格制限あり）	○				○			可	なし	あり
郵送/直接申請					○			可	なし	なし
郵送，インターネット，電話，FAX，直接申請		○	5年以内に2回以上の違反のあった者に実施		○			可	なし	なし
直接申請		○	医師の診断により実施	医師の診断により実施	○			可	なし	なし
直接申請					○			可	なし	なし
直接申請		○	運輸省の判定，医師・眼科医の判断にて実施	運輸省の判定，医師・眼科医の判断にて実施	○			可	なし	あり
直接申請・隔期間おきに郵送		○		医師の勧めがあった場合のみ実施	○			可	なし	あり

APPENDIX B
資　　料

書籍

1) Pellerito, J. M. (2006)：Driver Rehabilitation and Community Mobility：Principles and Practice. St. Louis, Missouri：Elsevier Mosby Publishers.
2) Groeger, J. A. (2000)：Understanding Driving：Applying Cognitive Psychology to a Complex Everyday Task. New York, NY：Psychology Press.
3) Stav, W. (2004)：Driving Rehabilitation：A Guid for Assessment and Intervention. San Antonio, TX：Harcourt Assessment Inc.
4) Mann, W. (2006)：Community Mobility：Driving and Transportation Alternatives for Older Drivers. Binghamton, NY：Haworth Press.

インターネット：無料ダウンロード

1) American Medical Association (AMA). (2003)：Physician's Guide to Assessing and Counseling Older Drivers.
   http://www.ama-assn.org/ama/pub/category/10791.html
2) Canadian Medical Association (CMA). Determining Medical Fitness to Operate Motr Vehicles CMA Driver's Guide (Seventh edition).
   http://www.cma.ca/index.cfm/ci_id/18223/la_id/1.html
3) Safety Mobility for Older People Notebook (1999)：DOT Report # 808853.
   http://www.nhtsa.dot.gov/people/injury/olddriver/safe/safe-toc.htm
4) Model DriverScreening and Evaluation Program (2003)：DOT Report # 809581
   http://www.nhtsa.dot.gov/people/injury/olddriver/modeldriver/

インターネット：Web サイト

【AAA Foundation for Traffic Safety】
http://www.aaafoundation.org
研究情報，Q&A，資料，パンフレットなど，ドライバーや医療関係者に役立つ情報が掲載されている。

【American Driver and Traffic Safety Education Association（ADTSEA）】
http://www.adtsea.org/adtsea/
ADTSEA は，アメリカや海外の交通安全指導員（traffic safety educators）で構成される専門職協会である。

【American Occupational Therapy Association ： Older Drivers】
http://www.aota.org/older-driver
アメリカの作業療法士，作業療法士を目指す学生が臨床情報を得るためのサイトである。自動車運転リハビリテーションは作業療法の臨床で特化した領域である。

【Association of Driver Educators for the Disabled（ADED）】
http://www.driver-ed.org
障害者自動車運転教育協会。障害者の運転教育，車両改良の助言などを行う専門職協会。各州の認定自動車運転専門士に関する情報などが記載されている。

【Association for the Advancement of Automotive Medicine】
http://www.carcrash.org
自動車事故による外傷に関連する国際的組織

【Brain Injury Association of America（BIA）】
http://www.biausa.org
頭部外傷当事者，家族などへの自動車運転に関する情報を提供する。

【National Highway Trafic Safety Administration】
http://www.nhtsa.dot.gov
車両改造や補助装置，交通安全，同乗者の安全などに関する情報を提供する。

【National Safety Council】
http://www.nsc.org
交通安全教育，外傷事故や死亡事故防止に関する情報を提供する。

【Transportation Research Board（TRB）】
http://www.trb.org
ナショナルアカデミーズ（National Academies）の主管運営機関である国立研究機構（National Research Council）6部署の中の1つ。TRBは移動・輸送手段の開発や研究の指導を行う。（※ナショナルアカデミーズは国，その他公的機関，科学アカデミー，工学アカデミーなどに種々の情報やサービスを提供する非営利組織）

【Transportation Research Information Services（TRIS）】
http://ntlsearch.bts.gov/tris/index.do
TRISは公有のWEBデータベース。運輸システムやそれに関わる研究，開発，運用，性能に関する情報が網羅されている。情報は，運輸調査委員会（Transprotation Research Board），ナショナルアカデミーズ（National Academies），米国運輸ライブラリ（National Transportation Library），米国交通統計局（Bureau of Transportation Statistics），米国運輸省調査・革新技術庁（Research and Innovative Technology Administration, US Department of Transportation）などに基づく。

索　引

■英文索引

A
ADED（Association of Driver Educators for the Disabled） ········1, 4, 270
ADHD ································157

B
Boston Naming Test ···················117

C
Clinical Dementia Rating（CDR） ································120
Cognitive Behavioral Driver's Inventory ································86, 92, 145

D
DRIPP（Driver Remediation and Improved Performance Program） ································21
Driver Performance Test ················86
Drivers' Neuropsychological Rating Scale ································94

E
Elemental Driving Simulator ··········46

M
Mini Mental Status Examination（MMSE） ···················114, 115
Motor-Free Visual Perceptual Task（MVPT） ································144

N
Neurocognitive Driving Test ·········93

S
Sensory-Motor and Cognitive Tests ································146
SIPDE ································23
Stroke Driver Screening Assessment ································146

T
Traffic Sign Naming Test ············117
Traffic Sign Recognition Test ········117
Trail Making Test（TMT） ······85, 144

V
VRDS································251

和文索引

あ
アクティブパッセンジャー法 ……… 57
アルツハイマー型認知症 ………… 111

い
医学モデル ……………………… 82
意識状態 ………………………… 226
意識の消失 ……………………… 227
依頼書 …………………………… 15
医療諮問評議会 ………… 230, 235

う
うつ病 …………………………… 197
運転可否判定 ………………… **11**
運転技能自己評価表 …………… 50
運転技能モデル ………………… 82
運転支援装置 ………………… **27**
運転シミュレーター ……… **46, 121**
運転相談 ………………………… 37
運転の癖 ………………………… 11

か
科学技術 ………………………… 250
家族説明 ……………………… **54**
合併症 …………………………… 245
加齢に伴う認知機能障害 ……… 193
患者教育 ………………………… 149
患者説明 ………………………… 12
感情 ……………………………… 245
感情障害 ………………………… 149
関連情報の収集 ………………… 5

き
技術的レベル …………………… 96

け
携帯電話 ………………………… 67
言語機能 ………………………… 115

こ
抗うつ薬 ………………………… 203
向精神薬 ………………………… 175
抗精神病薬 ……………… 175, 204
公的報告書 ……………………… 231
抗てんかん薬 …………………… 202
抗パーキンソン病治療薬 ……… 205
抗ヒスタミン …………………… 201
抗不安薬 ………………… 176, 199
個人情報保護 …………………… 233
コメンテータリードライブ …… 23
コントラスト感度 ……………… 130
コンピュータードライビング
　アドバイスプロトコル ……… 37

し
シートベルト着用 ……………… 69
視覚性処理速度 ………………… 141
視覚性注意機能 ………………… 141
視覚走査能力 …………………… 141
視覚探索課題 …………………… 115
視空間機能 ……………… 86, 115
自己認識 ………………………… 149
自己報告書 ……………………… 231
実車運転 ………………………… 7
実車運転技能評価用紙 ………… 16

実車前評価 …………………………5	多発性硬化症 ………………**164**, 192
実車前運転評価 ………………3, 114	

ち

自動車運転リハビリテーション専門士 ……………………………………19	注意機能 ……………………………115
自動車運転リハビリテーション　プログラム ………………………19	注意欠陥多動性障害 ………………157
	鎮痛剤 ………………………………206

て

自動車事故 …………………………65	手続き記憶 …………………………85
シミュレーター訓練 ………………98	てんかん ……………………**166**, 191
除細動器 ……………………………189	
処理速度 ……………………………86	
神経心理学的モデル ………………84	

と

心臓病 ………………………………189	統合失調症 …………………173, 197
心的外傷後ストレス障害　（PTSD）…………………………174	動的視野検査 ………………………96
	動的視野検査・訓練機器 …………142
心内モデル …………………………68	頭部外傷 ……………………………79
	糖尿病 ………………………………196

す

に

遂行機能 ……………………………86	認知再訓練（Cognitive retraining）…95
睡眠障害 ……………………………190	認知症 ………………………111, 193

せ

精神障害 ……………………………**172**	認知マネジメント　（Cognitive management）…………95
専門家教育 …………………………149	
戦略的決断 …………………………88	認定自動車運転リハビリテーション　専門士 ………………………………19
戦略的レベル ………………………96	

そ

の

相互干渉式　運転シミュレーター …………121	脳血管治療薬 ………………………207
	脳卒中 ………………………139, 190
操作的レベル ………………………96	

た

は

代替移動手段 ………………………57	配分性注意 …………………………85
	パーキンソン病 ……………127, 193

バーチャル・リアリティ 93
バーチャル酔い 252
ハンチントン病 128

ひ

左半側空間無視 141
左半球損傷 140
病識の低下 118

ふ

フォローアップ 247
不整脈 189

へ

米国医師会 39
米国運輸省道路交通安全局 43, 130

ほ

包括的自動車運転評価 5
法的処置 226
法的責任 229
法的手続き 226

み

右半球損傷 140

め

メタ認知 48
免許交付機関 234

も

問診票 14

や

薬物療法 198

ゆ

有効視野(UFOV) 116, 142
有効視野検査 96
輸送研究 253

り

倫理的責任 229

ろ

路上運転評価 3, 7

【内容紹介】

　自動車運転は，身体機能，感覚・認知機能や精神心理機能などあらゆる面が関与しそれらが統合して行われる複雑な活動といえる。本書は，「Handbook for the Assessment of Driving Capacity」の日本語版であり，運転技能評価と自動車運転リハビリテーションに関するこれまでの研究結果や知見をわかりやすく解説している。
　第Ⅰ部では実車前評価と路上運転評価を含む包括的な運転評価の概要を，第Ⅱ部では，頭部外傷，認知症，脳卒中，その他神経精神疾患に分け，自動車運転に影響する要因や疾患特有の注意事項などがまとめられている。
　その他，薬物による影響や自動車運転に関わる法規制についても紹介。
　運転再開に向けたより効果的なアプローチを行うために，これらの多くの知見が重要な参考となるだろう。

© 2011　　　　　　　　　　　　　　　　第1版発行　2011年7月30日

医療従事者のための
自動車運転評価の手引き

（定価はカバーに表示してあります）

検印省略

監訳　三村　將

発行者　　林　峰子
発行所　　株式会社 新興医学出版社
〒113-0033　東京都文京区本郷6丁目26番8号
電話 03(3816)2853　　FAX 03(3816)2895

印刷　株式会社 藤美社　　ISBN978-4-88002-825-5　　郵便振替 00120-8-191625

・本書の複製権・上映権・譲渡権・公衆送信権（送信可能化権を含む）は株式会社新興医学出版社が保有します。
・本書を無断で複製する行為，（コピー，スキャン，デジタルデータ化など）は，著作権法上での限られた例外（「私的使用のための複製」など）を除き禁じられています。研究活動，診療を含み業務上使用する目的で上記の行為を行うことは大学，病院，企業などにおける内部的な利用であっても，私的使用には該当せず，違法です。また，私的使用のためであっても，代行業者等の第三者に依頼して上記の行為を行うことは違法となります。
・JCOPY 〈(社)出版者著作権管理機構 委託出版物〉
本書の無断複写は著作権法上での例外を除き禁じられています。複写される場合は，そのつど事前に（社）出版者著作権管理機構（電話 03-3513-6969，FAX 03-3513-6979，e-mail : info@jcopy.or.jp）の許諾を得てください。